Die Vitalrohvolution

Victoria Boutenko

Die Vital-rohvolution

12 Schritte zu *lebendiger* Nahrung

Omega

Bibliografische Information der Deutschen Bibliothek

Die Deutsche Bibliothek verzeichnet diese Publikation in
der Deutschen Nationalbibliografie;
detaillierte bibliografische Daten sind im Internet über
http://dnb.ddb.de abrufbar.

1. Auflage – März 2010

Copyright © 2010 Omega®-Verlag

Titel der Originalausgabe:
12 Steps to Raw Foods - How to End Your Dependency on Cooked Food
erschienen 2007 bei North Atlantic Books, Berkeley, CA
ISBN 978-1-55643-651-2

Übersetzung aus dem Amerikanischen: Oliver Fehn

Redaktion. Gisela Bongart M.A.
Lektorat: Helga Seiler, Martin Meier
Cover: Hermann Lehner, Martin Meier
Satz: Martin Meier

Druck: ⚡ FINIDR, Český Těšín, Tschechische Republik

ISBN 978-3-930243-54-9

Dieses Buch wurde nach den Regeln der alten Rechtschreibung lektoriert.

Omega®-Verlag, Gisela Bongart und Martin Meier (GbR)
D-52080 Aachen • Karlstr. 32
Tel: 0241-168 163 0 • Fax: 0241-168 163 3
e-mail: info@omega-verlag.de
www.omega-verlag.de

Für meine Mutter, Valentina Boulgakova, und meinen Vater, Valeri Gladkikh, die ich liebe, zutiefst vermisse und die mich selbst aus dem Himmel noch weiter inspirieren.

Danksagung

Ich bin meiner Familie dankbar für ihre andauernde Liebe und Geduld sowie für ihre Unterstützung, die ich ganz besonders beim Schreiben dieses Buches brauchte.

Mein aufrichtiger Dank gilt außerdem meinem Helferengel Christopher Sabatini, der für mehrere Monate meine gesamte Büroarbeit übernahm und mir so zusätzlichen Freiraum für Kreativität schuf.

Besonders dankbar bin ich meinem Freund, dem Biochemiker Dr. Ed Kellogg, für die Durchsicht der Kapitel mit wissenschaftlichen Informationen.

Ich fühle mich wahrlich gesegnet mit meinen Freunden, die freimütig viele Stunden, manchmal des nachts, darauf verwendeten, mein Manuskript zu redigieren: Victoria Bidwell, Laura Hamilton, Christopher Sabatini, Robert V. Grater, Verawnika Clay und Caryne Palmer.

Schließlich möchte ich meinen Dank aussprechen an Phyllis Linn, Lonny und Carmen Doi, Graham W. Boyes und Pamela Joy für ihre großzügige finanzielle Unterstützung während der Monate, die ich dem Schreiben dieses Buches widmete und in denen ich keine Vorträge hielt.

Danke, liebe Freunde! Mögt ihr stets gesegnet sein mit Gesundheit, Freude, Liebe und Wohlstand!

Inhalt

Teil 4: Rezepte

Vorwort von Dr. Gabriel Cousens

Die erste Auflage dieses Buches (erschienen 2000) war schon ausge-
zeichnet. Die zweite Auflage ist herausragend. In den vergangenen sechs
Jahren hat Victoria Boutenko neue Perspektiven zum Thema Ernährung
eröffnet und sich als weise Verfechterin lebendiger Nahrung offenbart.
Sie eröffnet uns immense Einblicke in die Vorzüge von Rohkost. Ihre
Studien über die Bedeutung von Grünkost bei der menschlichen Ernährung sind besonders interessant und stellen einen Durchbruch in der Live-
Food-Bewegung dar. Ihre Methode, gemischte Grünkost zu verwenden,
ist wertvoll sowohl als Übergangsdiät für Menschen mit sehr schlechtem
Verdauungssystem wie auch als allgemeine Ernährungshilfe für nahezu jeden, der diese Kost mindestens einmal täglich zu sich nimmt. Sie
berichtet, wie sie selbst zu einer stark verbesserten Gesundheit fand, indem sie ihre Live-Food-Kost mit einer ausreichenden Menge Grünkost
ergänzte.

Victoria gelingt es, uns den hohen Stellenwert von lebendiger Nahrung nahezubringen. Der Tiefgang ihres Buches zeichnet sich nicht nur
durch umfangreiche neue Forschungsergebnisse über die Vorzüge von
Rohkost aus, sondern auch durch eine Klarheit, die aus allen Seiten hervorstrahlt – die Klarheit ihrer eigenen Seele. Enthusiastisch und poin-
tiert vermittelt sie ihre Weisheit und ihr Verständnis einer von lebendiger
Nahrung geprägten Lebensführung. Ferner führt sie zahlreiche wissenschaftlich interessante Fakten auf, die erst in den letzten Jahren zugäng-
lich wurden – wie etwa ihre brillanten Untersuchungen zu der Frage,
wie aus dem Menschen, der sich (wie der Schimpanse) ursprünglich von
roher, hauptsächlich veganer Nahrung ernährte, ein Fleischfresser werden konnte.

Victorias Überblick über die Erforschung der Endprodukte einer fort-
geschrittenen Glycoxidation (der sogenannten AGEs = advanced glycoxidation end products) ist besonders relevant, da AGEs eine wichtige
Rolle beim Abbauprozeß spielen, wenn sich überschüssiger Zucker im
Körper befindet. Ein hoher Anteil an AGEs bei der Ernährung kann zum

Verlust von Nervenzellen, Erkrankungen der Herzkranzgefäße sowie zu Nierenversagen führen. Wie wir bei Diabetes sehen, handelt es sich bei diesen AGEs buchstäblich um eine Form von beschleunigtem Altern (engl. to age = altern).

Erfreulich ist das hohe Maß an Dokumentation und Recherche aus Wissenschaftsmagazinen, das sich überall durch dieses Buch zieht. Victoria erwähnt die Forschungen zu Acrylamid – einer krebserregenden Substanz, die an gekochte Stärke gebunden ist. Dies ist heute ein globales Problem, da man Acrylamid als vermutlich krebserregend einstuft. In gekochten und weiterverarbeiteten Fleisch- und Fischprodukten entstehen heterozyklische Amine, zusammen mit weiteren Mutagenen und Krebserregern. Wenn wir lebendige Nahrung zu uns nehmen, meiden wir offensichtlich diese Giftstoffe.

Die Autorin präsentiert auch zahlreiche wissenschaftliche Studien, die das Vorhandensein einer Vielfalt von gesundheitsfördernden Bestandteilen (wie etwa Phytonutrienten und Antioxidantien, aber auch vieler anderer) in lebendiger Nahrung belegen. Zum Beispiel können Resveratrol-Moleküle menschliche Gene aktivieren, die ein langes Leben bewirken, während das in rohen Karotten enthaltene Falcarinol dabei hilft, Krebs vorzubeugen und zu heilen.

Insgesamt ist *Die Vitalrohvolution* ein bahnbrechendes Werk für die Live-Food-Bewegung. Ein wichtiger Punkt, den Victoria Boutenko in diesem Buch auf bescheidene und kluge Weise zur Sprache bringt, ist die Tatsache, daß manche Menschen aus vielerlei Gründen, auf die sie allesamt eingeht, von gekochten Speisen abhängig sind. Aufgrund dieser Abhängigkeit ist es nicht so einfach, auf eine reine Rohkost-Ernährung umzusteigen. Mit ihrem 12-Stufen-Programm zeigt die Autorin eine klare Lösung für dieses Problem. Die Betroffenen brauchen jede Menge Unterstützung bei ihrer Umstellung auf lebendige Nahrung. Überdies benötigen sie ein wohldurchdachtes und einfühlsames Programm, das sie nach ihrem ersten Entschluß weiter unterstützt. Dieses Buch, *Die Vitalrohvolution*, ist dabei äußerst hilfreich. Victorias 12-Stufen-Programm ist voll mit wirklich praktischen Informationen und Erkenntnissen für den Umstieg.

Bevor ich dieses Buch im Jahr 2000 las und mit Victoria darüber sprach, war ich mir der suchterzeugenden Kraft von gekochten Speisen nicht voll bewußt. Für diese bahnbrechende Erkenntnis möchte ich der Autorin Beifall zollen. Ich bin glücklich, daß dieses Buch auf dem Markt ist, und ich empfehle es allen, die zum Tree-of-Life-Verjüngungszentrum kommen (ein in den Bergen des südlichen Arizona gelegenes Live-Food-Zentrum, eine Oase des Erwachens, deren Leiter ich bin). Diese zweite Auflage ist um so vieles tiefgründiger, daß ich sie inzwischen auch den Mitgliedern meines Teams als Pflichtlektüre empfehle, damit es ihnen gelingt, mehr Verständnis, Mitgefühl und Einsicht gegenüber lebendiger Nahrung zu gewinnen.

Victorias aufrichtige Bescheidenheit und Weisheit verleihen diesem Buch besondere Kraft. Die Geschichte ihrer eigenen Ernährungsumstellung und mancher damit verbundener Schwierigkeit innerhalb ihrer Familie macht das vorliegende Werk zu einem sehr persönlichen und aus tiefem Herzen kommenden Buch. Victoria wirft einen genauen Blick auf kulturelle Prägungen, gesellschaftliche Zwänge, angeborene Programmierungen und die suchterzeugenden Eigenschaften weiterverarbeiteter Nahrung, dann zeigt sie dem interessierten Leser, wie er sich diesen Problemen stellen kann, um den eigenen erfolgreichen Wandel zu vollziehen. Die Geschichten von den Bemühungen ihrer Familie und davon, wie alle an diesem Prozeß gewachsen sind, bieten eine echte Inspiration auf menschlicher Ebene, aber auch eine Inspiration in Sachen lebendiger Nahrung.

Auch wenn die bedeutendste Leistung dieses Buches wohl in der klaren Erkenntnis besteht, daß gekochte Nahrung zu essen einer Sucht gleichkommt, vermittelt Victoria uns darüber hinaus einen umfassenden Überblick über die Bedeutung von lebendiger Nahrung für unsere Gesundheit und unser Wohlbefinden. Sie teilt mit uns ihre Erkenntnisse über die Zubereitung solcher lebendiger Nahrung, vor allem ihrer grünen Smoothies. Dabei legt sie den Schwerpunkt weniger auf die Rezepte als auf das Verständnis, so mit der Nahrung zu experimentieren, daß wir unsere eigenen Gerichte kreieren können, ganz mühelos und auf eine Weise, wie es unseren Bedürfnissen am ehesten entspricht. Victorias Erfahrung als Rohköstlerin bietet dem Leser ein komplexes Verständnis sämtlicher Details, die der Umstieg auf lebendige Nahrung mit sich bringt. Genauso wie wir am *Tree of Life* betont sie, daß Rohkost schmackhaft sein sollte, denn vor allem zu Beginn des Umstiegs braucht man psychologischen

Trost durch Geschmack von Gourmetqualität. Gleichzeitig weist sie auf das hin, was die meisten Rohkost-Begeisterten irgendwann lernen: Je mehr wir uns auf eine Rohkost-Lebensführung einlassen, um so weniger bedürfen wir dieses Feinschmecker-Niveaus, außer vielleicht auf Partys. Victoria schenkt den Lesern echte Kostbarkeiten, an die sie sich halten können, um mit ihrer Hilfe zu Rohköstlern zu werden.

Ein weiterer Vorzug dieses Buches besteht darin, daß es den Leser dabei unterstützt, zu seinem eigenen besten Experten zu werden. Wie die Autorin zeigt, gibt es auf dem Gebiet der Ernährung – ob es nun um lebendige Nahrung geht oder nicht – jede Menge Verwirrung, und Victorias Ansatz besteht darin, daß die Menschen – sobald sie ihre Entgiftung hinter sich gebracht haben – dem Verlangen ihres eigenen Körpers vertrauen, denn dieses Verlangen sagt uns, was wir im Moment für die Gesundheit unseres speziellen Körpers wirklich benötigen.

Dieses Buch ist ein Klassiker. Es ist mir eine Ehre, das Vorwort zur zweiten Auflage schreiben zu dürfen. Ich empfehle *Die Vitalrohvolution* ausdrücklich jedem, der daran beteiligt ist, anderen zu einer Rohkost-Lebensführung zu verhelfen, jedem Lehrer der Live-Food-Bewegung und jedem Anhänger von lebendiger Nahrung, der Beistand benötigt. Victorias Buch ist eines der hilfreichsten, lehrreichsten und weisesten Geschenke der Live-Food-Bewegung, die ich seit Jahren kennengelernt habe. Ich bin sehr dankbar für den Durchbruch und die Weisheit, die sie uns damit beschert.

Gesegnet seien Ihre Gesundheit, Ihr Wohlbefinden und Ihr spirituelles Vergnügen.

Dr. med. Gabriel Cousens, Homöopath
Beauftragter des American Board of Holistic Medicine
Beauftragter für Ayurveda
Beauftragter des Tree of Life Rejuvenation Center
Autor von *Bewußt essen Band 1-3* und *Ganzheitliche Ernährung und ihre spirituelle Dimension*

Anmerkung der Autorin

Ich glaube, daß wir alle sind dazu bestimmt sind, gesund zu sein, daß unsere wunderbaren Körper vollkommen sind und daß Krankheit keineswegs normal ist. Und doch – wie viele Leute können Sie aufzählen, die vollkommen gesund sind? Ich bin der Auffassung, daß unsere Gesundheit und Vitalität weitgehend von unserer Ernährung abhängen. Die meisten von uns haben zumindest eine vage Vorstellung davon, welche Speisen uns gesund machen und mit Energie erfüllen können. Ich assoziiere Gesundsein mit dem Gefühl einer wohligen Leichtigkeit in meinem Körper, mit einer angenehmen Stimmung und klarem Denken, hauptsächlich aber damit, daß ich die Energie habe, mir meine Träume erfüllen zu können. Ich weiß noch, wie meine einstige Krankheit viel Freude aus meinem Leben verschwinden ließ; sie brachte meine Energie zum Versiegen und hielt mich davon ab, all jenen Tätigkeiten nachzugehen, die mir ein Maximum an Glück und Erfüllung verliehen hätten.

In unserer Gesellschaft ist die hoffnungslose Ansicht weit verbreitet, zahlreiche Krankheiten seien unheilbar. Ich behaupte, daß diese Ansicht bei vielen Menschen auf einer Abhängigkeit von ungesunden Lebensmitteln sowie auf dem Gefühl von Unfähigkeit basiert, ihre Eßgewohnheiten zu ändern. Unglücklicherweise sind die Ärzte machtlos, wenn es darum geht, diese Mangelernährung auszugleichen, auch wenn sie alles tun, was ihnen einfällt, um zu helfen.

Täglich kann ich beobachten, wie Menschen, die sich verzweifelt um eine bessere Ernährung bemühen, dennoch nicht in der Lage sind, etwas an ihren Gewohnheiten zu ändern. Immer wieder ertappen sie sich dabei, gerade die Speisen zu essen, die sie eigentlich tunlichst meiden wollten. Aufgrund zahlreicher Experimente und Nachforschungen bin ich zu dem Schluß gelangt, daß es möglich ist, sich aus dieser Abhängigkeit zu befreien, und daß man seinen Gesundheitszustand auf einschneidende Weise verbessern kann, sofern es einem gelingt, sich an einen bestimmten Speiseplan zu halten.

Während der vergangenen zwölf Jahre habe ich weltweit Tausende von Kursen und Wochenend-Workshops geleitet. Ich bekomme Dankesbriefe von den Tausenden von Menschen, die meine Bewältigungsstrategien ausprobiert haben, um sich erfolgreich gesünder zu ernähren. In dieser überarbeiteten und erweiterten Auflage von *Die Vitalrohvolution* habe ich meine Forschungen auf der Grundlage neuester wissenschaftlicher Erkenntnisse aktualisiert. Ich habe mehr von meinen persönlichen Erfahrungen eingebracht, spreche auch historische Themen an wie z.B. die Frage, wie die Abhängigkeit des Menschen von gekochter Nahrung überhaupt entstanden ist, und stelle Ihnen – zusammen mit meinen leckersten Rezepten – auch meine wirksamsten Erfolgstechniken vor.

Viel Spaß beim Lesen – ich freue mich darauf, Ihnen irgendwann in einer Saftbar zu begegnen!

Auf eine gute Gesundheit!

Victoria

Teil 1

Warum Rohkost?

Kapitel 1

Wo meine Suche begann

Bittet, so wird euch gegeben; suchet, so werdet ihr finden;
klopfet an, so wird euch aufgetan.

Matthäus 7, 7

Wir scherzen in unserer Familie oft darüber, daß wir das Glück hatten, alle gemeinsam krank zu werden, doch damals, im Jahre 1993, waren unsere gesundheitlichen Probleme gar nicht witzig. Alle vier (mein Mann, unsere beiden Kinder und ich) waren wir todkrank. Ich war erst achtunddreißig, und man hatte bei mir die gleiche Krankheit diagnostiziert, die schon meinen Großvater das Leben gekostet hatte – Arrhythmie, also Herzrhythmusstörungen. Meine Beine waren ständig geschwollen, voller Ödeme, ich wog 125 Kilo und nahm immer noch mehr zu. Mein linker Arm wurde nachts oft taub, und ich hatte Angst, daß ich sterben müsse und meine Kinder zu Waisen werden würden. Ich weiß noch, daß ich mich ständig müde und deprimiert fühlte. Schließlich teilte mir meine Ärztin mit, es gebe nun nichts mehr, was sie für meine Gesundheit tun könne. Sie sagte: „Ich glaube, jetzt müssen Sie beten."

Mein Ehemann Igor war schon von früher Kindheit an häufig krank gewesen. Im zarten Alter von siebzehn Jahren hatte er bereits neun Operationen überstanden. Da er an progressiver Schilddrüsenüberfunktion und chronischer rheumatoider Arthritis litt, war er mit achtunddreißig ein totales gesundheitliches Wrack. An regnerischen Tagen mußte ich ihm sogar die Schuhe zubinden, da seine arthritische Wirbelsäule sich nicht mehr biegen ließ. Igors Herzfrequenz betrug die meiste Zeit 140 plus, seine Augen tränten an sonnigen Tagen, und er hatte zittrige Hände. Andauernd fühlte er sich erschöpft und hatte Schmerzen. Sein Arzt sagte, er müsse sich darauf einstellen, den Rest seines Lebens im Rollstuhl zu verbringen.

Unsere Tochter Valya litt von Geburt an unter Asthma und Allergien. Sie war ein blasses, ungesund aussehendes Mädchen, das sein Leben vorwiegend im Sitzen verbrachte, da sie sofort zu husten und nach Luft zu schnappen begann, wenn sie rannte oder hüpfte. 1993, als sie acht Jahre alt war, wachte Valya fast jede Nacht auf, um endlos zu husten, bis Igor ihr eine Entwässerungsmassage verabreichte.

Bei unserem Sohn Sergei schließlich wurde Diabetes festgestellt, als er neun Jahre alt war. Wir gaben pro Monat bereits zwei- bis viertausend Dollar für Arzneirechnungen, Versicherungskosten, Arzttermine und Rezepte aus, als die Ärzte uns im September 1993 eröffneten, Sergei müsse künftig regelmäßig Insulin bekommen.

Igor und ich waren schockiert. Meine an Diabetes leidende Großmutter war erst kurz zuvor an einer Überdosis Insulin gestorben. Ich konnte mir nicht vorstellen, Sergei dieses starke Medikament verabreichen zu müssen. Ich weiß noch, wie ich in der Küche saß, die ganze Nacht lang weinte und fragte: „Lieber Gott, warum strafst du meine Familie so? Was haben wir denn verbrochen? Wie viel mehr können wir noch einstecken? Warum geht es mit unserer Gesundheit immer mehr bergab, all unseren Bemühungen zum Trotz?" Und immer wieder sagte ich mir: „Ich kann nicht zulassen, daß er Insulin bekommt. Ich kann es einfach nicht."

Am nächsten Morgen ging ich in die medizinische Abteilung der Stadtbibliothek und informierte mich in mehreren Büchern über das Thema Diabetes. Aus all jenen Büchern ging hervor, daß Insulinspritzen irgendwann Sergeis Augenlicht schwächen würden und zu Nierenversagen führen konnten. Nun wurde meine Angst vor Insulin noch größer. Ich wußte nicht, was ich tun sollte, also beschloß ich, die Sache zu vertagen. Ich hoffte, Sergeis Insulinbehandlungen um zwei Wochen oder länger hinauszögern zu können, während derer ich nach einer Lösung suchen wollte. Meine Großmutter hatte immer gesagt: „Suchet, so werdet ihr finden." Mit diesem Spruch im Herzen begann ich, mich aktiv um eine Lösung zu bemühen.

Ich hielt meine Augen und Ohren die ganze Zeit über weit offen. Ich fragte jeden, den ich traf, nach alternativen Behandlungsmöglichkeiten für Diabetes. Nachdem ich zahlreiche Leute verschreckt hatte, wurde mir klar, daß es sinnvoller wäre, nur solche Menschen zu fragen, die auch gesund aussahen. Ich wurde ziemlich gut darin, gesund aussehende Personen auf der Straße ausfindig zu machen, und entwickelte meine eigene Vorgehensweise. Zunächst sprach ich einen fit aussehenden fremden Menschen an: „Oh, Sie sehen ja strahlend gesund aus." Normalerweise wurde das mit einem Lächeln und einem „Dankeschön!" quittiert. Dann fragte ich ihn über Diabetes aus. Anfangs ging ich dadurch einigen Handelsvertretern auf den Leim. Schon nach einer Woche hatte ich einen dicken Stapel Visitenkarten von verschiedenen Firmen, die Nahrungsergänzungen verkaufen oder alternative Heilmethoden anbieten. Ich hatte keine Ahnung, wonach ich suchte, doch ich forschte weiter.

Nach zwei Monaten geschah ein Wunder! Das Universum schickte mir eine Rohköstlerin, die zu jener Zeit in Colorado lebte. Elizabeth stand in der Bank, nur zwei Blocks von meinem Zuhause entfernt, vor mir in der Schlange. Als ich sie ansah, begriff ich sofort, was die Leute meinen, wenn sie von „leuchtender Haut" sprechen. Ich sagte ihr, sie sehe strahlend gesund aus, und fragte sie: „Glauben Sie, daß man Diabetes auf natürliche Weise heilen kann?"

Sie strahlte mich mit ihrem Lächeln an. „Klar!"

„Warum sind Sie sich da so sicher?" erkundigte ich mich neugierig.

„Weil ich vor zwanzig Jahren meinen Darmkrebs im vierten Stadium geheilt habe", verriet mir Elizabeth bereitwillig.

„Aber es ist nicht das gleiche, wie wenn man Diabetes hat", protestierte ich.

„Oh doch, es ist genau das gleiche", verbesserte mich Elizabeth mit fester Stimme.

„Darf ich Ihnen ein Mittagessen spendieren, damit wir uns unterhalten können?"

„Danke, ich werde Ihr Essen zwar nicht anrühren, aber ihre Fragen beantworte ich gerne", kam Elizabeth mir entgegen.

Elizabeth und ich saßen vor dem Bankgebäude, und sie klärte mich über Rohkost auf. Zunächst war ich enttäuscht. Ich suchte nach einer ernsthafteren Lösung. Ich war bereit, hart zu arbeiten und jeden Geldbetrag für irgendein geheimnisvolles Kraut oder eine Heilkur zu bezahlen. Rohkost, das klang für mich absurd – viel zu simpel. Ich hatte schon zuvor von Rohkost gehört, aber so naiv war ich nicht, an solches Zeug zu glauben. Also fragte ich Elizabeth: „Glauben Sie wirklich, daß der Mensch allein von Obst, Gemüse, Nüssen und Samen überleben kann – alles roh?"

Elizabeth antwortete mit drei unbestreitbaren Argumenten: 1. Tiere kochen nicht. 2. Ich habe zwanzig Jahre lang nur von Rohkost gelebt und meinen Darmkrebs geheilt. 3. Als Sie zur Welt kamen, war an Ihrem Bauch kein Kochherd befestigt.

Diese Punkte waren alles andere als wissenschaftlich, doch mir fiel nichts ein, womit ich sie hätte widerlegen können. Außerdem war ich höchst beeindruckt von Elizabeths jugendlichem Aussehen, und ich wünschte mir so sehnlich, daß jeder in unserer Familie sich besser fühlte. Elizabeth lieh mir ein Buch über Rohkost und gab mir ihre Telefonnummer. Ich ging nach Hause und begann das Buch zu lesen.

Ich möchte darauf hinweisen, daß 1993 nur wenige Bücher über Rohkost erhältlich waren, und sie wurden nicht in Geschäften verkauft, sondern nur von den Autoren selbst. Ich hatte das Buch, das Elizabeth mir geliehen hatte, rasch durchgelesen, und plötzlich kamen mir die Verheißungen der Rohkost-Ernährung recht einleuchtend vor. Als nächstes bekam ich Angst. Ich dachte: „Nun muß ich auch noch die letzte Freude aufgeben, die mir im Leben geblieben ist." Gleichzeitig war ich fast begierig darauf, Rohkost auszuprobieren, um zu sehen, ob sie etwas bewirkte.

Igor bemerkte meine Unruhe. Er fragte mich: „Was liest du denn da?"

Ich sagte: „Liebling, ich glaube, ich habe etwas gefunden, das unserem Sohn helfen kann – Rohkost! Aber ich glaube nicht, daß er es allein schafft. Igor, können wir es nicht mal ein paar Wochen lang in der Familie ausprobieren, nur um zu sehen, ob es wirkt?"

Igor wurde sehr ärgerlich. „Ich bin ein russischer Mann, und ich kann nicht von Kaninchenfutter leben. Ich arbeite körperlich. Ich liebe meinen russischen Borschtsch mit Schweinefleisch! Außerdem hält das Essen die Familie zusammen. Es ist die einzige Zeit, zu der unsere Familie zusammenkommt. Und jetzt willst du, daß wir uns um gewürfelte Karotten versammeln?! Denk mal ein bißchen nach. Man muß vierzehn Jahre lang studieren, um Arzt zu werden! Glaubst du etwa, du weißt mehr als ein Arzt? Denk an all die Milliarden Dollar, die die Regierung für medizinische Forschung ausgibt. Willst du etwa behaupten, die wissen gar nichts und du schon? Wenn es so leicht wäre, gesund zu werden, hätten die Ärzte das schon lange durchgesetzt. Du weißt, wie sehr ich dich liebe. Falls du aber diese bescheuerte Diät machen willst, dann sei dir im klaren darüber, daß eine Scheidung unumgänglich ist."

Ich war enttäuscht, aber ich beschloß, zu einem passenderen Zeitpunkt auf das Thema Rohkost zurückzukommen.

Eines Morgens wachte mein Mann auf und fühlte sich schlechter als je zuvor. Er hatte eine große Geschwulst am Hals, starke Schmerzen und konnte nicht sprechen. Ich fuhr ihn ins Krankenhaus. Nachdem sich der Doktor Igors aktuelle Blutwerte angesehen hatte, sagte er zu ihm: „Sie müssen operiert werden. Ihre Schilddrüse taugt nichts mehr und muß raus."

Igor protestierte. „Ich habe schon neun Operationen hinter mir. Keine davon hat mir geholfen, und ich habe beschlossen, mich nie wieder im Leben operieren zu lassen."

„Die Operation ist unumgänglich", erklärte der Doktor.

„Und wenn ich mich weigere?" erwiderte Igor trotzig.

„Dann werden Sie sterben", versicherte der Doktor in ruhigem Tonfall.

„Wie bald?" wollte Igor wissen.

„Vermutlich in weniger als zwei Monaten", prognostizierte der Arzt.

„Ich werde statt dessen auf Rohkost umsteigen", verkündete Igor.

Wir gingen. Wir ahnten nicht, daß jener Tag – der 21. Januar 1994 – als Wendepunkt in die Gesundheitsgeschichte unserer Familie eingehen sollte. Später an diesem Tag begannen mein Mann, unsere beiden jüngsten Kinder und ich geschlossen mit unserer Ernährungsumstellung und haben seitdem nur noch Rohkost zu uns genommen. Als wir vom Krankenhaus nach Hause fuhren, waren wir uns unseres Schicksals jedoch noch nicht bewußt und einigten uns darauf, einfach mal zwei Wochen lang Rohkost auszuprobieren, um zu sehen, ob es dadurch bei uns überhaupt zu gesundheitlichen Besserungen kam.

Ein paar Stunden später, als Igor zur Arbeit fuhr, ging ich in die Küche. Mir wurde in vollem Ausmaß bewußt, daß dies vielleicht die einzige Chance im Leben war, eine solch drastische Veränderung vorzunehmen. Aus diesem Grund war ich voller Entschlossenheit. Vorsichtig begutachtete ich das Essen, das wir im Kühlschrank und in den Schränken hatten, und stellte fest, daß es in unserem Haus so gut wie keinerlei Rohkost gab. Das mußte alles raus! Ich nahm einen robusten Müllsack und begann, alles – Bohnen, Makkaroni, Getreideflocken, Reis, Fertiggerichte, Eis am Stiel, Schlagsahne, Brote, Soßen, Käse und Thunfisch in Dosen – auszurangieren. Als nächstes verabschiedeten sich Kaffeemaschine, Toaster und Nudelmaschine. Ich löschte die Zündflamme und deckte den Herd mit einem großen Küchenbrett ab. Nun sah es in unserer Küche aus, als würden wir gerade ausziehen. Der einzige Gegenstand, der auf der Arbeitsplatte zurückgeblieben war, war unser riesiger, teurer Mikrowellenherd. Als wir in Rußland lebten, durften wir keinen besitzen, da russische Wissenschaftler Untersuchungen durchgeführt und herausgefunden hatten, daß Mikrowellengeräte äußerst schädlich sind. Aus diesem Grund waren Mikrowellenherde in Rußland verboten. Daraufhin kauften wir uns, als wir in die USA kamen, ein großes Gerät. Nun starrte ich diesen Mikrowellenherd an und stellte fest, daß ich nicht wußte, was ich damit anstellen sollte. Ich dachte an köstliche, mit Käse überbackene Sandwiches, Pop-Tarts und all die „Wunderdinge", die ich darin zu backen pflegte. Dann dachte ich über Sergei und seine Zuckerkrankheit nach. Mehr als alles auf der Welt wünschte ich mir, daß er kein Insulin nehmen mußte. Und so nahm ich einen Hammer und zerschlug die Glastür der Mikrowelle. Dann brachte ich das Gerät in die Garage. Ich stellte all unsere nagelneuen Töpfe und Pfannen (die ich erst zu Weihnachten bekommen hatte) hinaus auf den Gehsteig, und ein paar Minuten später waren sie weg. Dann eilte ich zum nächsten Supermarkt.

Ich wußte damals noch nicht, daß es so etwas wie Gourmet-Rohkost-gerichte gibt. Ich wußte nicht, was Rohköstler essen, da ich außer Elizabeth nie einem begegnet war, und die aß sehr einfach. Ich hatte noch nie etwas von getrockneten Leinsamen-Crackern, Nußmilch, Samenkäse oder Rohkuchen gehört. Ich dachte, Rohkost bestehe hauptsächlich aus Salaten. Außerdem kam ich aus Rußland, wo man frisches Obst und Gemüse nur im Sommer bekam. Wir aßen normalerweise Kartoffeln, Fleisch, Makkaroni, diverse Milchprodukte und gelegentlich Obst. Wir waren es nicht gewohnt, Salat zu essen, und meine Familie mochte kein Gemüse. Deshalb beschränkte ich mich in der Obst- und Gemüse-abteilung ausschließlich auf den Obstbereich. Aufgrund unseres knappen Budgets kauften wir normalerweise nur Washington-Äpfel, Navel-

Orangen und Bananen. Ich belud meinen Einkaufswagen mit diesen drei Artikeln.

Als meine Kinder von der Schule und Igor von der Arbeit kamen, fragten sie: „Was gibt es zum Abendessen?" Ich bat sie, in den Kühlschrank zu sehen. Meine Kinder trauten ihren Augen nicht. „Wo sind unsere Fertiggerichte? Wo ist das ganze Eis geblieben?" Sie rasteten aus.

Sergei sagte: „Lieber würde ich ein Leben lang Insulinspritzen kriegen, als diese bescheuerte Diät zu machen." Sie weigerten sich zu essen, gingen auf ihre Zimmer und schauten sich Videos an.

Igor aß ein paar Bananen und beschwerte sich, daß ihn dieses Essen nur noch hungriger mache. Wir hatten an jenem Tag sehr viel Zeit. Ich weiß noch, wie wir alle von einem Zimmer ins andere liefen und auf die Uhr sahen. Mir fiel zum ersten Mal auf, wie viel Zeit ich bisher damit verbracht hatte, über das Essen nachzudenken, es zu planen, es zuzubereiten, dann zu speisen und nachher abzuspülen. Wir fühlten uns hungrig, unwohl, seltsam und verloren. Wir versuchten fernzusehen, doch die Werbespots für Grillhähnchen waren unerträglich. Wir hielten kaum bis neun Uhr durch. Wegen meines leeren Magens konnte ich nicht einschlafen, und ich hörte Schritte in der Küche und das Geräusch von Schubladen, die sich öffneten und wieder schlossen.

Am Morgen erwachten wir ungewöhnlich früh und versammelten uns in der Küche. Ich bemerkte eine Menge Bananen- und Orangenschalen auf der Anrichte. Valya ließ uns wissen, daß sie vergangene Nacht nicht gehustet habe. Ich weiß noch, wie ich sagte: „Das ist nur Zufall, so schnell kann die Diät nicht wirken." Sergei prüfte seinen Blutzucker. Der Wert war zwar noch immer hoch, aber *niedriger* als in den Wochen zuvor. Igor und ich stellten einen leichten Energiezuwachs fest, und wir fühlten uns allgemein leichter und positiver. Wir waren auch sehr hungrig.

Ich habe nie behauptet, auf Rohkost umzusteigen wäre leicht. Tatsächlich war es für uns alle vier äußerst schwer. Unser Körper verlangte nach Speisen, die wir gewohnt waren. Vom ersten Tag an und noch einige Wochen danach verzehrte ich in Gedanken pausenlos Bagels mit Rahmkäse, heiße Suppe, Schokolade oder, im harmlosesten Fall, verschiedene Arten von Chips. Nachts im Schlaf suchte ich unter meinem Kopfkissen nach Pommes Frites. Ich stibitzte zwei Dollar aus der Haushaltskasse und steckte sie mir in die Tasche. Immer wieder malte ich mir aus, irgendwann mal eine halbe Stunde für mich allein zu haben, um hinunter zum Restaurant an der Ecke zu rennen, mir ein Stück heiße Pizza mit viel Käse zu kaufen, sie schnell zu essen, ohne dabei gesehen zu werden, dann nach Hause zu eilen und mit der Rohkost fortzufahren. Zum Glück hatte ich nie die Gelegenheit dazu.

Indes kam es rasch zu positiven Veränderungen. Valya hustete nachts nicht mehr und hatte nie wieder einen Asthmaanfall. Sergeis Blutzuckerspiegel stabilisierte sich kontinuierlich. Igors Geschwulst im Rachen bildete sich zurück. Sein Puls ging runter, und die Symptome seiner Schilddrüsenüberfunktion wurden von Tag zu Tag unauffälliger. Ich bemerkte, daß mir die Kleider lose am Körper hingen, selbst wenn sie frisch aus dem Wäschetrockner kamen. Das war noch nie vorgekommen. Ich war ganz aufgewühlt! Jeden Morgen rannte ich zum Spiegel, prüfte mein Gesicht und zählte die verschwindenden Falten. Mein Gesicht sah mit jedem Tag meines Rohkost-Lebens eindeutig besser und jünger aus.

Nach einem Monat Rohkost fragte mich Sergei, weshalb er seinen Blutzucker alle drei Stunden kontrollieren müsse, denn der sei doch nun dauerhaft im Normalbereich. Ich sagte, er brauche ihn nur noch einmal zu messen, und zwar morgens. Igors Puls war runter auf neunzig, was seit Jahren nicht mehr der Fall gewesen war. Valya schaffte es, in der Schule eine Viertelmeile zu laufen, ohne zu husten. Ich verlor siebeneinhalb Kilo Gewicht. Allen fiel uns auf, daß wir viel mehr Energie hatten. Ich selbst hatte so viel Energie, daß ich nicht mehr gehen konnte – ich rannte nur noch! Ich rannte vom Parkplatz zum Geschäft, dort zwischen den Gängen herum und in unserem Haus die Treppe hinauf und hinunter. Wir mußten uns irgendeine Betätigung einfallen lassen, um die zusätzliche Energie, die wir jetzt hatten, umsetzen zu können.

Ich hatte einmal gelesen, daß Joggen für Diabetiker ein Muß ist![1] Der Autor erklärte, die Muskeln würden bei körperlicher Betätigung zusätzliches Insulin produzieren. Wir beschlossen, daß die ganze Familie anfangen sollte zu joggen. Irgendwann stabilisierte sich Sergeis Blutzucker aufgrund seiner neuen Ernährungsweise und durch regelmäßiges Jogging. Von dem Tag an, als wir uns von Rohkost zu ernähren begannen, sind bei ihm bis zum heutigen Tage keinerlei diabetische Symptome mehr aufgetreten.

Um meine Kinder zum Weiterjoggen zu ermuntern, meldete ich unsere Familie zu einem Wettlauf an. Da wir so etwas noch nie gemacht hatten, suchte ich den kürzesten Wettlauf aus, den ich finden konnte. Es war ein „Tiny Trot"-Rennen über einen Kilometer im Washington-Park in Denver. Als wir bei dem Rennen eintrafen, sahen wir uns von lauter sehr kleinen Kindern umgeben, doch Sergei und Valya schienen das gar nicht zu bemerken. Mit roten, aufgeblasenen Gesichtern gelang es uns allen vieren, die Ziellinie zu erreichen. Wir wurden von den zahlreich anwesenden Eltern begrüßt, und jeder von uns erhielt eine Medaille für den „Ersten Platz in deiner Altersklasse" – die erste sportliche Auszeichnung unseres Lebens. Meine Kinder waren so glücklich, daß sie sich eine Woche lang weigerten, die Medaillen abzulegen. Sie behielten sie sogar beim Schlafen um den Hals. Sie beknieten mich, sie für weitere Rennen anzumelden, und das tat ich auch. Von diesem Zeitpunkt an gingen wir fast jedes Wochenende Laufen.

Vier Monate, nachdem wir mit Rohkost begonnen hatten, nahmen wir am Memorial Day am Bolder Boulder Race teil, einem Zehn-Kilometer-Lauf mit 40.000 Teilnehmern. Als wir inmitten all dieser gesund aussehenden Menschen, darunter viele erfahrene Läufer, die Strecke entlangrannten, konnten wir uns kaum noch vorstellen, daß wir uns vor erst vier Monaten für unheilbar krank gehalten hatten. Jeder von uns erreichte die Ziellinie in einer zufriedenstellenden Zeit, und wir waren nicht erschöpft. Nachdem wir das Rennen absolviert hatten, gingen wir zum Wandern in die Berge. Wir zweifelten nicht daran, daß unser Gesundheitszustand mit unserer Ernährung zu tun hatte, und ich wußte, daß ich nicht dabei war, an irgendeiner Krankheit zu sterben, denn wie sollte ich zehn Kilometer laufen können, wenn ich gerade starb?

Wir waren dankbar dafür, daß unsere Gesundheit so rasch wieder zum Normalzustand zurückgefunden hatte, ja daß wir jetzt sogar gesünder waren als je zuvor. Um die Geschichte von unserer erstaunlichen Genesung mit so vielen Menschen wie möglich zu teilen und auch andere dazu zu inspirieren, diese Ernährungsweise auszuprobieren, verfaßten wir ein Buch mit dem Titel *Raw Family*. (Siehe Bibliographie am Ende des Buches).

Kapitel 2

Was fehlte in unserem Rohkost-Plan?

Fehler sind das Tor zu neuen Entdeckungen.

James Joyce

Im weiteren Verlauf unseres Rohkost-Programms tappte meine Familie in zahlreiche Fallen. Nach einigen Jahren als Roköstler hatte jeder von uns das Gefühl, ein Bergplateau erreicht zu haben, auf dem unser Heilungsprozeß zum Stillstand kam und sich sogar zurückentwickelte. Nach etwa sieben Jahren, in denen wir ausschließlich von Rohkost gelebt hatten, empfanden wir nicht immer, aber immer öfter Mißmut angesichts unseres Ernährungsplans. Nach fast jeder Art von Rohkost, die ich zu mir nahm, verspürte ich ein Völlegefühl im Magen, vor allem nach Salaten mit Dressing. Aus diesem Grund begann ich weniger Grünkost und dafür mehr Obst und Nüsse zu essen. Ich begann zuzunehmen. Mein Mann bekam reichlich graue Haare.

Meine Familienmitglieder bekamen zusehends gemischte Gefühle angesichts unseres Speiseplans und fragten sich anscheinend oft: „Was sollen wir essen?" Es gab merkwürdige Phasen, in denen wir uns hungrig fühlten, uns aber nach keiner der Speisen sehnten, die bei einer typischen Rohkosternährung für uns „legal" waren, wie etwa Gemüse, Früchte, Nüsse, Samen, Getreide, Sprossen oder getrocknete Früchte. Salate (mit Dressing) waren zwar lecker, machten uns jedoch müde und schläfrig. Wir hatten das Gefühl, in der Falle zu sitzen. Ich weiß noch, wie Igor in den Kühlschrank blickte und immer wieder sagte: „Wenn ich nur Lust auf irgendwas von dem Zeug hätte." Solche Phasen waren nicht von Dauer. Wir schoben es auf Streß und Übersättigtsein, und es gelang uns, unseren Appetit durch Fasten, körperliche Betätigung, Wandern oder ein

Mehr an Arbeit wiederherzustellen. In meiner Familie glauben alle fest daran, daß Rohkost das *einzig Wahre* ist. Deshalb ermunterten wir uns gegenseitig, auf jeden Fall dabei zu bleiben, und wir ließen uns ständig neue Tricks einfallen. Viele meiner Freunde berichteten mir von ähnlichen Erfahrungen und davon, daß es einen Punkt gegeben habe, an dem sie mit 100-prozentiger Rohkost gebrochen und ihre Mahlzeiten wieder mit gekochtem Essen ergänzt hätten. In unserer Familie blieben wir der Rohkost dank ständiger gegenseitiger Unterstützung treu.

Eine wichtige Frage gab es, die mir von Tag zu Tag mehr unter den Nägeln brannte. Sie lautete: „Fehlt in unserem Ernährungsplan irgend etwas?" Die Antwort kam unverzüglich: „Nö. Es gibt nichts Besseres als Rohkost. Denn diese Ernährungsweise hat uns das Leben gerettet."

Trotzdem zeigten sich, wenn auch nur schwach, immer wieder unerwünschte Anzeichen einer nicht ganz vollkommenen Gesundheit in Form zwar geringfügiger, aber wahrnehmbarer Symptome, wie etwa einer Warze an der Hand oder einem grauen Haar auf dem Kopf – Symptome, die zu allerlei Zweifel und Fragen führten, was die Vollständigkeit unseres Rohkostprogramms in seiner bestehenden Form anging. Als schließlich unsere Kinder klagten, ihre Zähne würden ständig empfindlicher, geriet ich in einen Zustand, in dem ich über nichts anderes mehr nachdenken konnte als über diese rätselhaften Gesundheitsfolgen. Mit meinen ständigen Diskussionen darüber, was möglicherweise noch fehlen könnte, machte ich jeden um mich herum verrückt.

Kapitel 3

Ode an den Grünen Smoothie

*Und Gott sprach: Sehet da, ich habe euch gegeben alle Pflanzen ...
auf der ganzen Erde ... zu eurer Speise.*

Genesis 1, 29

Bei meiner hartnäckigen Suche fing ich an, Informationen zu jeder ein-
zelnen Speise zu sammeln, die Menschen üblicherweise zu sich nehmen.
Wie meine Großmutter zu sagen pflegte: „Suchet, so werdet ihr finden."
Nach vielen Fehlannahmen fand ich schließlich die richtige Antwort. Es
war im August 2004, zehn Jahre, nachdem meine Familienmitglieder zu
Rohköstlern geworden waren, und drei Jahre, nachdem wir die erwähnte
Bergplateau-Phase erreicht hatten.

Ich stieß auf eine bestimmte Speisengruppe, die alle menschlichen
Nahrungsansprüche erfüllt: *Grünes Gemüse*. Tatsache war, in meiner
Familie wurde nicht ausreichend grünes Gemüse gegessen. Hinzu kam,
daß es uns nicht schmeckte. Wir wußten, daß Grünkost wichtig ist, aber
wir hatten nie genau erfahren, wie viel davon wir in unserem Speiseplan
wirklich brauchten. Die allgemeine Empfehlung, so viel wie möglich
davon zu essen, war doch ziemlich vage. Um herauszufinden, wie viel
Grünkost wir essen mußten, beschloß ich, die Freßgewohnheiten von
Schimpansen zu studieren, da sie zu den Geschöpfen zählen, die dem
Menschen am nächsten verwandt sind. Schimpansen ernähren sich zu
40 Prozent von Grünkost – das entspricht bei uns Menschen täglich zwei
Bund grünem Gemüse aus dem Supermarkt.

Bei meinen Erkundungen stellte ich fest, daß Schimpansen Grünkost
wirklich *lieben*. Ich weiß noch, wie ich Schimpansen im Zoo beobach-

tete und sah, wie erregt sie reagierten, wenn man ihnen frische Akazienzweige, junge zarte Palmblätter oder Grünkohl gab. Ich fand es derart inspirierend, ihnen zuzusehen, daß ich zu den nahegelegenen Büschen ging und selbst versuchte, Akazienblätter zu essen. Es zeigte sich jedoch, daß mir die grünen Blätter nicht besonders schmeckten, woraus sich ein weiteres Problem ergab: Ich hatte den Verzehr von Grünkost stets als Pflicht empfunden. Ich dachte immer: „Ich muß jetzt meine Grünkost essen." An manchen Tagen „mogelte" ich, indem ich Saft daraus preßte. Dann trank ich rasch meine Tasse grünen Saft und dachte einige Tage lang, daß ich mich doch ganz gut dabei fühle. Oder ich bereitete ein lekkeres Rohkostdressing zu und tunkte meine Grünkost darin ein. Das war für mich eine weitere Möglichkeit, Grünkost mit Genuß zu verzehren. Aber ich konnte mir nicht vorstellen, dazusitzen und einfach nur Kohl oder Spinat zu essen, eine Handvoll nach der anderen.

Ich informierte mich über den Nährgehalt vieler verschiedener Grüngemüsesorten und stellte erfreut fest, daß Grüngemüse reich ist an nahezu allen lebenswichtigen, vom USDA[*] empfohlenen Mineralien und Vitaminen einschließlich Eiweiß. Ich gelangte zu der Überzeugung, daß Grünkost für den Menschen die wichtigste Nahrung darstellt. Könnte ich doch nur eine Möglichkeit finden, sie entsprechend zu genießen und dadurch die optimale Menge zu mir nehmen, derer es bedarf, um rundum gesund zu werden.

Unzählige Male versuchte ich mich dazu zu zwingen, große Mengen Grünkost in Form von Salaten oder pur zu verzehren, doch jedesmal mußte ich feststellen, daß ich dazu körperlich nicht in der Lage war. Nach etwa zwei Tassen zerkleinertem Grüngemüse bekam ich entweder Sodbrennen oder mir wurde schlecht.

Als ich eines Tages ein Biologiebuch studierte, faszinierten mich darin Angaben über die erstaunlich zähe Beschaffenheit von Pflanzen. Anscheinend verfügt Zellulose, der Hauptbestandteil von Pflanzen, über mit die stärkste Molekularstruktur, die sich auf diesem Planeten finden läßt. Grünkost enthält mehr hochwertige Baustoffe als jede andere Nahrungsgruppe, und all diese Stoffe sind innerhalb der Pflanzenzellen ge-

---

[*] United States Department of Agriculture – US-Landwirtschaftsministerium

speichert. Damit die Pflanze überleben kann, bestehen die Zellwände aus sehr widerstandsfähigem Material. Die kräftigen Stengel und Blätter von Grüngemüse ermöglichen es den Pflanzen, Wind und Regen standzuhalten.

Grünkost ist die Hauptnahrung vieler Tierarten. **Um den Zellen all ihre wertvollen Nährstoffe entziehen zu können, müssen die Zellwände aufgebrochen werden.** Doch diese soliden Zellen aufzubrechen ist nicht einfach. Aus diesem Grund würde der Verzehr von Grünkost ohne gründliches Kauen unseren Nahrungsansprüchen nicht genügen. Einfach ausgedrückt: Damit wir unsere Grünkost verwerten können, müssen wir sie so lange kauen, bis eine sämige Masse daraus geworden ist.

Um die freigewordenen Mineralien und Vitamine verdauen zu können, muß außerdem der Salzsäurespiegel im Magen sehr hoch sein und einen pH-Wert zwischen 1 und 2 aufweisen.

Diese beiden Bedingungen müssen erfüllt sein, damit wir die Nährstoffe aus Grünkost aufnehmen können. Bei meinen Versuchen, pures Grüngemüse zu essen, hatte ich es also offenbar nicht gründlich genug zerkaut, und womöglich war auch der Salzsäurespiegel in meinem Magen zu niedrig. Dadurch kam es bei mir zu unangenehmen Verdauungsstörungs-Symptomen und folglich zu einer generellen Abneigung gegen sämtliches Grüngemüse.

Dadurch, daß sie sich jahrzehntelang hauptsächlich von stark verarbeiteter Nahrung ernährt haben, ist vielen modernen Menschen die Fähigkeit verlorengegangen, normal zu kauen.[1] Bei manchen sind die Kiefer so schmal geworden, daß sie selbst nach Entfernung der Weisheitszähne eine Zahnspange brauchen, um einen Engstand ihrer Zähne zu korrigieren.[2] Es kann auch vorkommen, daß die Kiefermuskeln zu schwach werden, um rohe Fasern gründlich durchkauen zu können. Mehrmals mußte ich mir von meinem Zahnarzt die Empfehlung anhören, schonender mit meinen Zähnen umzugehen und nicht in festes Obst zu beißen, sondern meine Karotten und Äpfel lieber zu reiben. Neben den bereits erwähnten Beeinträchtigungen haben viele in ihrem Mund auch noch Plomben, Zahnprothesen oder Zahnlücken. Solche „Behinderungen" machen es praktisch unmöglich, Grünkost so weit durchzukauen, daß die für eine reibungslose Verdauung nötige Konsistenz erreicht ist.

Aus diesem Grund beschloß ich, mein Grüngemüse im Vita-Mix*
„vorzukauen". Zunächst mixte ich ein Bund Grünkohl mit Wasser. Ich
dachte: „Schließ einfach die Augen, halt dir die Nase zu und trink!" Doch
sobald ich den Deckel hob, ließ ich ihn sofort wieder sinken, da mir von
dem starken Weizengrasgeruch ganz flau wurde. Diese dunkelgrüne, fast
schwarze Mixtur war völlig ungenießbar. Nach einigem Überlegen gab
ich ein paar Bananen hinzu und mixte noch einmal. Und damit begann
die Zauberei! Langsam und etwas nervös hob ich den Deckel, schnup-
perte, und zu meiner Überraschung roch dieses nun hellgrüne Gebräu
recht ansprechend. Vorsichtig nahm ich einen Schluck und war begeistert. Es war mehr als nur schmackhaft! Nicht zu süß, nicht zu bitter – es
war eines der außergewöhnlichsten Aromen, die ich je probiert hatte, mit
einem Wort beschrieben: „Frische".

Innerhalb von vier Stunden hatte ich alles vertilgt, was ich gemixt
hatte – ein Bund Kohl und vier Bananen auf einen knappen Liter Wasser.
Ich fühlte mich großartig und stellte mehr davon her. Voller Triumph
stellte ich fest, daß ich zum ersten Mal in meinem Leben zwei ziemlich
große Bund Grünkost an einem Tag verzehrt hatte, und das sogar ohne
Öl oder Salz! Und ich hatte diese Erfahrung sogar genießen können.
Meinem Magen ging es gut, und ich war glücklich darüber, mein Ziel
erreicht zu haben.

Die Lösung für mein Grünkost-Dilemma war unerwartet einfach. Der
Verzehr von Grünkost nach dieser Methode nahm so wenig Zeit in Anspruch, daß ich natürlich jeden Tag weiter mit Grüngemüse-Obst-Mi-
schungen experimentierte.

Ich muß an dieser Stelle zugeben, daß mir die Idee, Grünkost mit
Obst zu mischen, nicht neu war. Als meine Familie elf Jahre zuvor einen

---

* Ich möchte darauf hinweisen, daß der Vita-Mix kein einfaches Mixgerät ist, wie man
es in jedem Kaufhaus findet. Er nennt sich „High-Speed-Mixer", weil er mit bis zu 360
Stundenkilometern rotiert! Seine Klingen müssen daher nicht einmal scharf sein. Auch als
stumpfe Metallstäbe können sie einen Gegenstand von der Festigkeit eines Holzblocks
in Flüssigkeit verwandeln. Um eine solche Leistungsfähigkeit zu erreichen, verfügt der
Vita-Mix über einen Motor mit einer Spitzenleistung von 2 PS und mehr. Jeder normale
Mixer zerkleinert die zähe Zellulose von Grüngemüse nur, solange seine Klingen scharf
bleiben. Dummerweise schleudern stumpf gewordene Klingen Bananenstücke nur noch
im Kreis herum, und der Mixer läuft sehr schnell heiß. Nachdem mir vor elf Jahren
mehrere Mixgeräte durchgebrannt waren, kaufte ich mir endlich einen Vita-Mix auf einer
Landwirtschaftsmesse. Er läuft immer noch so gut als wäre er neu.

Lehrgang am Creative Health Institute (CHI) in Michigan absolvierte, wurden wir über die außergewöhnlichen Heileigenschaften von „Energiesuppe" (aus gemischten Sprossen, Avocados und Äpfeln) aufgeklärt. Diese Suppe war eine Erfindung der Pionierin der Live-Food-Lebensführung im 20. Jahrhundert Dr. Ann Wigmore.* Obwohl man uns damals unzählige Male über die außergewöhnlichen Vorzüge von Energiesuppe beriet, sahen sich die meisten Gäste am Institut nicht in der Lage, mehr als ein paar Löffel davon zu schlucken, weil diese Suppe schlicht nicht genießbar war.

Ich war zutiefst beeindruckt von Aussagen anderer Menschen zu den Vorzügen dieser Energiesuppe. Als ich nach Hause kam, experimentierte ich verzweifelt mit Energiesuppe herum und versuchte, sie geschmacklich zu verbessern, denn ich wollte, daß meine Familie sie ißt und ihren Nutzen daraus zieht. Mein letzter Versuch, die Energiesuppe zu vervollkommnen, endete eines Tages abrupt, als ich mitbekam, wie Valya ihrem Bruder Sergei im Hinterhof zurief: „Hau besser ab! Mom macht wieder diese grüne Pampe!"

Trotz aller Beweise für die Heilkraft von Energiesuppe wurde mir unglücklicherweise klar, daß selbst Menschen, die sie dringend benötigten und haben wollten, es nicht schafften, sie regelmäßig zu sich zu nehmen.

Es erstaunt mich, daß ich elf Jahre, nachdem ich diese Energiesuppe kennengelernt und längst wieder vergessen hatte, aus einer völlig anderen Richtung wieder auf die Idee mit dem verquirlten Grüngemüse stieß. Als ich anfing, grüne Smoothies zu trinken, sagte ich zunächst niemandem etwas davon und erwartete auch nicht, daß irgend etwas Bemerkenswertes geschehen würde. Da ich zu jener Zeit keine großen gesundheitlichen Probleme hatte, strebte ich auch keine drastischen Veränderungen an. Ich wollte einfach nicht so merklich altern. Dennoch, nach etwa einem Monat unregelmäßigem Verzehr von grünen Smoothies schälten sich zwei Leberflecke und eine Warze, die ich seit früher Kindheit hatte, von meinem Körper. Ich fühlte mich energievoller als je zuvor und begann dann doch, meiner Familie und meinen Freunden diese neuen Erfahrungen mitzuteilen. Meine Nägel wurden fester, meine Sehkraft schärfer, und

---

* Dr. theol., Dr. med. Ann Wigmore, (1909 – 1993), Naturheilkundige – Vertreterin des Humanitätsgedankens, Erzieherin und Autorin. Dr. Ann Wigmore entwarf und befürwortete eine auf lebendiger Nahrung basierende Lebensführung.

ich hatte einen hervorragenden Geschmack im Mund, selbst morgens beim Aufwachen (eine Freude, die mir seit meiner Jugend nicht mehr vergönnt gewesen war).

Mein Traum war endlich wahr geworden! Ich verzehrte jeden Tag Unmengen Grünkost. Ich begann mich leichter zu fühlen, und mein Energiepegel stieg. Meine Geschmacksvorlieben änderten sich. Ich entdeckte, daß mein Körper so nach Grünkost lechzte, daß ich mehrere Wochen lang fast ausschließlich von grünen Smoothies lebte. Pures Obst und Gemüse wurden für mich immer begehrenswerter, und mein Verlangen nach fettreicher Nahrung sank drastisch. Ich verzichtete auf jegliche Art von Salz, sogar auf Meeresalgen.

Einmal liefen mein Mann und ich in Kalifornien einen grasbewachsenen Weg entlang, als mir plötzlich nur vom Anblick der dunkelgrünen, knackigen Malvenzweige, die entlang unseres Pfads in Hülle und Fülle wuchsen, das Wasser im Mund zusammenlief. Immer wieder ertappte ich mich dabei, danach greifen und davon essen zu wollen. Ich berichtete Igor von meinen Beobachtungen, und er hörte mir aufmerksam zu, regte sich aber nicht auf. Ihm war bereits aufgefallen, daß ich mich in letzter Zeit anders ernährte. Anstatt mir einen großen Salat aus verschiedenen Sorten von gehacktem Gemüse, einer großen Avocado, Meersalz sowie viel Zwiebel und Olivenöl zu machen, zerkleinerte ich nun einen Kopfsalat zusammen mit einer Tomate, überträufelte das Ganze mit Zitronensaft und genoß es unendlich, während ich mit den Augen rollte und vor Wohlbehagen schnurrte. Ich vermißte meine frühere Nahrung nicht und fühlte mich völlig zufrieden damit, mich so schlicht zu ernähren. Nun wußte ich, daß der menschliche Körper lernen kann, sich nach Grünkost zu sehnen!

Noch eine weitere Veränderung erstaunte mich. Ich hatte mich immer dann nach ungesunden Speisen gesehnt, wenn ich müde wurde. Zum Beispiel hatte ich früher, wenn wir auf Reisen waren und die Nacht in einem Flugzeug verbrachten oder nachdem ich eine ganze Nacht mit dem Auto unterwegs war, ein massives Verlangen nach schwerer Rohkost oder sogar nach echten russischen Kochgerichten aus meiner Kindheit verspürt, die ich seit über einem Jahrzehnt nicht mehr gegessen hatte. Dieses Verlangen war sehr stark und störend. Getrieben von diesen Zwängen, bereitete ich mir oft irgendeine Art schwerer Rohkost wie Samenkäse mit

Crackern zu oder stopfte mich spätnachts mit Nüssen voll. Ich wußte von vielen anderen Leuten, daß sie ganz Ähnliches durchmachen. Wenn ich in den Jahren zuvor spät abends, oft nach zehn Uhr, aus dem Büro gekommen war, hatte ich gern meine Aufmerksamkeit von der Arbeit auf leichtere Inhalte gelenkt, indem ich zum Beispiel ein Kapitel in einem Buch las oder mir ein schönes Video ansah. Mir fiel auf, daß ich, sobald ich mir erlaubte, nach einem Apfel oder einer Handvoll Nüsse zu greifen, sofort dazu neigte, weiter zu naschen, ohne je ein Gefühl von Befriedigung zu erlangen. Selbst wenn ich meine Willenskraft einsetzte und zu Hause keinerlei Nahrung anrührte, fühlte ich mich weiter unbefriedigt und dachte ans Essen.

Als ich anfing grüne Smoothies zu trinken, fiel mir sofort auf, daß derlei Sehnsüchte verschwanden. Dieser Punkt war es, an dem meinem Mann mein verändertes Verhalten auffiel. Am Abend nach einem harten Arbeitstag hatte er immer Lust, noch etwas zu essen, während ich ganz entspannt und zufrieden ein Buch lesen oder mich unterhalten konnte. Als Igor bemerkte, wie glücklich ich nunmehr abends war und auf welch bemerkenswerte Weise sich meine Gesundheit verbessert hatte, begann er ebenfalls grüne Smoothies zu trinken. Es fing damit an, daß er mich immer, wenn ich einen Smoothie zubereitete, um eine Tasse von „diesem grünen Zeugs" bat.

Bald schon konnten Igor und ich einander versichern, daß bei uns eine Verjüngung stattfand. Unser Verlangen nach schwerer Nahrung hörte auf. Nach nur zwei Monaten mit grünen Smoothies begannen Igors Schnurrbart und Bart schwärzer zu werden, und er sah wieder aus wie damals, als wir uns kennengelernt hatten.

Igor war so begeistert von seinem jugendlichen Aussehen, daß er zu *dem* großen Verfechter grüner Smoothies in meiner Familie wurde. Er stand jeden Tag früh auf und bereitete zwei oder drei Portionen Smoothie zu je 3 bis 4 Litern zu: eine für mich, eine für ihn und eine, die sich Sergei und Valya teilten. Unsere beiden Kinder liebten es, diesen schmackhaften grünen Trank zum Bestandteil ihres täglichen Speiseplans zu machen, obwohl sie sich bereits bester Gesundheit erfreuten. Sie entdeckten noch weitere Vorzüge wie etwa die Fähigkeit, mit weniger Schlaf auszukommen, gründlichere Ausscheidung, kräftigere Nägel und vor allem eine Verbesserung von Zähnen und Zahnfleisch.

Nun konnte ich mir ein Leben ohne meine grünen Smoothies nicht mehr vorstellen, denn sie waren zu einer wichtigen Stütze meines Speiseplans geworden. Außer Smoothies aß ich noch Leinsamencracker, Salate, Obst und gelegentlich Samen oder Nüsse. Um jederzeit frische grüne Smoothies für mich zubereiten zu können, erwarb ich ein weiteres Vita-Mixgerät fürs Büro. Immer wenn Freunde oder Kunden kamen, sahen sie eine große Tasse mit grünem Inhalt neben meinem Computer stehen, und ich lud sie zu einer Kostprobe meiner neuen Errungenschaft ein. Zu meiner großen Genugtuung schmeckten sie jedem, trotz unterschiedlicher Ernährungsgewohnheiten. Sogar die Jungs vom Paketdienst mochten sie.

Inspiriert von dem warmherzigen Zuspruch schrieb ich einen Artikel über meine neuen Erfahrungen und mailte ihn jedem, der in meinem Internet-Adreßbuch stand. Fast augenblicklich bekam ich ein starkes, positives Feedback sowie zahlreiche ausführliche Erfahrungsberichte von meinen Freunden, Schülern und Kunden. Die Zahl von Leuten, die grüne Smoothies tranken, nahm von Tag zu Tag zu und wuchs zur „grünen Welle" an. Aufgrund meiner Forschungen halte ich grüne Smoothies für die bedeutendste menschliche Nahrungsquelle. Nachfolgend möchte ich zehn der zahlreichen Vorzüge von grünen Smoothies auflisten.

Zehn Vorzüge von grünen Smoothies

1. Grüne Smoothies sind äußerst nahrhaft. Für den Anfang empfehle ich, 60% reifes Bio-Obst mit etwa 40% Bio-Grüngemüse zu mischen und dann das Verhältnis allmählich auf 60% Grünkost zu 40% Obst abzuändern.
2. Grüne Smoothies sind leicht verdaulich. Bei gründlichem Mixen brechen die meisten Zellwände im Gemüse und Obst auf, wodurch die wertvollen Baustoffe vom Körper leicht aufgenommen werden können. Das Erschließen grüner Smoothies beginnt buchstäblich bereits im Mund.
3. Grüne Smoothies stellen im Gegensatz zu Säften eine vollwertige Nahrung dar, da sie nach wie vor Fasern enthalten. Der Verzehr von Fasern ist wichtig für die Verdauung über den Magen-Darmtrakt.

4. Grüne Smoothies gehören zu den schmackhaftesten Gerichten für Menschen jeden Alters. Das Fruchtaroma bestimmt den Geschmack, während die grünen Bestandteile die Süße des Obstes ausgleichen und für eine angenehme Würze sorgen. Menschen, deren Ernährung dem amerikanischen Standard entspricht, lieben den Geschmack von grünen Smoothies. Meist sind sie ziemlich überrascht darüber, wie etwas so Grünes so gut schmecken kann.

5. Grüne Smoothies sind reich an Chlorophyll. Chlorophyll-Moleküle sind menschlichen Blut-Molekülen sehr ähnlich. Nach der Lehre von Dr. Ann Wigmore ist der Verzehr von Chlorophyll einer heilsamen Bluttransfusion vergleichbar. Viele Menschen essen nicht ausreichend Grünkost, selbst dann nicht, wenn sie sich nur von Rohkost ernähren. Wer täglich drei oder vier Tassen grüner Smoothies trinkt, nimmt genügend Grünkost zu sich, um den Körper zu ernähren. Dabei werden alle nützlichen Baustoffe gut erschlossen und vom Körper aufgenommen.

6. Grüne Smoothies sind leicht herzustellen, und die Zubereitungsgefäße sind rasch gereinigt. Im Gegensatz dazu ist das Entsaften von Grüngemüse zeitraubend, teuer und mit einer Menge Schmutzarbeit verbunden. Deshalb hören viele Menschen sehr bald wieder damit auf, regelmäßig grüne Säfte zu genießen. Um eine Kanne Smoothie herzustellen, braucht man – inklusive Abspülen – weniger als fünf Minuten.

7. Grüne Smoothies werden von Kindern jeden Alters einschließlich Babys von sechs Monaten aufwärts geschätzt. Natürlich müssen Sie gewissenhaft vorgehen und dürfen die Smoothie-Menge nur allmählich erhöhen, damit sich der Körper des Säuglings oder Kindes an die hohe Nährstoffzufuhr in Flüssigform gewöhnen kann.

8. Wenn Sie Ihre Grünkost in Form von grünen Smoothies zu sich nehmen, reduzieren Sie die Aufnahme von Ölen und Salzen bei Ihrer Ernährung außerordentlich.

9. Der regelmäßige Konsum grüner Smoothies ist eine gute Methode, regelmäßig Grünkost zu verzehren. Nachdem sie ein paar Wochen lang grüne Smoothies getrunken haben, entwickeln die meisten Leute ein regelrechtes Verlangen danach und genießen es, noch mehr Grünkost zu sich zu nehmen. Die Aufnahme von ausreichend

Grünkost ist bei vielen Menschen ein Problem, vor allem bei Kindern.

10. Frisch verzehrt ist zwar am besten, doch grüne Smoothies sind bei kühlen Temperaturen bis zu drei Tagen haltbar, was am Arbeitsplatz oder auf Reisen sehr praktisch sein kann.

Einige Rezepte für grüne Smoothies finden Sie in Teil 4 dieses Buches. Fangen Sie an, grüne Smoothies zu trinken, und entdecken Sie die Freuden und Vorzüge dieser köstlichen und nahrhaften Ergänzung Ihres Speiseplans. Viele weitere erstaunliche Fakten über grüne Smoothies finden Sie in meinem anderen Buch *Green for Life* (siehe Bibliographie).

Kapitel 4

Ungekochtes aus wissenschaftlicher Sicht

Alle Wahrheiten sind leicht zu verstehen, wenn man sie erst einmal entdeckt hat; das Problem besteht darin, sie zu entdecken.

Galileo Galilei

Igor und ich unterhalten uns oft über die unbestreitbaren Vorzüge eines Rohkost-Speiseplans und fragen uns, weshalb Rohkost sich nicht weltweit größerer Beliebtheit erfreut. Da wir unzählige Stunden in Krankenhäusern verbracht haben, ist uns klar, wie viele andere Menschen an ganz ähnlichen Krankheiten leiden wie wir. Wir möchten unsere Erfahrungen an sie weitergeben.

Als professionelle Pädagogin und jemand, der für alle, die gesundheitliche Probleme haben, tiefes Mitgefühl empfindet, begann ich Kurse zu geben und die Erfahrungen meiner Familie mit Rohkost an andere weiterzugeben. Viele Menschen zeigten Interesse und probierten diese Ernährungsmethode selbst aus. Einige meiner Kursteilnehmer jedoch hakten nach und wollten mehr wissen, da ihnen ein Mangel an wissenschaftlichen Beweisen für die Rohkost-Theorie auffiel.

Ich las sämtliche Bücher über diese Ernährungsweise, die ich finden konnte, besuchte die meisten Rohkostzentren Nordamerikas, und ich besuchte Kurse über Rohkost und lebendige Nahrung, wann immer ich die Möglichkeit fand. Für die Kurse, die ich anbot, brauchte ich ganz dringend so viele wissenschaftliche Informationen wie möglich. In den 90er Jahren gab es allerdings nur wenige wissenschaftliche Informationen über die Vorzüge von Rohkost. Das Verfügbare bestand größtenteils aus persönlichen und anekdotenhaften Einzelberichten. Bei meinen Vorträgen ging es mir darum, die Theorie zu erklären, die der Rohkosternährung zugrunde liegt, wobei ich mich logischer, rationaler und positiver Beispiele bedienen wollte. Da ich wußte, daß Millionen von Menschen an denselben Krankheiten leiden wie einst meine Familie und ich, fühlte ich mich höchst motiviert, andere über die Vorzüge von Rohkost aufzuklären. Ich versuchte, mein Publikum dazu zu ermutigen, es wenigstens für kurze Zeit mit Rohkost zu versuchen, um sich selbst von deren Vorzügen überzeugen zu können. Manch einen stellte diese Methode zufrieden, viele andere brauchten darüber hinaus wissenschaftliche Beweise, um sich überzeugen zu lassen.

Heute geht die weltweite wissenschaftliche Forschung, die sich für die Vorzüge von Rohkost einsetzt, von zwei Ansätzen aus. Der erste ist die Entdeckung einer Vielzahl wertvoller Nährstoffe, die nur in frischem Obst, Gemüse, Grünkost, Nüssen und Samen vorkommen. Die zweite wissenschaftliche Forschungsrichtung auf diesem Gebiet beschäftigt sich mit den negativen Auswirkungen einer Wärmebehandlung von Speisen.

Mir gefällt vor allem die Entdeckung „neuer" wertvoller Elemente in frischen Erzeugnissen. Ein Beispiel dafür ist Falcarinol, das in rohen Karotten vorkommt. Im vergangenen Jahrzehnt haben Wissenschaftler festgestellt, daß der Verzehr von frischen Karotten gewisse Krebsarten in ihrer Intensität zu mildern scheint. Dennoch kam es im Laufe verschiedener Studien, bei denen Ärzte ihren Krebspatienten Vitamin A oder Karotin verabreichten, zu keinerlei wesentlichen Besserungen. Erst im Jahre 2003 isolierten dänische Wissenschaftler das Falcarinol in rohen Karotten. Sie fanden heraus, daß selbst ein sanftes Erhitzen von Karotten (wie z. B. beim Blanchieren) den Falcarinol-Anteil um die Hälfte reduzierte.[1]

Ein weiterer wichtiger Nährstoff – das Resveratrol – verspricht unser Leben zu verlängern sowie altersbedingten Krankheiten vorzubeugen oder sie zu heilen. Resveratrol kommt in Weintrauben, Traubenblättern, Rotwein und Olivenöl sowie in anderen Gemüsesorten vor. Forscher haben entdeckt, daß Resveratrol-Moleküle eine Familie von Enzymen aktivieren, die sich auf die Lebensdauer verschiedener lebender Organismen, einschließlich des Menschen, auswirken.

Ein weiteres Beispiel für Nährstoffe, die der menschlichen Gesundheit zuträglich sind, sind die Phytochemikalien (auch sekundäre Pflanzenstoffe oder Phytonutrienten genannt). Sie unterstützen die Aufgaben des Immunsystems, nehmen den direkten Kampf gegen schädliche Bakterien und Viren auf, wirken entzündungshemmend und spielen eine Rolle bei der Behandlung und Vorbeugung von Krebs, Herz-Kreislauf-Erkrankungen und allen anderen Leiden, die Gesundheit und Wohlbefinden des Menschen beeinträchtigen. Schätzungen zufolge wurden bislang mindestens fünftausend Phytochemikalien entdeckt, doch eine große Menge ist noch immer unbekannt. Viele Phytochemikalien verleihen Früchten und Gemüse ihre leuchtende Farbe. Lutein zum Beispiel gibt dem Getreide seinen goldenen Ton, Lykopen färbt die Tomaten rot, Karotin macht die Karotten orange, Anthocyane sorgen für die dunkle Farbe von Blaubeeren und so weiter. Epidemiologische Studien liefern ausreichend Beweise dafür, daß die Phytochemikalien in frischem Obst und Gemüse das Krebsrisiko deutlich reduzieren können.[2]

Diese neuen Erkenntnisse belegen ganz deutlich die Überlegenheit einer veganen Rohkosternährung. In medizinischen Fachzeitschriften und im Internet finden sich mittlerweile zahlreiche wissenschaftliche Artikel, in denen nachgewiesen wird, wie gefährlich gekochte Speisen sind, vor allem wenn es sich um Produkte handelt, die bei hohen Temperaturen gekocht wurden. Die folgenden Aussagen wurden verschiedenen wissenschaftlichen Studien anerkannter Universitäten entnommen. (Hervorhebungen von mir.)

„Die grundlegende Erforschung der Inhaltsstoffe **gekochter und verarbeiteter Fleisch- und Fischprodukte** liefert zahlreiche Beweise dafür ..., daß es sich bei heterozyklischen Aminen (HCA) und polyzyklischen aromatischen Hydrokarbonen (PAH) um **mutagene (genverändernde) und karzinogene (krebserregende) Stoffe** handelt."[3]

„Acrylamid entsteht beim **Erhitzen stärkereicher Speisen** mit hohen Temperaturen, während in ungekochter Nahrung keinerlei Acrylamidgehalt feststellbar ist. Acrylamid ist ein „Human-Karzinogen" ... Untersuchungen haben gezeigt, daß **Acrylamid in einer alarmierend hohen Zahl von Speisen enthalten ist, auch in vielen, die als Grundnahrungsmittel gelten** – wie etwa Kartoffelchips, Taco Shells, Pommes Frites, gebackenen Kartoffeln, Softbrötchen, Brot und Frühstücksflocken. Das in unserer Nahrung enthaltene Acrylamid ist ein globales Problem, das internationales Handeln erfordert."[4]

„Aus neun von elf Studien über rohes und gekochtes Gemüse ergab sich ein statistisch signifikantes **Umkehrverhältnis zwischen [verschiedenen] Krebsarten und dem Genuß von rohem Gemüse** ... Zu den möglichen Mechanismen, durch die Kochen sich auf den Zusammenhang zwischen Gemüse und Krebsrisiko auswirkt, zählen z.B. Veränderungen in der Verfügbarkeit gewisser Nährstoffe, die Zerstörung von Verdauungsenzymen sowie Veränderungen in Struktur und Verdaubarkeit von Nahrung."[5]

„**Wenn man Fette erhitzt**, führt dies zu meßbaren Veränderungen ihrer chemischen und physikalischen Eigenschaften. Zum Einsatz von Hitze kommt es beim Verarbeiten von Nahrung für die Lebensmittelindustrie, etwa bei der Härtung von Ölen oder beim Braten zwecks Nahrungszubereitung. Die Verabreichung von ... Konzentraten aus thermooxidierten Fetten führte bei Labortieren zu **Zellschädigungen im Herzen, in der Leber und den Nieren**."[6]

„Das **Kochen von Speisen** bei hohen Temperaturen über einen längeren Zeitraum führt zur Entstehung heterozyklischer Amine und anderer Mutagene. Diese dem Fleisch entstammenden mutagenen Verbindungen stehen im Verdacht, **das Darmkrebsrisiko zu erhöhen**. Konsum von Mutagenen aus Fleisch, das bei hohen Temperaturen gekocht wurde, könnte ein hohes Risiko bedeuten, an einem distalen Dickdarmadenom zu erkranken."[7]

„Der Überblick über die wissenschaftliche Literatur, die sich mit einem Zusammenhang zwischen Obst-/Gemüseverzehr und Krebsrisiko beschäftigt, faßt die Ergebnisse von 206 an Menschen sowie 22 an Tieren durchgeführten epidemiologischen Studien zusammen. Die Beweise für die schützende Wirkung, die von einem erhöhten Obst- und Gemüsekonsum ausgeht, beziehen sich auf Krebserkrankungen des Magens, der Speiseröhre, der Lunge, der Mund- und Rachenhöhle, der Gebärmutterschleimhaut, der Bauchspeicheldrüse und des Dickdarms. Die Art von Obst und Gemüse, die am häufigsten **vor Krebs zu schützen scheint, ist rohes Gemüse**. ... Auch auf die in Obst und Gemüse enthaltenen krebsvorbeugenden Substanzen und ihre Mechanismen wird kurz eingegangen. Dazu gehören Dithiolthione, Isothyocianate, Indol-3-Carbinol, Allium-Verbindungen, Isoflavone, Proteasehemmer, Saponine, Phytosterole, Inositolhexaphosphate, Vitamin C, D-Limonene, Lutein, Folsäure, Beta-Carotin, Lycopen, Selen, Vitamin E, Flavonoide und diätetische Ballaststoffe. Der gegenwärtige Pro-Kopf-Verbrauch an Obst und Gemüse in den USA von etwa 3,4 Portionen pro Tag wird ebenso angesprochen wie die positiven Auswirkungen eines häufigeren Verzehrs von Obst und Gemüse auf Herz-Kreislauf-Erkrankungen, Diabetes, Schlaganfall, Fettleibigkeit, Divertikulose und grauen Star. **Ernährungswissenschaftlern wird vorgeschlagen, ratsuchenden Personen einen erhöhten Konsum von Obst und Gemüse zu empfehlen.**"[8]

„Ernährungsumfragen unter US-Einwohnern zeigen, daß **weniger als 12 Prozent der amerikanischen Kinder und Erwachsenen die empfohlene Menge [Vitamin C] zu sich nehmen. Die Ernährung scheint bei der Entstehung der obstruktiven Lungenerkrankung ... sowie Asthma ... ein wichtiger Cofaktor zu sein.** Die [neuere] Forschung sollte ihr Hauptaugenmerk auf die ebenso dringliche Frage nach der richtigen Vorgehensweise richten – nämlich **der Entwicklung effektiver Methoden, um andere davon zu überzeugen, ihren täglichen Konsum von frischem Obst und Gemüse zu erhöhen.**"[9]

„Eine Gruppe von Wissenschaftlern führte im Rahmen des *Chicago Health and Aging Project* eine prospektive Kohortenstudie an 3.718 Teilnehmern im Alter von über 65 Jahren durch. In Bezug auf deren Geistesschärfe stellte sich heraus, daß **ältere Menschen, die mehr als zwei Portionen Gemüse täglich zu sich nahmen, zum Ende der sechsjährigen Studie hin fünf Jahre jünger erschienen** als andere, die wenig oder gar kein Gemüse aßen. Am förderlichsten schien grünes Blattgemüse wie Spinat, Grünkohl oder Blattkohl zu sein."[10]

Neben Acrylamid, HCAs, PAHs sowie anderen Mutagenen und Krebserregern entdeckten Wissenschaftler in der herkömmlichen Nahrung noch eine weitere große Gruppe extrem schädlicher Substanzen, die beim Erhitzen entstehen. Beim Kochvorgang bindet sich Glucose an die Eiweißkörper, wobei außergewöhnlich dichte (glykierte) Komplexe entstehen. Man nennt sie *Advanced Glycoxidation End Products.** Diese Vorgänge kennt man auch unter dem Begriff Maillard-Reaktionen. AGEs zeigen eine pathologische Struktur, in der verschiedene Zuckerarten und Aminosäuren eine starke und **irreversible Verbindung** mit-

---

* AGEs = die Endprodukte einer fortschreitenden Glykoxidation; Anm. d. Übers.

einander eingehen. Es wurde behauptet, kein anderes Molekül habe eine so wandlungsfähige Struktur und potentiell giftige Wirkung auf Proteine wie diese AGEs. Neuere Studien am Menschen bestätigen, daß etwa 10 Prozent der mit der Nahrung aufgenommenen AGEs vom Körper absorbiert werden.[11]

AGEs führen zu Crosslink-Reaktionen in Blutgefäßen, im Herzmuskel sowie in der Augenlinse und schädigen somit zunehmend die Elastizität des Gewebes. Sämtliche Muskeln im Körper werden steifer, auch diejenigen des Herzens. Bei der Bildung von AGEs und AGE-Crosslinks handelt es sich um nicht-enzymatische Vorgänge, die durch Enzyme, die in der Lage sind, andere Proteinverbindungen aufzulösen, *nicht aufgehoben* werden können. Die AGE-Moleküle zerstören normale Proteinstrukturen, hemmen die physiologische Funktion von Proteinen und führen zu Schädigungen, die irreversible Gesundheitsstörungen in lebenswichtigen Organen zur Folge haben. AGEs führen zu Entzündungen, vor allem bei Patienten, die an Diabetes, neurodegenerativen Erkrankungen, Herz-Kreislauf-Erkrankungen und Nierenversagen leiden.[12]

Zu den altersbedingten Herz-Kreislauf-Störungen, die in Zusammenhang mit AGEs stehen, gehören Arteriosklerose, Bluthochdruck, Schlaganfall, Herzversagen sowie verminderte Dehn- und Belastbarkeit der Sehnen und Bänder. Bei Diabetes-Patienten ist der Anteil der im Körper produzierten AGEs stark erhöht, was auf den hohen Glucosespiegel im Blut zurückzuführen ist. Daher treten Arteriosklerose, Bluthochdruck, Schlaganfall und Herzversagen bei Diabetes häufig als Komplikationen auf. Tatsächlich wurde schon behauptet, Diabetes sei eine Form beschleunigten Alterns.[13]

Es überrascht vielleicht zu erfahren, daß die meisten von uns täglich AGEs zu sehen bekommen. AGEs sind verantwortlich für Farbe, Aroma und Konsistenz von Kochwaren; sie verfestigen und verfärben die Nahrung – so wird zum Beispiel ein gebratener Truthahn goldbraun oder eine getoastete Scheibe Brot dunkelbraun. Bei manchen Personen kann man AGEs als bräunlichgelbe Pigmente in den Augenlinsen wahrnehmen. Augrund einer Ansammlung von AGEs nimmt das in menschlichen Augenlinsen enthaltene Kristallin im Laufe der Zeit eine bräunlichgelbe Farbe an.[14] Bei einer beträchtlichen Ansammlung von AGEs kommt es zur Bildung von Altersflecken – jenen braunen Flecken, die vor allem in Hautregionen auftreten, die der Sonne ausgesetzt sind und mit Alterungserscheinungen in Verbindung gebracht werden.[15]

Es gibt einen direkten Zusammenhang zwischen der Aufnahme von AGEs über die Nahrung und einem beschleunigten Alterungsprozeß. Je mehr AGEs wir aus unserer Nahrung in uns aufnehmen, um so mehr Schaden fügen wir unserer biologischen Gesundheit zu. Die Abteilung für Experimentelle Diabetes- und Alterungsforschung an der Mount-Sinai-Medizinschule in New York testete 250 Speisen auf ihren AGE-Gehalt. Der Anteil an AGEs in sämtlichen Speisekategorien war abhängig von Kochtemperatur, Kochzeit und dem Vorhandensein von Feuchtigkeit. Beim Grillen und Braten war der Anstieg des AGE-Spiegels am höchsten, beim Kochen am niedrigsten. Wie aus Tabelle 1 ersichtlich wird, ist der Gehalt an AGEs in frischen Nahrungsmitteln meist sehr gering. Bei hohen Temperaturen entstehen gewaltige Mengen von AGEs.

Die Ergebnisse dieser Studie zeigen, daß gekochte Speisen bei unserer Ernährung eine wesentliche AGE-Quelle darstellen können, wodurch sie zu einem chronischen Risikofaktor für Herz-Kreislaufprobleme, Nierenschäden und weitere Krankheiten werden.[16] Die Original-Forschungsunterlagen sind umfangreich und führen die Eigenschaften von 250 verschiedenen Speisen auf, die auf unterschiedliche Weise erhitzt wurden. Um ein paar Beispiele für interessante Daten liefern zu können, habe ich in der folgenden Tabelle aus jeder Kategorie einige Speisen ausgewählt:

Tabelle 1   Gehalt an AGEs
(Advanced Glycoxidation End Products) in ausgewählten Speisen

Name der Speise	Portion (g/ml) (g/ml)	AGE/Portion (kU/pro Portion)
Apfel, roh	100	13
Apfel, gebacken	100	45
Banane	100	9
Buttermelone	100	20
Tomate, roh	100	23
Orangensaft, frischgepreßt	250	1
Orangensaft (Tetrapak)	250	14
Avocado	30	473
Butter	5	1.324

Name der Speise	Portion (g/ml) (g/ml)	AGE/Portion (kU/pro Portion)
Frischkäse, Philadelphia	30	3.265
Erdnußbutter, fein	30	2.255
Mayonnaise	5	470
Wiener Würstchen (7 Minuten gebrüht)	90	6.736
Wiener Würstchen (5 Minuten gebraten)	90	10.243
Hähnchenbrust, ohne Haut, roh	90	692
Hähnchenbrust, ohne Haut, 1 Stunde gekocht	90	1.011
Hähnchenbrust, ohne Haut, 8 Minuten gebraten	90	6.651
Forelle, roh	90	705
Forelle, 25 Min. gebacken	90	1.924
Käse, Parmesan, gerieben	15	2.535
Tofu, roh	90	709
Tofu, gedünstet	90	3.447
Weizencreme, tafelfertig	175	189
Nudeln, 8. Min. gekocht	100	112
Nudeln, 12 Min. gekocht	100	245
Makkaroni und Käse, gebacken	100	4.070
Kartoffeln, 25 Min. gekocht	100	17
Pommes Frites, selbstgemacht	100	694
Pommes Frites, Fast Food	100	1.522
Lay's Kartoffelchips	30	865
Keks mit Schokostückchen	30	505
Hafermehl-Rosinen-Keks	30	411
Club and Cheddar Sandwich Cracker	30	549
Kakaopulver, 1 Päckchen	250	656
Vollmilch	250	12
fettfreie Milch	250	1
fettfreie Milch, 1 Minute in der Mikrowelle	250	5
fettfreie Milch, 2 Minuten in der Mikrowelle	250	19
fettfreie Milch, 3 Minuten in der Mikrowelle	250	86
Babyersatzmilch	30	146
Muttermilch, frisch	30	2
Pizza, dünner Boden	100	6.825
Sandwich, mit Käse überbacken	100	4.333

Diese wertvolle Studie belegt die zerstörerische Wirkung des Kochens, besonders bei hohen Temperaturen. Sie zeigt auch, wie die Zerstörung mit jeder weiteren Minute Erhitzung auf drastische Weise fortschreitet. Das Kochen bei hohen Temperaturen fügt unserer Nahrung eine erhebliche Menge AGEs hinzu – schädliche Substanzen, die den Alterungsprozeß beschleunigen und uns krank machen können.

Die Wissenschaftler, die sich mit AGEs beschäftigen, behaupten in ihren Forschungsarbeiten, die Bildung von AGEs und AGE-Crosslinks sei normalerweise irreversibel. Aufgrund eigener Erfahrungen und Beobachtungen glaube ich jedoch, daß AGEs und ihre Crosslinks – zumindest teilweise – zurückgebildet werden können, indem man den Anteil an frischem Obst und Gemüse auf dem Speiseplan erhöht und gleichzeitig den Konsum von Fetten reduziert. Ich habe Menschen kennengelernt, die mir nachweisen konnten, daß sich die Zahl ihrer Altersflecken nach einigen Monaten, in denen sie sich hauptsächlich von Rohkost ernährten, erheblich verringert hatte. Eine andere Studie wiederum zeigte, daß eine Reduzierung von Kochzeit und Kochtemperatur die Menge an zirkulierenden AGEs in gekochter Nahrung deutlich verringerte und sich bei Patienten, die sich davon ernährten, das Fortschreiten von Krankheiten wie Arteriosklerose, Diabetes und Nierenversagen erheblich verlangsamte.[17]

Ich kann mir denken, daß all jene äußerst negativen Fakten über das Kochen viele meiner Leser überraschen, wenn nicht sogar schockieren werden. Im Ernst, wie kann ein so weithin akzeptiertes Verfahren wie das Kochen von Speisen schädlich sein? Was genau spielt sich in unserer Nahrung ab, wenn wir sie sieden, dämpfen, braten oder rösten?

Es ist wichtig zu verstehen, daß es – egal, ob wir eine Apfeltorte backen oder einfach nur ein Ei ein paar Minuten lang kochen – beim Prozeß der Nahrungszubereitung zu *einer Hitzebehandlung der Speisen* kommt. Aus dem Chemieunterricht wissen wir, daß es bei einer Hitzeeinwirkung auf Materie zu *endothermen chemischen Reaktionen* kommt. Alle chemischen Reaktionen gehen mit einem Auf- oder Abbau von Atomverbindungen einher. Das bedeutet, daß den in der Nahrung enthaltenen Molekülen beim Kochvorgang Atome entweder hinzugefügt oder entzogen werden, wodurch sie sich zu völlig anderen Molekülen umbilden. Frische Süßkartoffeln etwa sind ebenso reich an Vitamin A, C, E, K und B_6 wie an Kalzium, Phosphor, Natrium, Magnesium, Proteinen und Kohlenhydraten.

Diese Baustoffe sind für den menschlichen Körper äußerst nützlich. Wie wirkt sich nun Kochen auf den Nährstoffgehalt von Süßkartoffeln aus? Laut Dr. Gabriel Cousens[18] macht Kochen 50 Prozent des Eiweißes für uns unverfügbar; es zerstört 60 bis 70 Prozent der Vitamine und reduziert auch andere gesunde Baustoffe auf drastische Weise. An die Stelle der zerstörten Nährstoffe treten höchstwahrscheinlich Acrylamide, AGEs und weitere Substanzen, die zu einer breiten Palette an degenerativen Erkrankungen führen.

Wissenschaftler auf der ganzen Welt zeigen sich alarmiert von den neuesten Erkenntnissen zum Thema Kochen. Im Jahre 2003 regte Professor Vincenzo Fogliano aus Italien den Beginn europaweiter Forschungen über die Auswirkungen des Kochens auf die menschliche Gesundheit an. 27 europäische Länder unterzeichneten das Memorandum „Thermally Processed Foods: Possible Health Implications" (Wärmebehandelte Speisen und ihre möglichen Auswirkungen auf die Gesundheit).[19] Die beteiligten Länder spendeten der Stiftung 30 Millionen Euro für diese Forschungsarbeiten, die nun an zahlreichen europäischen Universitäten gleichzeitig durchgeführt werden.

Kapitel 5

Was ist Leben?

Wo Liebe ist, da ist auch Leben.

Mahatma Gandhi

Welches sind die wichtigsten Inhaltsstoffe in der Nahrung? Ist es Eiweiß oder Fett? Sind es Kohlenhydrate, Vitamine oder Mineralien? Jede dieser Komponenten ist unverzichtbar, doch das wichtigste Element in der menschlichen Nahrung ist, wie ich meine, das *Leben*. Bringen wir mehr Leben in unsere Nahrung, wenn wir sie kochen? Leider ist das Gegenteil der Fall: Durch Kochen zerstören wir unwiederbringlich das Leben in unseren Speisen.

Um dies zu verdeutlichen, vergleichen wir zwei Mandelkerne. Der eine ist roh, der andere wurde geröstet. Für unser Auge sehen beide gleich aus, und viele Ernährungswissenschaftler behaupten auch, beide hätten den gleichen Nährwert. Vergraben wir die beiden Mandeln nun einmal in guter, fruchtbarer Erde und warten dann ab. Die geröstete Mandel verfault recht bald, die rohe nicht. Dem kleinen klugen rohen Kern gelingt es, bis zum nächsten Frühling unversehrt zu bleiben. Wenn erst das Schneeschmelzwasser die Hemmstoffe freigibt, wächst die Mandel zu einem wunderschönen Baum heran, der jedes Jahr tausend weitere Mandeln hervorbringt. Aus der gerösteten Mandel kann nichts mehr sprießen.

Offensichtlich besteht ein großer Unterschied zwischen einer rohen und einer gerösteten Mandel. Dieser Unterschied ist so bedeutsam wie der zwischen *Leben* und *Tod*. Stellen Sie sich vor, Sie benötigen irgendwo in Ihrem Körper einen bestimmten Nährstoff. Wäre es Ihnen lieber, wenn dieser Nährstoff von einer Mandel stammt, die kein Leben in sich trägt, oder von der anderen, in der jede Zelle voller Leben ist?

Jeder von uns ist lebendig. Wir glauben, wir wüßten ziemlich viel über das Leben. Aber wissen wir denn genau, *was Leben eigentlich ist*? Diese Frage ist mehr als kompliziert. Tatsächlich läßt sie sich überhaupt nicht beantworten. Bis heute hat man nämlich keine allgemeingültige Definition von „Leben" gefunden. Die meisten Forscher akzeptieren einfach, daß Leben „den charakteristischen Zustand von Organismen bedeutet, die folgende Eigenschaften gemeinsam haben:

* Sie sind aus Zellen aufgebaut.
* Sie bestehen aus komplexen Verbindungen von Kohlenstoff und Wasserstoff.
* Sie verfügen über einen Stoffwechsel.
* Sie haben die Fähigkeit zu wachsen.
* Sie reagieren auf Reize.
* Sie pflanzen sich fort.
* Sie passen sich aufgrund natürlicher Selektion der Umwelt an.

Ein Gebilde, das die genannten Eigenschaften aufweist, wird als lebendig bezeichnet."[1]

Ich gehe davon aus, daß diese Definition aus wissenschaftlicher Sichtweise korrekt ist. Für mich jedoch ist ein Lebewesen etwas sehr viel Aufregenderes als ein bloßes Gebilde, das auf Reize reagiert und die Fähigkeit hat zu wachsen. Hier meine persönliche Auffassung von der Bedeutung des Wortes „Leben":

Woher weiß ich, daß ich lebe? Nicht daher, daß ich mich bewege, denn Autos bewegen sich auch, obwohl sie nicht leben, nicht weil ich atme, denn ein Staubsauger „atmet" auch, nicht weil ich lächle – Spielzeuge, die lächeln, gibt es in jedem Spielwarengeschäft. Ich glaube vielmehr, die Frage „Was ist Leben?" ist eine mystische Frage, und ich glaube, Leben läßt sich nicht mit Hilfe wissenschaftlicher Methoden messen.

Ich spüre meine eigene Lebendigkeit durch die Gefühle, die aus mir kommen. Ich spüre meine eigene Gegenwart in meinem Körper. Ich spüre, daß ich das Leben in meinem Körper bin. Ich sorge mich um dieses Leben selbst wohl mehr als um meinen Körper, denn wenn mein Leben zu Ende ist, werde ich mich nicht mehr allzu sehr um meinen Körper sorgen. Ich wertschätze meinen Körper nur, solange mein Leben in ihm ist.

Die zweite „einfache" Frage lautet: „*Wo* in meinem Körper ist das Leben?" Ist es nur in meinem Kopf oder in meinem Herzen, in meinen Fingern, in den Körperteilen, die sich bewegen? Ich spüre, daß überall in meinem Körper Leben ist, in jeder meiner winzigen 75 Billionen Zellen.

Ich bemerke, wie Leben aus den Augen eines Menschen hervorstrahlt. Man sagt, die Augen seien die „Fenster der Seele". Warum verspüren wir eine Art Unbehagen, wenn wir einer anderen Person in die Augen schauen? Einer Puppe kann ich in die Augen blicken, ohne dabei irgendeine Art von Unbehagen zu verspüren. Sehe ich aber einem Menschen in die Augen, verspüre ich tatsächlich eine Empfindung, die zuweilen dramatisch sein kann. Ich weiß, daß ich mit meinen Augen vieles erspüren kann. Zum Beispiel kann ich schon aus weiter Entfernung, die etwa der Abmessung eines Fußballplatzes entspricht, erkennen, ob eine Person mich ansieht oder nicht. Tausendmal habe ich mich gefragt, wieso ich das kann. Die Pupillen des menschlichen Auges sind etwa so winzig wie die Buchstaben in einem Buch. Obwohl es mir nicht gelingt, ein Buch zu lesen, das sich auf der gegenüberliegenden Seite eines Fußballplatzes befindet, kann ich genau sagen, ob meine Freundin mich ansieht, weil ich die Verbindung spüren kann, die mittels unserer Augen zu dieser Person existiert. Das Bewußtsein dieser großartigen Kraft in mir, die sich „Leben" nennt, erfüllt mich mit Freude und Dankbarkeit.

Leben ist in jeder einzelnen Zelle des Körpers und vielleicht sogar noch um den Körper herum. Einmal nahmen mein Mann und ich an einer Gesundheitsmesse in Kanada teil. Kurz nach unserer Ankunft entdeckten wir den „Advanced Photography"-Stand, wo man mit einer Spezialkamera Fotos vom elektromagnetischen Feld des gesamten Körpers machen lassen konnte. Igor und ich ließen solche Bilder von uns machen. Wir staunten, daß unsere Energiefelder auf diesen Bildern viel größer erschienen als unsere physischen Körper – sie ähnelten ovalen Wolken. Nachdem wir zwei Tage lang auf dieser Messe hart gearbeitet hatten, ließen wir bei demselben Fotografen nochmals Bilder von uns machen. Diesmal waren wir enttäuscht, da unsere Energiewolken viel kleiner aussahen und nicht gleichmäßig geformt waren. Aus diesem Erlebnis schloß ich, daß sich unsere Lebensenergie in ständigem Wandel befindet, abhängig von unseren Handlungen und Lebensumständen.

Aus dem Biologieunterricht wissen wir, daß es im Inneren von Pflanzenzellen kleine Organellen namens „Mitochondrien" gibt, die Kohlenhydrat- und Zuckermoleküle spalten, um daraus Energie zu gewinnen. Diese Organellen sind lebendig und ständig aktiv, allerdings nur solange die Pflanze lebt, jedoch nicht mehr, nachdem sie gekocht wurde. Deshalb ist der Verzehr von Nahrung, die Leben in sich birgt, für den Menschen von größtem Nutzen. Viele Leute haben mir berichtet, die erste Veränderung, die ihnen auffiel, nachdem sie keine gekochten Speisen mehr zu sich nahmen, sei ein drastischer Anstieg ihres Energiepegels gewesen.

Tiere in der Wildnis bevorzugen ganz intuitiv die frischere und lebendigere Nahrung. Vor die Wahl gestellt, entscheiden sich Ziegen, Hasen und Pferde stets für grünes Gras statt für Heu. In der Natur finden wir zahlreiche Beispiele für Lebewesen, die nur von lebendiger Nahrung leben. Eine auf Maui lebende Raupe zum Beispiel ernährt sich ausschließlich von lebenden Schnecken. Die meisten Spinnen verzehren nur lebende Fliegen und Käfer und würden niemals tote Insekten fressen. Falls Sie je eine Eidechse als Haustier gehalten haben, wissen Sie, daß diese Tiere lieber vor Hunger sterben, als einen toten Käfer zu fressen, auch wenn er gerade erst gefangen wurde. Ein Gepard frißt nur frisches Fleisch, und davon nur so viel, bis sein Hunger gestillt ist.

Natürlich gibt es auch Tiere wie Geier, Fliegen oder andere Aasfresser, die verfaulte Nahrung fressen, auch totes Fleisch. Doch nicht einmal solche Tiere kochen ihre Nahrung. Auch sie beziehen Leben aus ihren Mahlzeiten, wenn auch auf andere Weise – nämlich in Form von Mikroorganismen. Ihre Körper sind daran gewöhnt, verwesendes Fleisch zu verdauen. Solche Lebewesen verfügen in der Regel über eine besondere oder sogar außergewöhnlich hohe Konzentration an Magensäure, die in der Lage ist, krankheitserregende Bakterien abzutöten.

Wildtiere, die ihre natürliche Nahrung fressen, neigen nur selten zu Degenerationskrankheiten. Andererseits kann man bei Haustieren fast schon davon ausgehen, daß sie an Krebs, Diabetes, Arthritis und sonstigen Leiden erkranken, die typischerweise auch bei Menschen verbreitet sind, die sich nach amerikanischem Standard ernähren. Immer mehr Tierärzte behaupten, daß verarbeitete Tiernahrung heutzutage die Hauptursache für Krankheiten und einen vorzeitigen Tod bei Hunden und Katzen ist. Im Dezember 1995 veröffentlichte das *British Journal of*

Small Animal Practice einen Beitrag, in dem darauf hingewiesen wurde, daß verarbeitete Tiernahrung das Immunsystem schwäche und zu einer Schädigung von Leber, Nieren, Herz und anderen Organen führe. Diese ursprünglich von Dr. Tom Lonsdale geleitete Untersuchung wurde von der Vereinigung australischer Tierärzte wiederholt und erwies sich als stichhaltig.[2]

Dr. György Kolláth vom Karolinska Hospital in Stockholm führte ebenfalls eine Studie mit Tieren durch. Gab man Jungtieren gekochte und verarbeitete Nahrung, so machten sie zunächst einen gesunden Eindruck. Nachdem die Tiere jedoch das Erwachsenenalter erreicht hatten, alterten sie schneller als normal und wiesen Symptome chronischer Degenerationskrankheiten auf. Die Mitglieder einer mit Rohkost ernährten Gruppe von Tieren alterten nicht so schnell und entwickelten auch keine Degenerationskrankheiten. In der Natur können wir sehen, daß wilde Tiere, die sich ausschließlich von enzymreicher Rohkost ernähren, frei von solchen Degenerationskrankheiten sind, die den Menschen befallen.[3]

Ich glaube, es ist an der Zeit, daß wir endlich begreifen, welches der *wichtigste* Bestandteil unserer Nahrung ist – nämlich das Leben, jene unsichtbare und doch kostbare Eigenschaft – und welche Bedeutung ihm auf dem Gebiet der Gesundheit zukommt.

Kapitel 6

Ihr Körper macht niemals Fehler

Unser physischer Körper verfügt über eine Weisheit, an der es uns als Bewohnern dieses Körpers mangelt. Wir geben ihm Anweisungen, die keinen Sinn ergeben.

Henry Miller

Wäre es nicht schön, wenn Ihr Auto sich jedesmal, wenn es kaputt geht, von selbst reparieren würde? Das klingt wie Phantasterei. Doch genau das ist es, wozu ihr wundervoller Körper in der Lage ist! Wenn Sie sich schneiden, spült das Blut den Schmutz aus der Wunde und verschließt sie. Die Haut wächst hier beschleunigt nach, und innerhalb weniger Tage finden Sie keine Spur einer Verletzung mehr. Wenn Sie Giftstoffe aufnehmen, reagiert Ihr Körper mit Durchfall oder Erbrechen, um die unerwünschten Substanzen schnellstmöglich auszuscheiden. Im Fall einer Verletzung weiß unser Körper sehr genau, wie er sich selbst auf die effektivste Weise wiederherstellen kann.

Jedes Lebewesen ist aufs Überleben eingeschworen, auf maximale Verlängerung des eigenen Lebens. Jeder Organismus tut sein Bestes, um sich zum Zweck des eigenen Überlebens jeder Veränderung seiner Umwelt anzupassen. Dieses Wunder bezeichnet man als „Das universelle Gesetz der lebensnotwendigen Anpassung". Schon seit je her gibt es dieses Gesetz, und es wird auch bis in alle Zukunft so bleiben. Wir finden weitreichende Belege für dieses Gesetzes an jedem Grashalm, der es schafft, Beton aufzubrechen, an jedem Hasen, der die Farbe seines Fells mit den Jahreszeiten wechselt, und an jedem Menschen, der in der anforderungsreichen und ständig sich wandelnden Welt von heute überlebt. Es erstaunt mich immer wieder, in wie vielerlei Hinsicht dieses universelle Gesetz der lebensnotwendigen Anpassung für jeden von uns gilt.

Wenn wir dieses wichtige Gesetz verstehen, brauchen wir nicht mehr zu fürchten, unser Körper könne aus geheimnisvollen Gründen krank werden, und wir müßten an dieser Krankheit sterben. Unser Körper ist dem Überleben verpflichtet, nicht dem Tode. Die mit Krankheit assoziierten Zustände, die unser Körper hervorrufen kann, wie etwa Husten, Niesen, Fieber, Schmerzen und Bluthochdruck, sind in Wahrheit Überlebensbestrebungen des Körpers. Ironischerweise ist es so, daß unser Körper, wenn er sich z.B. nach Tabletteneinnahme wieder erholt hat, nicht wegen, sondern trotz der Medizin gesund geworden ist. Es macht mich traurig, daß selbst viele Gesundheitsexperten diesem schwerwiegenden Mißverständnis unterliegen. Ich würde mich freuen, wenn Wissenschaftler mehr Forschungen darüber anstellen würden, wie man dem Körper dabei hilft, sich selbst zu heilen, anstatt einfach nur die Symptome zu behandeln. Wenn wir Symptome unterdrücken, handeln wir den weisen Bemühungen unseres intelligenten menschlichen Körpers zuwider.

Gemäß dem universellen Gesetz der lebensnotwendigen Anpassung paßt sich unser Körper den Veränderungen in unserer Umwelt an, darunter auch schädlichen Veränderungen wie Luftverschmutzung, Strahlung, Lärm, Mangel an Sonnenlicht usw. Auf ähnliche Weise paßt sich der Körper auch der Einnahme schädlicher Substanzen an. Er entwickelt ein neues Muster, das in Wirklichkeit die beste Möglichkeit darstellt, mit der Situation umzugehen. Dieses Muster kann rasch zur Gewohnheit werden. Das bedeutet aber nicht, daß Ihr superintelligenter Körper sich nach schädlichen Substanzen sehnt, sondern nur, daß er sich den Giftstoffen angepaßt hat. Es erstaunt, ja amüsiert mich geradezu, daß der menschliche Körper trotz der vielen schädlichen Faktoren des modernen Lebens weiter überlebt. Dazu gehören Rauchen, Drogenkonsum und übermäßiger Genuß schädlicher, mit Chemikalien vollgestopfter Speisen. Immer mehr Menschen verbringen einen beträchtlichen Teil ihres Lebens im Haus, ohne frische Luft oder Sonnenlicht, fast bewegungslos und umgeben von starken elektromagnetischen Feldern und Strahlen, und sie atmen alle möglichen Arten von häuslichen Schadstoffen ein. Sie duschen täglich unter fluor- und chlorhaltigem Wasser, stehen unter Dauerstreß, und darüber hinaus nehmen sie zahlreiche kleine Gewohnheiten an, die harmlos wirken mögen, aber in Wirklichkeit zusätzliche Streßfaktoren für den Körper darstellen: Stöckelschuhe tragen, Make-up benutzen,

Schlafen in weichen Betten, dunkle Brillen tragen, Kaffeekonsum, Bonbons lutschen und so weiter. Es dauerte viele Jahre, bis ich darauf kam, daß verschiedene Gewohnheiten, die anzunehmen man mich auf liebevolle Weise überredet hatte, in Wahrheit schädlich sind. Tatsächlich habe ich so viele gemeinhin akzeptierte Gewohnheiten abgelegt, daß ich sie in diesem Buch gar nicht alle aufführen kann, auch aus Furcht, an Glaubwürdigkeit zu verlieren. Dennoch ist es so, daß mein Körper dadurch, daß ich derlei Gewohnheiten aufgab, gesünder und mein Leben heiterer wurde.

Unser Leben ist heutzutage dermaßen durcheinander geraten, daß wir viel Geld für Workshops und Seminare ausgeben, in denen man Dinge lernt, die so einfach sind, daß Tiere ganz selbstverständlich darum wissen. Die beliebtesten Kurse unserer Zeit heißen nicht „Gibt es Leben auf dem Mars?" oder „Wie werde ich Millionär?", sondern es sind Kurse, in denen ganz elementare Verhaltensweisen gelehrt werden: wie man ißt, wie man schläft, wie man richtig joggt und wie man entspannt. Wir sind auf der Suche nach Lehrern, die uns beibringen, wie man gerade steht, wie man richtig sitzt, wie man ohne Brille sieht, wie man sich körperlich betätigt und wie man Gefühle spontan zum Ausdruck bringt. Wir fragen Fachleute um Rat, wie viel Wasser man trinken soll, wie man atmet, oder gar wie man zur Toilette geht. Es gab eine Zeit, da wußten wir solche Dinge ganz von allein. Ich versuche mir vorzustellen, wie ein natürlicher Mensch aussieht, aber es gelingt mir nicht.

Jeder von uns lebt mit Tausenden von Anpassungsmechanismen, denen sich unser Körper unterworfen hat, damit wir überleben können. Jeden dieser Mechanismen bezahlen wir mit qualitativ minderwertiger Gesundheit und geringerer Lebenserwartung. Der Weg zu einer besseren Gesundheit besteht darin, unseren Körper von der Last zu befreien, sich anpassen zu müssen. Jeder noch so kleine Aufwand in Richtung einer natürlicheren Lebensweise führt zu einer positiven Veränderung, zum Beispiel mehr frisches Obst und Gemüse zu essen, nachts bei offenem Fenster zu schlafen, Kleidung aus Naturfaserstoffen zu tragen, reines Wasser zu trinken, Sport zu treiben, regelmäßig Sonnenlicht zu tanken, kein Niesen, Gähnen oder Sich-Dehnen zu unterdrücken und Streß zu reduzieren – all das kann helfen. Dasselbe gilt für das Abschalten von Stromquellen, um sich vor schädlichen elektrischen Feldern zu schützen, reduzierte

Verwendung von Seife und Chemikalien, bevorzugte Wahl biologischer Erzeugnisse beim Einkauf und viele weitere kleine Maßnahmen – etwa die „Bearbeitung" eines Mikrowellengeräts mit dem Hammer.

Allerdings sollte man niemals Neuerungen in seinem Lebensstil nur deshalb vornehmen, weil sie von irgendeinem Experte empfohlen wurden. Man sollte stets darauf achten, wie der Körper auf solche Neuerungen reagiert. Fühlt man sich besser damit, dann kann man daran festhalten. Ich hatte zum Beispiel einst die Angewohnheit, vor dem Schlafengehen immer noch etwas zu essen. Als ich dann versuchte, einfach mal zwei Stunden früher zu essen, wurde mein Schlaf sogleich viel tiefer. Mein Körper signalisierte mir, daß hier eine positive Veränderung stattfand, und so behielt ich die neue Gewohnheit bei. Ich begriff, daß solche kleinen Veränderungen zu erheblich mehr Gesundheit und Freude in meinem Leben führen.

Manchmal paßt sich unser Körper schädlichen Gewohnheiten so stark an, daß es, wenn wir erst mit diesen Gewohnheiten gebrochen oder sie durch andere ersetzt haben, längere Zeit dauert, bis sich der gesundheitliche Nutzen zeigt. So schlief ich früher zum Beispiel immer auf einer weichen Matratze. Dann las ich einen Artikel, in dem stand, wie gesund es sei, auf einer harten Unterlage zu schlafen. Ich versuchte, auf dem Fußboden zu schlafen, doch am nächsten Morgen tat mir der Rücken so weh, daß ich sofort aufgab. Auf einer Wanderung durch die Cascade Mountains viele Jahre später schlief ich einen Monat lang jede Nacht auf dem Erdboden. In der ersten Woche tat mir der Rücken noch weh. Dann wurde mein Schlaf so wonnig wie nie zuvor in meinem Leben. Seitdem schlafe ich auf einer harten Unterlage. Inzwischen bekomme ich Rückenschmerzen von zu weichen Betten.

Ich möchte Sie dazu ermutigen, Ihrer eigenen Intuition, Ihrem eigenen Gefühl und Ihren eigenen Erfahrungen zu folgen. Ich will nicht, daß Sie irgend etwas tun, nur weil Ihnen das jemand rät, der als Experte gilt – das gilt auch für meine Person. Wir alle sind einzigartige Individuen mit unterschiedlichen Körperbedürfnissen. Wir müssen zum Experten für uns selbst werden.

Machen wir ein Experiment. Wenn Sie heute an einen Bio-Obststand gehen und sich eine Frucht aussuchen sollten, welche Frucht wäre das? Birne, Apfel, Orange, Feige, Papaya, Banane, Weintraube, Avocado,

Mango oder Kirsche? Meinen Sie, jeder, der dieses Buch liest, würde die gleiche Frucht wählen? Höchstwahrscheinlich nicht. Wir alle sind Individuen. Ihr Körper weiß, was Sie brauchen. Egal, welche Frucht Sie wählen, sie ist das, was Ihr Körper heute bei Ihnen bestellt. Ihre Aufgabe ist es, Ihrem Organismus das zu geben, was er braucht. Morgen möchten Sie vielleicht die gleiche Frucht oder etwas anderes haben. Lassen Sie sich von Ihrem Körper führen.

Ihr Körper ist immer da, um zu Ihrem Besten zu handeln. Angenommen, Ihnen fällt ein Staubpartikel ins rechte Auge, welches Auge blinzelt dann wohl? Natürlich das rechte. Nicht Ihr linkes Auge wird versehentlich blinzeln, denn Ihr Körper irrt sich nicht. Wir wurden als vollkommene Wesen erschaffen. Wenn wir die Weisheit der Natur unterschätzen und nicht mehr auf die Botschaften unseres Körpers hören, geraten wir in Schwierigkeiten. Wählen wir einmal Fieber als Beispiel. Wenn mein Körper mir Fieber beschert, gehe ich davon aus, daß ich dieses Fieber auch brauche. Forscher sind der Ansicht, Temperaturanstieg sei das Verfahren, das der Körpers zur Bekämpfung von infektionsfördernden Krankheitserregern nutzt. Damit sorgt er dafür, daß der Lebensraum für die Erreger ungemütlich wird. Wie lautet in unserer Kultur die übliche Reaktion auf Fieber? Aspirin. Leiden wir etwa an Aspirinmangel? Warum nehmen wir Aspirin? Aspirin blockiert wichtige Enzymaktivitäten und kann Blutungen des Magen-Darmtraktes hervorrufen[1]. Mit einer solch grausamen Behandlung rechnet unser Körper nicht, doch er kämpft weiter um unser Überleben, egal was wir tun. Wenn wir Aspirin eingenommen haben, zieht der Körper seine Bemühungen sofort vom Heilungsprozeß ab und richtet sie auf die Beseitigung des Aspirins aus dem Organismus, denn der menschliche Körper widmet sich immer als erstes der größeren Bedrohung. Falls wir Aspirin eingenommen haben, ist der Körper dazu genötigt, besonders hart zu arbeiten, und dadurch wird er oft so schwach, daß selbst die Aufrechterhaltung einer normalen Körpertemperatur zur Herausforderung wird.

Noch schlimmer wird das ganze dadurch, daß wir, wenn unsere Energie bereits sehr schwach ist, auf altbewährte Weise versuchen, schwere Speisen wie etwa Hühnersuppe zu uns zu nehmen. Nun verlieren wir normalerweise unseren Appetit, wenn wir krank werden. Die Botschaft unseres Körpers an uns lautet also: „Bitte nicht füttern!" Trotzdem glauben wir, wir müßten essen, „um zu Kräften zu kommen". Ich gab meinen Kindern früher immer Hühnersuppe, wenn sie Fieber hatten. Meistens schafften sie es nicht, diese Speise bei sich zu behalten. Als Reaktion auf das Essen während dieser „Bitte-nicht- füttern-Phase" versucht ein gesunder Organismus, die Nahrung per Erbrechen aus dem Magen abzutransportieren, um so viel Energie wie möglich für die Heilung nutzen zu können. Das Verdauen schwerer Speisen würde Energiequellen, die für die Heilung unverzichtbar sind, in beträchtlichem Maße auszehren. Eine Zusammenarbeit mit dem Körper ist stets der kürzeste Weg zur Gesundung. Statt unser Fieber zu unterdrücken, sollten wir lieber unserem Körper mittels leichterer Nahrung und Ruhe helfen, Energie zu sparen.

Ein weiteres Beispiel für ein nützliches (wenn auch unangenehmes) Symptom ist Durchfall. Nach Auffassung von Gesundheitsforschern[2] ist Durchfall ein Abwehrmechanismus des Körpers, der dazu dient, die Kontaktdauer zwischen Krankheitserregern im Darm bzw. von außen aufgenommenen Giftstoffen und der Darmschleimhaut zu verringern.

Während ich diese Zeilen schreibe, fasziniert mich die Tatsache, daß ich früher regelmäßig Symptome wie Durchfall und Fieber hatte. Doch seit ich einem natürlicheren Lebensstil folge, bin ich seit Jahren nicht mehr krank geworden. Die Einnahme von Medikamenten gegen Fieber, Durchfall und andere Symptome wirkt der Weisheit des Körpers entgegen. Der Körper macht niemals Fehler. Wenn wir gewissenhaft auf unseren Körper hören, sagt er uns alles, was wir wissen müssen, um uns besser zu fühlen.

Ich möchte Ihnen eine Geschichte erzählen, die veranschaulicht, wie ich erstmals auf meinen Körper zu hören begann. Vor einigen Jahren, als meine Familie sich erst seit zwei Monaten von Rohkost ernährte, begannen meine Kinder sich nach bestimmten Obstsorten zu sehnen. Sergei wünschte sich Mangos und Heidelbeeren, und Valya wollte Oliven, Grapefruits und Feigen haben. Wenn ich Sergei eine Mango gab, aß er sie sofort auf und bat sogleich um eine weitere. Also kaufte ich ihm eine ganze Kiste Mangos und dachte, das würde ihm eine Woche lang reichen. Er jedoch leerte die ganze Kiste an einem Tag, mit Schalen und allem. Dann sagte er: „Ich wünschte, es wären noch Mangos da." Genauso war es mit den Heidelbeeren. Ich kaufte ihm einen Ein-Kilo-Beutel Heidelbeeren, und er aß sie alle auf einen Schlag.

Valya mochte Feigen. Sie bat um frische Feigen, getrocknete Feigen, schwarze und grüne Feigen. Sie konnte gar nicht genug Feigen bekommen. Daneben aß sie gerne Oliven und Grapefruits.

In jenem Sommer besuchten wir Dr. Bernard Jensen, einen weltberühmten klinischen Ernährungsspezialisten. Ich fragte Dr. Jensen, welche Speisen Sergei dabei helfen könnten, sich von seiner Diabetes zu erholen. Dr. Jensen sah in seinen Büchern nach und erklärte mir, das Beste, was es für Sergei gebe, seien Mangos und Heidelbeeren. Ich war verblüfft. Dann fragte ich ihn, was Valya gegen ihr Asthma helfen würde. Er sagte: „Feigen, Oliven und Grapefruits." Ich konnte es gar nicht glauben. Ich sagte: „Das ist genau das, worum meine Kinder mich die ganze Zeit bitten!" Dr. Jensen fragte mich daraufhin, wonach *ich* denn ein Verlangen verspüre. Ich sagte, das wisse ich nicht, da ich stets das essen würde, was im Angebot sei.

Dr. Jensen half mir zu verstehen, daß sich unser Körper ganz von selbst nach den Speisen sehnt, die unserer Heilung zuträglich sind. Der Körper meiner Kinder kommunizierte besser mit ihnen als mein armer, verwirrter Erwachsenenkörper mit mir. Mein Mann und ich achteten von nun an sorgfältiger darauf, was unser Körper uns mitteilt, und ein paar Wochen später wußten auch wir, wonach es uns verlangte.

Heute ernähren sich alle in meiner Familie ein wenig anders als die übrigen, auch wenn wir alle am selben Tisch sitzen. Inzwischen ist mir klar: Wenn wir Appetit auf bestimmte *gesunde* Sachen entwickeln (nicht auf Kaffee und Doughnuts), dann ist es unser Körper, der nach bestimmten Nährstoffen verlangt.

Der menschliche Körper ist wunderbarer und weiser als wir begreifen können. Denken Sie daran, *Ihr Körper macht niemals Fehler.*

Kapitel 7

Was die ersten Menschen aßen

Die Geschichte lehrt uns alles, einschließlich der Zukunft.

Alphonse de Lamartine

Als ich ein kleines Mädchen war, nahm mich mein Vater einmal mit zu einer archäologischen Ausgrabungsstätte in der Nähe des Asowschen Meeres. Dort legten Wissenschaftler soeben die griechische Stadt Tanais aus dem fünften Jahrhundert vor Christus frei. Es überraschte uns zu entdecken, daß sich diese altertümliche Stadt tief im Erdreich befand. Im Laufe der vergangenen fünfundzwanzig Jahrhunderte hatten sich nach und nach mehr als 900 Meter Erde über ihr angesammelt. Wir mußten viele Stufen hinabsteigen, um auf ihre engen Straßen und zu ihren winzigen Steinhäusern zu gelangen, die von steinernen Umfriedungen eingefaßt sind. Tanais ist so gut erhalten, daß es nicht schwer fällt, sich die Stadt voller Menschen vorzustellen. Das Gefühl, dem prähistorischen Leben körperlich so nahe zu sein, faszinierte mich zutiefst.

Uns war nicht nur erlaubt, durch die Straßen von Tanais zu spazieren, wir durften auch einige frisch ausgegrabene Gegenstände anfassen. Viele kleine, zerbrochene und im Grunde nutzlose Trümmer blieben an dem Ort zurück, nachdem sie von den Wissenschaftlern gründlich untersucht worden waren. Wir entdeckten zahlreiche kleine Bruchstücke von Keramikgeschirr mit seltsamen Mustern darauf. Besonders gut erinnere ich mich an einen höchst ungewöhnlich aussehenden versteinerten Fisch, der wirkte, als wäre er erst vor kurzem vertrocknet. Ich schmiedete sofort Pläne, diesen 2.500 Jahre alten Fisch mit in die Schule zu nehmen, doch als ich ihn mit den Fingerspitzen berührte, zerbröselte er zu Staub.

Vor gar nicht langer Zeit empfand ich eine ähnliche Faszination, als ich einen Artikel über neuere archäologische Entdeckungen las. Darin war die Rede vom Fund der dreizehn bislang ältesten Menschenskelette, die man in Ostafrika ausgegraben hatte.[1] Wissenschaftler schätzten ihr Alter auf 3,6 Millionen Jahre und nannten sie „die erste Familie". Diese Hominiden hatten gekrümmte Fingerknochen, was darauf hindeutet, daß diese Geschöpfe flinke Baumkletterer gewesen waren. Sie hatten sehr dicken Zahnschmelz, und ihre Backenzähne waren groß und quadratisch – ganz ähnlich wie die von Lebewesen, die vorwiegend Grünkost kauen.[2] Wissenschaftler glauben, daß die ersten Menschen sich die meiste Zeit in den Zweigen von Bäumen aufhielten, da ihnen dieser Lebensraum den besten Schutz vor Raubtieren bot und außerdem Früchte und grüne Blätter. So entwickelte sich der Anpassungsmechanismus des Baumkletterns.

Diese früheste Menschenart, bekannt als Australopithecus, lebte in Ostafrika. Damals war das ostafrikanische Land noch von tropischem Regenwald bedeckt. Es leuchtete mir ein, daß unsere Vorfahren in den Tropen gelebt haben müssen, da die heftigen jährlichen Niederschläge, die hohe Luftfeuchtigkeit und die heißen Temperaturen, die dort das ganze Jahr über herrschten, für eine reiche Fülle an Nahrung sorgten. Menschen, die in den tropischen Regenwald gereist sind, haben mir erstaunliche Geschichten über die unendliche Vielfalt an Früchten erzählt, die dort in den unterschiedlichsten Formen, Größen und Farben wachsen. Manche dieser Früchte wachsen direkt aus Baumstämmen heraus. Die Vielfalt an früchtetragenden Pflanzen im tropischen Regenwald umfaßt nahezu dreihundert verschiedene Arten, von denen nur die wenigsten bislang kultiviert wurden.

Süße, fleischige Früchte locken nicht nur Vögel und Säugetiere an, sondern auch Fische, wenn eine Frucht ins Wasser rollt. Aufgrund des Reichtums an Früchten leben die meisten Landtiere des tropischen Regenwaldes in den Kronen (also dem oberen Teil) der Bäume. Dort oben haben sie das ganze Jahr über so viel Nahrung zur Verfügung, daß manche Tiere nie herunterkommen, um den Waldboden zu erforschen. (Auch ich könnte zweifellos dort oben leben, wenn ich nur meinen Computer da hinauf bekäme!)

Gestützt auf meine Forschungen vermute ich, daß die Nahrung der ersten Menschen zunächst aus folgenden Speisen bestand:

- Früchte, aufgrund ihrer Fülle und Vielfalt
- Grüne Blätter, denn viele tropische Pflanzen sind immergrün und haben breite Blätter, von denen die meisten eßbar und außergewöhnlich nahrhaft sind
- Blüten, denn die meisten Obstbäume bringen farbenfrohe Blüten hervor, die süß und nahrhaft sind
- Samen und Nüsse, denn sie bilden eine wichtige Eiweißquelle
- Insekten, augrund der Tatsache, daß 90 Prozent aller im Regenwald lebenden Tierarten Insekten sind, die meisten davon eßbar und nahrhaft. Einen Teil der Insekten, den die frühen Menschen aßen, nahmen sie direkt mit dem Obst zu sich[3]
- Baumrinden, denn tropische Bäume haben eine außergewöhnlich dünne und glatte Baumrinde, die oftmals eßbar und auf angenehme Weise schmackhaft ist (ein Beispiel für eine beliebte tropische Baumrinde ist Zimt).

Die Urmenschen waren intelligenter als die anderen Bewohner des Regenwaldes, und so waren sie in der Lage, mehr wertvolle Nahrung für sich zu sammeln, und ließen weniger für die anderen Arten übrig. Weil ihnen mehr Nahrung zur Verfügung stand, vermehrten sie sich schneller. Als die Zahl von Hominiden wuchs, kam es unter ihnen unweigerlich zu Nahrungsengpässen. Da pflanzliche Nahrung immer knapper wurde, steigerten die Urmenschen zunächst ihren Konsum von Kleintieren und begannen später, auch größere Tiere zu essen.

Der instinktive Wunsch, Nahrungsquellen zu verteidigen, ist im Bewußtsein der meisten auf unserem Planeten lebenden Arten fest verankert. Im Alltagsleben finden sich zahllose Beispiele für ein starkes Territorialverhalten verschiedener Lebewesen. Vor einiger Zeit besuchte ich eine Hühnerfarm in Kalifornien und wunderte mich darüber, daß man sämtlichen Vögeln die Schnabelspitzen abgeschnitten hatte. Die Farmer erklärten mir, wenn Vögel nicht so viel Platz hätten, wie es ihren Bedürfnissen entspricht, würden sie beginnen, wild aufeinander einzuhacken – und das pausenlos. Mir fiel auch auf, daß einige Hühner, obwohl sie keine Schnäbel mehr hatten, noch immer kämpften, und manche von ihnen bluteten. Ich weiß noch, wie ich einst den Hühnern auf dem Hof meiner Großmutter zugesehen hatte. Sie hatten jede Menge Platz, und keines von ihnen hackte auf das andere ein.

Einmal besuchte ich ein Seminar über das Verhalten von wilden Schimpansen. Der Seminarleiter, Hogan Sherrow, hatte an der Yale University seinen Doktor in Anthropologie gemacht. Er schilderte, wie er im afrikanischen Regenwald gelebt und die Verhaltensmuster dieser Tiere beobachtet hatte. In ihrem Alltagsleben schienen die Schimpansen liebevolle und fürsorgliche Geschöpfe zu sein, nicht aber, wenn es um die Verteidigung ihres Territoriums ging. Etwa alle zehn Tage begaben sich die Schimpansenmännchen auf einen „Streifzug" entlang der Grenzen ihres „Landbesitzes" und töteten brutal jeden Eindringling aus anderen Schimpansenfamilien, den sie auf ihrem Territorium antrafen. Ich vermute, daß auch die ersten Menschen ihr Territorium bis aufs Äußerste verteidigten.

Da die Zahl der Hominiden immer mehr anstieg, wuchs auch ihr Nahrungsbedürfnis kontinuierlich. Im Laufe von drei Millionen Jahren wurden die einst üppigen Nahrungsquellen immer knapper, und in den Territorien in Ost- und Zentralafrika kam es zu einer Überbevölkerung mit Hominiden. Irgendwann sahen sie sich dazu gezwungen, sich außerhalb des Regenwaldes in alle Richtungen auszubreiten. Bis zur Zeit der Entstehung des *Homo sapiens* vor etwa 120.000 Jahren hatten unsere Vorfahren keine andere Wahl, als in den Vorderen Orient, nach Südafrika, Europa, Zentralasien und schließlich in die Neue Welt zu übersiedeln. Diese Völkerwanderung erstreckte sich über viele Jahrhunderte. Nach Schätzungen von Forschern bewegten sich die Menschen mit einer Geschwindigkeit von 200 Metern pro Jahr auf ihr neues Territorium zu.[4]

Als die Menschen die Tropen verließen, wurde die äußerst nahrhafte Pflanzennahrung immer knapper und saisonabhängiger. So wie alle Lebewesen die Fähigkeit haben, sich ihrer Umgebung zwecks Überleben anzupassen, so paßten sich auch die Körper der Urmenschen den Veränderungen in punkto Klima und Nahrungsverfügbarkeit an. Bei Diskussionen höre ich oftmals, wie darüber spekuliert wird, ob die Urmenschen Fleisch verzehrt haben oder nicht. Es steht außer Frage, daß sie das getan haben. Ich glaube, jeder von uns würde Fleisch essen, wenn er mit derart mißlichen Umständen konfrontiert wird.

Heute hören wir oft Geschichten von Wanderern, Skifahrern, Jägern oder Bergsteigern, die sich in der Wildnis verirrten und dennoch überlebten. Aus diesen Berichten erfahren wir, wie die Überlebenden dazu gezwungen waren, ungewöhnliche Speisen zu essen, wie z.B. Käfer, Eidechsen, rohen Fisch, Pilze und manchmal sogar die eigenen Schuhe. Die meisten hielten das nur ein paar Wochen lang durch. Im Gegensatz dazu mußten vor zweihunderttausend Jahren die Menschen Jahr für Jahr die langen, kalten Wintermonate überstehen. Sie mußten lange Hungerperioden ertragen, und viele von ihnen starben an Unterernährung. Um zu überleben, versuchten die Hominiden zwangsläufig, *alle möglichen* Speisen zu sich zu nehmen. Es steht außer Frage, daß sie alles zu essen versuchten, was da kreuchte, fleuchte, rannte oder schwamm. Es war viel einfacher, Vögel (samt ihrer Eier), Käfer und andere Kleinlebewesen zu fangen als größere Tiere, aber eine kleine Jagdbeute reichte nicht aus, um die Bedürfnisse auch nur einer Person, geschweige denn einer ganzen Sippe zu befriedigen. Indem man ein großes Tier tötete, konnte man eine größere Gruppe von Menschen ein paar Tage lang ernähren. Deshalb waren die Urmenschen dazu gezwungen, verschiedene Jagdtechniken zu erlernen.

Dennoch kehrten die Menschen der Urzeit stets instinktiv zum Verzehr pflanzlicher Nahrung zurück, sobald diese verfügbar war, denn Pflanzen, vor allem Grüngemüse, dürften – wie die moderne Wissenschaft nachweist[*] – die ursprüngliche menschliche Nahrungsquelle gewesen sein. Darüber hinaus war es nicht so arbeitsaufwendig und gefährlich, Pflanzen zu sammeln wie auf die Jagd zu gehen. Die Urmenschen sammelten und verzehrten eine große Vielfalt verschiedener Pflanzen, darunter Grüngemüse, Früchte, Knollen, Nüsse, Samen, Beeren, Blüten, Pilze, Sprossen, Baumrinde, Meeresalgen und andere mehr. Man kann nur erahnen, wie viele verschiedene Pflanzen sie verzehrten, möglicherweise waren es Tausende. In seinem Buch *Native American Ethnobotany* listet Daniel Moerman, Professor für Anthropologie, 1.649 Arten von eßbaren Pflanzen auf, die allein bei den Indianern in Gebrauch waren.[5] Aus diesem Grund bezeichnen wir die Urmenschen nicht einfach nur als „Jäger", sondern auch als „Sammler", weil sie in der Tat beides – Jäger *und* Sammler – waren.

Um mir eine Vorstellung davon zu machen, wie die ersten Menschen Getreide entdeckten und schließlich das Brot erfanden, stelle ich mir

---

[*] Vgl. Kapitel 4 in diesem Buch.

vor, wie ich vor zweihunderttausend Jahren in den Wäldern stehe, frierend, verängstigt, barfuß und hungrig, ohne jegliche Nahrung in Sicht. Was würde ich tun? Nachdem ich vergeblich ein paar Käfer gejagt hätte, würde ich vermutlich die vertrockneten Gräser durchsuchen. Dort würde ich vielleicht ein paar unterschiedliche Arten von Samen entdecken. Ich würde sie wahrscheinlich kosten, um festzustellen, wie sie schmecken. Ich nehme an, diese Samen sind besser als gar nichts. Doch manche von ihnen sind womöglich sehr schwer zu kauen. Wenn ich schlau genug wäre, würde ich einen Stein nehmen und versuchen, die Samen zu zerkleinern, damit sie leichter eßbar sind. Täte ich das zufällig bei Regenwetter, so würde ich vielleicht darauf kommen, daß zermahlene Samen besser schmecken, wenn man sie mit Wasser vermischt. Ich würde es immer wieder tun, bis ich den Maisbrei erfunden hätte, Brot, Haferbrei und weitere Teigwaren. Tausende von Jahren lang aßen die Menschen ihr „Brot" roh. Das erste Brot war nichts weiter als die zerkleinerten Samenkörner diverser Gräser, die man mit Wasser vermischte und auf von der Sonne erhitzten Steinen „buk".

Da die Urmenschen nur über sehr begrenzte Möglichkeiten verfügten, während der kalten Jahreszeit pflanzliche Nahrung zu konservieren, waren sie gezwungen, den langen Winter über mehr zu jagen. Ich vermute, das meiste Fleisch wurde von den Männern verzehrt, während die Frauen, die fast immerzu entweder schwanger oder mit der Pflege ihrer Kinder beschäftigt waren, nicht allzu viel jagen konnten (ebensowenig wie die kleineren Kinder). Falls die Reste, die ihre Männer übrig ließen, sie nicht satt machten, mußten die Frauen nach pflanzlicher Nahrung suchen, selbst im Winter, wenn die pflanzlichen Quellen knapp und nur wenig nährstoffreich waren.

Es ist eine interessante Tatsache, daß man mit der Kultivierung von Pflanzen viertausend Jahre früher begonnen hat als mit der Tierhaltung, obwohl der Anbau von Pflanzen viel komplizierter war als das Zähmen von Tieren. Die Menschen der Vorzeit besaßen weder Rechen oder Schaufeln aus dem Baumarkt, noch hatten sie die Möglichkeit, ihre Felder zu bewässern. Die gesammelten Samen waren äußerst schwer vor Nagern und Vögeln zu schützen. Irgendwie jedoch gelang es den Menschen der Vorzeit zu pflügen, zu säen, zu jäten, zu bewässern, zu ernten, zu transportieren usw., noch ehe sie Tiere domestizierten. Demgegenüber dürfte es kaum schwieriger gewesen sein, ein paar junge Ziegen einzufangen und sie zu zähmen.

Trotzdem finden sich die ersten Indizien für Ackerbau bereits im Jahre 11.000 vor Christus, doch höchstwahrscheinlich hat man sogar noch früher mit dem Anbau von Pflanzen begonnen, während Tiere vermutlich erst viertausend Jahre später, im Jahre 7.000 vor Christus, domestiziert wurden.

Somit bildete pflanzliche Nahrung wohl den wesentlichsten Bestandteil der Ernährung unserer Vorfahren. Daß die Menschen der Urzeit pflanzliche Kost schätzten, geht nach anthropologischen Forschungen schon daraus hervor, daß sich der Ackerbau in vielen Gegenden gleichzeitig entwickelte. Im Jahre 11.000 v. Chr. benutzte man hölzerne Sicheln mit Klingen aus Feuerstein zum Sammeln von wildem Getreide.[6] Vor achttausend Jahren wurden im alten Ägypten wilder Weizen und wilde Gerste angebaut.[7] Um die gleiche Zeit baute man im Gebiet der heutigen Schweiz Linsen an, und urzeitliche Bauern kultivierten Mandeln auf der Insel Kreta.[8] Vor siebentausend Jahren begannen Mesoamerikaner mit dem Anbau von Kürbissen, Pfeffer, Avocados und Amarant. Vor fünftausend Jahren begann das chinesische Volk, Sojabohnen zu züchten.[9] In der Küche Chinas kamen 365 Kräuter zum Einsatz[10] (also etwa zehnmal so viel, wie es heute in der Obst- und Gemüseabteilung unseres örtlichen Bioladens gibt). Vor viertausend Jahren pflanzten mesopotamische Bauern Zwiebeln, Rüben, Bohnen, Lauch, Kopfsalat und Knoblauch an.[11]

Pflanzliche Kost – vor allem Grüngemüse – blieb während des Altertums bis in die modernere Zeit ein wichtiger Bestandteil der menschlichen Nahrung, vor allem für wirtschaftlich Unterprivilegierte. Die Bauern in den Dörfern verzehrten große Mengen Grüngemüse. Der klassische russische Schriftsteller Leo Tolstoi behauptet in seinem Buch *Krieg und Frieden*, daß „russische Bauern nicht dann hungrig werden, wenn kein Brot da ist, sondern wenn es keinen Weißen Gänsefuß gibt".[12] [Der Weiße Gänsefuß gilt heute als Unkraut. – V.B.] Ein weiteres Beispiel findet sich in einem Buch des deutschen Dichters Johann Wolfgang von Goethe, der beobachtet hatte, daß „Bauern überall Disteln essen."[13]

In der russischen und bulgarischen Sprache bezeichnete man eine Person, die Gemüse verkauft, als „zelenschik", was „Verkäufer von Grünkost" bedeutet. In unserer Zeit ist dieses Wort bei den Menschen völlig in Vergessenheit geraten und findet sich nur noch in alten Büchern und in Wörterbüchern. Die Tatsache, daß dieses Wort noch immer in Wörterbüchern aufgelistet ist, weist darauf hin, daß sein Gebrauch noch nicht so lange zurückliegt. Von meiner Lektüre klassischer Literatur weiß ich, daß *zelenschiks* noch vor einhundertfünfzig Jahren viel zu tun hatten – heute sind sie ausgestorben.

Es ließen sich zahlreiche weitere Fakten finden, die indirekte Hinweise auf die Beliebtheit verschiedener Rohkostpflanzen bei der Ernährung unserer Vorfahren bis in neuere Zeiten bieten, in denen der Verzehr gekochter Speisen auf dramatische Weise zunahm.

Viele Jahrhunderte lang hielten Menschen Fleisch für die gesündeste Nahrung, vermutlich wegen seines anregenden Geschmacks und langanhaltenden Sättigungsgrades. Die meisten Menschen jedoch konnten sich Fleisch nicht leisten und verzehrten es nur gelegentlich. Angehörige der Oberschicht verspeisten fast täglich eine Menge unterschiedlicher tierischer Nahrung – Wild, Fisch, Rindfleisch, Schweinefleisch, Schaf, Geflügel und Eier. Deshalb hatten sie oft Übergewicht und litten an zahlreichen Degenerationskrankheiten. Doch selbst die Wohlhabendsten unter ihnen verzehrten eine große Menge an Früchten, Gemüse und Grünkost in mannigfacher Form, wie folgendes Salatrezept aus dem Mittelalter veranschaulicht.[14]

> Salat. Man nehme Petersilie, Salbei, grünen Knoblauch, Schalotten, Kopfsalat, Lauch, Spinat, Borretsch, Minze, Primeln, Veilchen, Poretten (grüne Zwiebeln, Schalotten und jungen Lauch), Fenchel und Gartenkresse, Raute, Rosmarin, Portulak, und spüle und wasche es rein. Dann schälen [Stiele entfernen usw.]. Mit den Händen in kleine Stücke reißen und gut mit rohem Öl vermischen. Mit Essig und Salz abschmecken, dann servieren.

Dieses Rezept stammt aus dem vierzehnten Jahrhundert und ist das früheste Beispiel, das es in englischer Sprache gibt. Die meisten Rezepte wurden nur für die Menüs der Oberschicht erfunden. Gemäß der strengen Etikette, denen mittelalterliche Essenszeiten unterlagen, beinhalteten die Menüs die überaus wichtige „Servierordnung", was bedeutete, daß die meisten Mitglieder eines Haushalts nur Anspruch auf den ersten

Gang hatten, während die erleseneren Gerichte den in der Rangordnung Höherstehenden vorbehalten waren. Interessanterweise können wir sehen, daß man es für ganz natürlich hielt, die nahrhaftesten Speisen (Salate) zuerst zu essen, um sich die üppigeren und süßeren Gänge für später aufzusparen.

Außer dem frischen Obst und Gemüse, das die Menschen im Mittelalter den Sommer über verzehrten, hielten sie sich in ihren Kellern auch einen Vorrat an Obst und Gemüse für die kalte Jahreszeit. Sie vergoren große Mengen Sauerkraut, marinierten Pilze und legten Tomaten, Gurken, Karotten, Äpfel, rote Bete, Rüben, Preiselbeeren, Knoblauch und sogar Wassermelonen in Essig ein. Dieses konservierte Gemüse wurde in Holzkübeln im Keller aufbewahrt. Sowohl reiche als auch arme Leute bewahrten Knollen, getrocknete Pilze, getrocknete Kräuter, Äpfel, Nüsse und Trockenfrüchte als Reserve für den Winter auf. Sie legten sich außerdem Vorräte an getrocknetem Fisch, Fleisch und Speck an. In weiteren Fässern bewahrte man andere wichtige Vitaminquellen auf: Vergorene Früchte, Beeren und Weintrauben. Das meiste Essen im Keller war roh.

Kapitel 8

Bequemlichkeit contra Gesundheit

Ich würde ja Essen kochen, aber ich finde den Dosenöffner nicht.

Unbekannt

Unsere Vorfahren ernährten sich drei Millionen Jahre lang von nichts anderem als Rohkost. Als die Menschen der Vorzeit vor etwa 790.000 Jahren mit Feuer umzugehen gelernt hatten[1], fingen sie nicht gleich an zu kochen. Viele Jahrtausende lang nutzten die Urzeitmenschen das Feuer als Wärme- und Lichtquelle und als Schutz gegen Raubtiere. Es ist logisch, davon auszugehen, daß sie erst ganz am Ende der Jäger/Sammler-Zeit damit begannen, das Feuer regelmäßig zum Kochen einzusetzen, da sie Feuer ja nur schwerlich mit sich herumtragen bzw. täglich ein neues Feuer aus dem Nichts entfachen konnten. Viel konnten die Jäger/Sammler ohnehin nicht mit sich herumtragen, auch keine Nahrung, die am Abend gekocht werden sollte – sie hatten ja nichts außer ihrem Körper. Die Urmenschen mußten ständig damit rechnen, losrennen oder -klettern zu müssen. Hätten sie Fleisch mit sich herumgetragen, wäre das besonders gefährlich gewesen, da es womöglich hungrige Raubtiere dazu verleitet hätte, sich der Sippe zu nähern.

Ein neues Feuer zu machen erfordert viel Zeit und Arbeit, vor allem bei ungünstigem Wetter. Wenn ich mit meiner Familie Wanderungen unternahm, habe ich des öfteren probiert, Feuer durch Reibung zu erzeugen, doch bereits das Anmachholz zum Brennen zu bringen dauerte eine halbe Stunde oder länger. Danach muß man Flammen erzeugen, die groß genug sind, um auf ihnen kochen zu können, was weitere ein bis zwei Stunden in Anspruch nimmt. Ich kann mir vorstellen, daß die Urmenschen lieber den ganzen Tag lang futterten, wenn sie Nahrung fanden, anstatt ihr Mittag- oder Abendessen in gekochter Form zu sich zu nehmen. Ich vermute, selbst als sie seßhaft wurden und dauerhaft an einem Ort lebten, geschah es nur selten, daß sie gekochte Nahrung aßen, bis im Jahre 5.000 v. Chr. der Steinherd erfunden wurde.

Selbst dann jedoch blieb das Kochen mehrere Jahrhunderte lang ein Luxus, sowohl aufgrund der damit verbundenen Arbeit als auch der Anstrengung, die es bedeutete, Feuerholz zu beschaffen, das über Jahrtausende hinweg der einzige Brennstoff blieb. Heute ist es schwer zu glauben, daß Hausfrauen und Köchinnen das Feuer in ihrem Herd entweder mit Feuersteinen oder mit Hilfe der Reibetechnik erzeugen mußten, bis im Jahre 1827 der englische Chemiker John Walker das Streichholz erfand. Angesichts all jener Erschwernisse verwundert es nicht, daß gekochte Nahrung die teuerste war und folglich als die wertvollste betrachtet wurde.

Die Urzeitmenschen (wie auch viele moderne Menschen!) wußten nichts über die Komponenten einer angemessenen Ernährung. Sie glaubten, die leckersten und anregendsten Speisen seien auch die gesündesten. Im Laufe der Menschheitsgeschichte trugen zwar immer wieder geniale Köpfe wie Anaxagoras, Hippokrates und Leonardo da Vinci ihre brillanten Theorien bei, wurden jedoch von den meisten Leuten nicht ernst genommen.

Über Tausende von Jahren hinweg, in denen die Urzeitmenschen vornehmlich Rohkost verspeisten, ließen sie ihre Nahrungsvorlieben vor allem von ihrem Instinkt bestimmen, wodurch ihre Kost so nahrhaft wie möglich blieb. Aus diesem Grunde haben sie auch Millionen von Jahren überlebt, allen Hungersnöten, Raubtieren und drastischen Klimaveränderungen zum Trotz.

Heute wissen wir, daß der Kochvorgang eine chemische Reaktion ist, bei dem die Bestandteile der Nahrung verändert werden. Dies führt dazu, daß beim Kochen giftige Moleküle entstehen, die als Stimulantien wirken und falsche Gelüste erzeugen können. Als die Menschen ihren Konsum von gekochten Speisen erhöhten, folgten sie den Gelüsten ihres Körpers und weniger ihren Instinkten. Dies führte dazu, daß die Menschen sich in zunehmendem Maße falsch ernährten. Bei bestimmten Personengruppen, die sich hauptsächlich von gekochten oder verarbeiteten Produkten ernährten, kam es zu schwerwiegenden Erkrankungen wie Skorbut, Rachitis, Beriberi und Pellagra. Diese Krankheiten forderten noch bis vor kurzem jährlich mehrere tausend Menschenleben. Im Jahr 1915 zum Beispiel starben allein in den USA mehr als zehntausend Menschen an Pellagra.[2]

Doch auch wenn die meisten Leute im Laufe der Menschheitsgeschichte sich vorwiegend von Rohkost ernährten, so begann sich dieses Muster mit fortschreitender Zivilisation doch rasch zu ändern. Zum drastischsten Anstieg des Konsums von gekochter und stark verarbeiteter Nahrung kam es erst vor gar nicht langer Zeit, nämlich gegen Ende des achtzehnten und zu Beginn des neunzehnten Jahrhunderts, als fast gleichzeitig drei wesentliche industrielle Entwicklungen einsetzten:

- Ende des achtzehnten Jahrhunderts erfand ein Schweizer Müller einen Stahlwalzenmechanismus, der den Prozeß des Mahlens erleichterte und zu einer Massenproduktion von weißem Mehl führte. Im Jahre 1784 entwickelte der amerikanische Erfinder Oliver Evans die erste automatische Getreidemühle.[3]

- Im Jahre 1813 erfand der britische Chemiker Edward Charles Howard eine Methode zum Raffinieren von Zucker.[4]

- Im neunzehnten Jahrhundert begann man damit, Nahrung in Dosen zu konservieren. Es war Napoleon, der einen Wettbewerb ausrief, bei dem es um die beste Methode ging, Essen für seine Armee zu konservieren. Im Jahre 1795 gewann der französische Koch Nicholas Appert einen Preis von 12.000 Francs für die Erfindung einer Konservierungsmethode für Fleisch und Gemüse in mit Pech versiegelten Dosen. Eine Zeitlang blieb das Verfahren das exklusive Geheimnis der Franzosen, bald jedoch schon sickerte es über den Ärmelkanal hinweg. 1810 ließ sich der Engländer Peter Durance die Verwendung von Metallbehältern zur Konservierung patentieren, und ein Jahr später hatten bereits mehrere Konservenfabriken den Betrieb aufgenommen. Die Truppen, die in Waterloo einmarschierten, hatten ihre Essensrationen in Dosen bei sich.

Die Nachfrage nach Dosennahrung war so groß, daß sich die Konservierungstechnik rasch fortentwickelte, und bereits im Jahre 1860 dauerte es keine sechs Stunden mehr, um Speisen in Dosennahrung zu verwandeln, sondern nur noch dreißig Minuten.[5] Dosennahrung war schon bald gang und gäbe. Noch heute verwendet man dünnwandigen Stahl für die Behälter. Alle Konserven wurden sorgfältig gekocht. Dann fügte man ihnen Konservierungsstoffe und Salz bei, um die Haltbarkeitsdauer zu erhöhen. Normalerweise haben Dosenprodukte eine Haltbarkeitsdauer von gut zwei Jahren oder mehr.

Diese Erfindungen wurden von allen Seiten begrüßt – von den Verbrauchern, denen der Komfort und die niedrigeren Kosten entgegenkamen, von Kaufleuten, die hier die Chance für größeren Profit sahen, und von den Regierungen, denen es nun möglich war, den Menschen billigere Kost anzubieten. Im Laufe des neunzehnten Jahrhunderts begann ein Großteil der Menschen in den zivilisierten Ländern einen erheblich höheren Prozentsatz an stark verarbeiteter Nahrung zu konsumieren und nahm somit prozentual gesehen weniger Nahrung mit hohem Nährstoffgehalt zu sich.

Ich weiß viele der wunderbaren und genialen Erfindungen der Menschheit aus den Jahren der industriellen Revolution zu schätzen, doch die radikale Umformung der menschlichen Nahrung erwies sich als eher destruktiv. All die lebensrettenden Gewohnheiten und Instinkte, die als kollektive Errungenschaften von Millionen früherer Generationen gepflegt worden waren, gingen praktisch im Handumdrehen verloren. Während der menschliche Körper der gleiche geblieben war, hatte sich die Nahrung rasch und auf tiefgreifende Weise verändert.

Inzwischen wurden devitalisierte Speisen in glänzenden Dosen, watteartige Weißbrote und allerlei Zuckerwerk nicht nur wegen ihres niedrigen Preises und ihrer Zweckmäßigkeit gepriesen, sondern sie galten sogar als Symbol menschlichen Fortschritts. All jene neuen Produkte erlösten Frauen von der Aufgabe, täglich stundenlang kochen oder sogar ihre Kinder stillen zu müssen. Erstmals in der Menschheitsgeschichte wurden Säuglinge mit Baby-Ersatznahrung gefüttert, die als ebenso gut oder sogar wertvoller als Muttermilch eingestuft wurde. Und auch so gut wie alle Speisen für Erwachsene verwandelten sich in Ersatznahrung. Anstatt auf Produkte zurückzugreifen, die auf natürliche Weise nahrhaft sind, ernährten die Leute sich nun von einem riesigen Sortiment an Dosennahrung, an die sie mit einem speziellen Werkzeug (dem Dosenöffner) gelangten, ergänzt durch eine breite Auswahl an Käse- und Wurstsorten auf schneeweißen Brotscheiben, um ihre Mahlzeiten schließlich mit einer stetig wachsenden Vielfalt von in farbenfrohen Folien verpackten Süßigkeiten abzuschließen.

Es überrascht nicht, daß gleichzeitig die Zahl von Krebstoten sowie das Auftreten weiterer Degenerationskrankheiten förmlich explodierten. Im Jahr 1900 starben 64 von 100.000 Personen an Krebs. Dieser bereits hohe Prozentsatz wuchs ständig weiter und hatte sich bis zum Jahr 2000 tatsächlich verdreifacht.[6] In den USA holte der Krebs in den vergangenen Jahren den Herzinfarkt ein und wurde zur Todesursache Nummer eins. Im Jahre 2006 wurde bei 1.399.790 US-Amerikanern Krebs diagnostiziert, und 564.830 starben im selben Jahr an allen möglichen Arten von Krebs.[7]

Im zwanzigsten Jahrhundert wurde die Ernährungslehre in mehreren Ländern gleichzeitig zur Wissenschaft fortentwickelt. Durch die Formulierung der allgemeinen Vitaminlehre im Jahre 1912[8] sowie der Entdeckung des Vitamin C im Jahre 1931 begannen Wissenschaftler das Gebiet der menschlichen Ernährung verstärkt zu erforschen. Zu Beginn des zwanzigsten Jahrhunderts empfahlen öffentliche Ernährungsprogramme normalerweise den vermehrten Konsum von nahezu allem, was zur gängigen Ernährung zählte, und zwar aufgrund der Idee, daß „ein Übermaß stets besser sei als eine Einschränkung".[9] Die Überraschung folgte „während des zweiten Weltkriegs, als das Angebot an Nahrung, vor allem an tierischer Nahrung, in den europäischen Ländern auf gravierende Weise eingeschränkt wurde [und] das Auftreten verschiedener Krankheiten allgemein zurückging."[10]

Die Ernährungswissenschaft ist noch sehr jung, nicht mal ein Jahrhundert alt, doch sie schreitet rasch fort. Nahezu täglich hören wir von der Entdeckung (für uns) völlig neuer, und dennoch lebenswichtiger Nährstoffe. Jahrhundertelang wußten die Menschen nicht, welche Bestandteile der Nahrung für ihre Gesundheit am unerläßlichsten waren. Viele Menschen glaubten, schmackhafte Nahrung sei auch die gesündeste. Diese Unwissenheit hat viele das Leben gekostet. Gleichzeitig kann eine wohlausgewogene Nahrung allen Menschen ein optimales Maß an Gesundheit garantieren. Trotzdem nehmen wir heute gewaltige Mengen stark verarbeiteter Speisen zu uns, mehr als je zuvor in der Menschheitsgeschichte. Noch alarmierender ist die Tatsache, daß wir unsere verarbeiteten Speisen so sehr liebgewonnen haben, daß wir sie natürlichen Produkten vorziehen. Dies führt zu einer Abhängigkeit von gekochter Nahrung. Ich glaube, daß unsere Fähigkeit, mit dieser Abhängigkeit Schluß zu machen, die Zukunft der Menschheit verändern kann.

Kapitel 9

Wie meine Familie ißt

In diesem Teller Essen sehe ich das gesamte Universum, wie es mein Dasein erhält.

Ein Zen-Segen zur Essenszeit

Ist es teuer, sich dauerhaft von Rohkost zu ernähren? Ja und Nein. Lassen Sie mich das erklären. Um richtig verstanden zu werden, will ich meine Kassenbons hervorholen und Ihnen detailliert mitteilen, wieviel ich ausgebe. Für meine vierköpfige Familie gebe ich durchschnittlich 45 Dollar pro Tag aus. Das summiert sich auf 1.350 Dollar pro Monat; teilt man diesen Betrag jedoch durch vier, kommt man auf immerhin 338 Dollar pro Person. Ich möchte klarstellen, daß wir diese hohe Summe für Lebensmittel nicht ausgeben, weil wir so reich sind, sondern weil wir keine Krankenversicherung haben und unsere Gesundheit für uns unter allen Ausgaben an oberster Stelle steht. Mein Vorsatz ist es, *kein* Geld zu sparen, wenn es um die Ernährung des Körpers geht. Mir ist klar, daß ich eine angemessene Ernährung nicht nur für den heutigen Bedarf brauche, sondern auch um die vielen tausend Tage wieder wettzumachen, in denen mein Körper zuvor fehlernährt war. Ich schränke lieber meine Ausgaben für andere Dinge ein: für Möbel, Kleidung, Haushaltschemikalien, noble Autos und bestimmt auch für die Krankenversicherung.

Es gab eine Zeit, in der meine Familie nicht viel Geld hatte. Einmal lebten wir zu viert zwei Jahre lang von einem Gesamtbudget von 900 Dollar pro Monat. Davon mußten wir die Autoversicherung, Benzin und alle sonstigen Ausgaben bestreiten. Meine Kinder denken gerne an Weihnachten 1997 zurück, als Valya als Geschenk ein Haarband bekam und Sergei einen Schreibstift. Aus irgendeinem Grund bedeutet ihnen die Erinnerung an dieses Fest mehr als die an andere Jahre. Selbst damals gelang es uns, eine qualitativ hohe Rohkosternährung beizubehalten. Wir entdeckten viele verschiedene Möglichkeiten, gute Produkte für wenig Geld oder sogar umsonst zu bekommen. Wir mußten nur mehr Zeit investieren, um Produkte auszulesen und zu sammeln, anstatt sie zu kaufen. Igor befestigte an unserem Lieferwagen einen speziellen Anbau, in dem wir in zwei großen Kühlboxen Sprossen in Einmachgläsern anpflanzten. Wir verfügten ständig über eine Fülle frischer Sprossen zu einem Pfennigbetrag. Wir nahmen Kontakt zu verschiedenen Biobauern auf und boten ihnen unsere Hilfe im Tausch gegen frisches Obst und Gemüse an. Wir kauften verbilligte Bioprodukte in Gesundheitsläden. Wir lernten, daß man Bauernmärkte am Ende des Tages besuchen muß, wenn man dort zu den günstigsten Preisen einkaufen will. Da wir mehrmals mit Experten an Wanderungen durch die Natur teilnahmen, erwarben wir in punkto Nahrungssuche eine große Geschicklichkeit und begannen, das ganze Jahr über wildwachsende Nahrungsmittel zu sammeln. Wir besuchten zahlreiche Plantagen für Selbstpflücker und gelangten so an alles von Gurken bis hin zu Pfirsichen. Schließlich boten wir Obstbaumbesitzern, die keine Zeit zum Ernten hatten, unsere Hilfe beim Pflücken an. So manches Mal fragten sich die Leute, was wir mit so viel Obst anfangen wollten, und waren überrascht, daß wir Khakifrüchte oder Kirschen als wichtigen Bestandteil unserer Nahrung betrachteten. Wir begegneten Familien, die in großen Villen lebten, sich aber sehr unzureichend ernährten. Wir waren arm, doch wir speisten gewiß wie Könige und Königinnen, vielleicht sollte ich sagen, wie „wohlerzogene Könige und Königinnen".

Heute arbeiten wir alle vier und schätzen uns glücklich, unser gesamtes Essen in Bioläden und auf Bauernhöfen kaufen zu können. Es ist mir ein wichtiges Anliegen, nur die qualitativ besten, frischen Bioprodukte zu erwerben, vor allem Früchte der Saison und aus der Region. Während der warmen Jahreszeiten kaufen wir die meisten Produkte bei Bauern. Ich unterhalte mich gern mit Biobauern. Für mich sind sie alle Helden, weil sie sich trotz der gewaltigen Herausforderungen und der harten damit verbundenen Arbeit einem natürlichen Gartenbau verschrieben haben.

Ich habe das Glück, nur zwei Blocks von einem Bioladen entfernt zu wohnen, den ich jeden zweiten Tag (oder drei- bis viermal die Woche) besuche, um Lebensmittel für meine Familie zu kaufen. Mein Mann und meine Kinder helfen gern, doch die meisten Lebensmittel kaufe ich allein ein. Normalerweise habe ich mehrere Stoffbeutel dabei, die ich mit allerlei Produkten fülle. Im Winter kaufe ich jede Woche abwechselnd eine Kiste Äpfel oder Pfirsiche, damit ich stets frisches Bio-Obst zu Hause habe. Durch das Kaufen größerer Mengen spare ich zwanzig Prozent vom Stückpreis.

Als ich grüne Smoothies zu trinken begann und nach Möglichkeiten suchte, die Auswahl an Grünkost zu erhöhen, ging ich auf den Obst- und Gartenbaumarkt und sprach mit mindestens zehn Bauern. Ich bot jedem von ihnen zwanzig Dollar, wenn sie mir eine Woche später eine große Kiste Unkraut mitbringen würden. Ich glaube, daß wildwachsende Speisen unsere eigentliche Supernahrung sind. Zwei Bauern zeigten Interesse. Beide bringen sie mir seitdem jede Woche Vogelmiere, Brennesseln, Weißen Gänsefuß, Disteln, Wegerich, Löwenzahn, Portulak und eine Menge weiterer eßbarer Grünkost mit. Aufgrund dieser Versorgung mit nahrhaftestem Grüngemüse kaufe ich von April bis Oktober so gut wie keine Grünkost mehr im Laden. Angespornt von meiner Unterstützung boten diese Bauern auch dem örtlichen Co-op-Markt eßbares „Unkraut" an, sodaß ich mich bald darüber freuen konnte, dort die nahrhafteste Grünkost im Angebot zu finden.

Während des restlichen Jahres kaufe ich normalerweise acht Bund (das sind zwei Tagesrationen) gemischtes Grüngemuse im Laden, darunter folgende (und noch weitere) Sorten: Löwenzahn, Kohl, Mangold, Spinat, Kochsalat, Koriander, Petersilie, Schalotten, Blattkohl, Rucola und sowohl krause als auch breitblättrige oder glatte Endivien. Einmal pro Woche kaufe ich eine Tüte Junggemüse-Allerlei. Als Zwei-Tages-Ration für meine Familie kaufe ich in der Regel zwölf Avocados, acht reife, hellgelbe Zitronen und ein Bund Bananen.

Ich glaube, das Obstangebot ist in keinem Laden ideal, da die meisten Früchte unreif geerntet werden. Auch finde ich es frustrierend, daß ich mir keine kernlosen Weintrauben mehr schmecken lassen kann. Ich nehme immer das Obst, das am reifsten ist, und manchmal frage ich den Marktleiter, ob er vielleicht noch reifere Früchte hat, die bereits aussortiert wurden. Normalerweise kaufe ich je ein Pfund von drei oder vier verschiedenen Früchten wie z.B. Mangos, Ananas, Papayas, Grapefruits, Kiwis, Feigen, Dattelpflaumen oder anderen Früchten der Saison. Ich kaufe stets eine Menge Beeren, weil es unter ihnen nicht so viele Kreuzungen gibt und weil sie reifer sind als andere Früchte und reich an wertvollen Nährstoffen. So gut wie nie kaufe ich Wassermelonen, außer während der Saison, weil ich nur die besten biologisch angepflanzten Wassermelonen direkt vom Bauern erwerbe.

Normalerweise kaufe ich ein Dutzend reifer Tomaten, zwei oder drei feste Gurken, sowie ein paar rote oder gelbe Paprikaschoten. Ich kaufe niemals grüne Paprikaschoten, weil sie noch nicht reif sind. Ein- bis zweimal pro Monat kaufe ich mehrere Karotten oder rote Rüben, um sie in unseren Salat zu reiben. Etwa einmal pro Monat kaufe ich einen Beutel Datteln, wobei ich jedesmal eine andere Sorte wähle.

Etwa alle zwei Monate ordere ich einen Großauftrag über einen Fünf-Pfund-Beutel Sonnenblumenkerne, einen Fünf-Pfund-Beutel Mandeln, einen Zwei-Pfund-Beutel Chia-Samen sowie einen halben Zentner Leinsamen (was viel erscheinen mag, doch wir teilen einen Großteil unserer Leinsamenkekse mit Freunden).

Ich kaufe keine Schokolade oder rohe Kakaobohnen. Ich kaufe auch keinerlei Salz, sondern nur Meeresalgen: Seetang, Rotalgen, Nori, Arame und andere. Ich kaufe kein Öl, da wir schon seit einiger Zeit auf alle möglichen Öle verzichten. Ich kann jedoch nicht garantieren, daß wir uns stets von Ölen fernhalten werden. In meiner Familie lassen wir uns mehr von der Intuition leiten als von den Empfehlungen anderer. Wir bemühen uns darum, Fette in natürlicherer Form denn als Öl zu uns zu nehmen – zum Beispiel in Form von Kokosnüssen, Avocados, gelegentlich auch Durianfrüchten, sowie einer geringen Menge von Samen und Nüssen. Ganz besonders mag ich Sanddornbeeren, die ich von August bis September in einem örtlichen Garten pflücke. Ich halte Sanddornbeeren für eine hervorragende Quelle an gesunden Ölen, Folsäuren, B-Vitaminen und vielen weiteren wichtigen Nährstoffen.

Oft fragt man meine Familie, was wir im Laufe eines Tages so essen. Ich will nachfolgend schildern, was ich esse.

Ich trinke zum Frühstück, etwa um acht Uhr, stets einen Liter grünen Smoothie. Sofern ich es nicht vergesse, nasche ich um die Mittagszeit ein Stück Obst. Manchmal jedoch kommt es vor, daß ich mit meiner geliebten Arbeit so beschäftigt bin, daß ich meinen Mittagsimbiß vergesse.

Bei uns gibt es eine Tradition, ja fast schon eine Zeremonie, die darin besteht, mit unseren Freunden und unserer Familie täglich um zwei Uhr nachmittags grüne Suppe zu essen. Ob in meinem Büro oder zu Hause, einer von uns bereitet rasch in einem Vita-Mixgerät grüne Suppe zu, die aus vier verschiedenen Zutaten besteht. Diese Suppe ist unglaublich sättigend, und für mich ist sie die reichhaltigste Kost des ganzen Tages.

Wenn ich um sieben Uhr abends nach Hause komme, trinke ich wiederum ein Smoothie, dazu gibt es eine Schüssel Grünkost und Gemüse ohne jegliches Dressing oder eine Schüssel Obst. Eine weitere Abendessenvariante besteht in einer Halbliterschüssel Beeren, verfeinert mit einem Eßlöffel selbst gemahlener roher Mandelbutter. Nur zu gern würde ich außerdem nichts essen, doch spät am Abend verzehre ich immer noch einen oder zwei Äpfel.

Ich verstehe diese Informationen nicht als Empfehlung, sondern nur als Mitteilung im Sinne von Gedankenaustausch. Versuchen Sie bitte nicht, es mir nachzumachen – denken Sie daran, daß es mehr als zwölf Jahre gedauert hat, bis sich diese Ernährungsweise bei mir eingebürgert hatte, und daß sie sich ständig ändert. Folgen Sie Ihrer inneren Führung und verwöhnen Sie sich, wie es wohlerzogenen Königinnen und Königen gebührt.

Kapitel 10

Bakterien:
Eine geniale Erfindung der Natur

*Es ist an der Zeit, daß wir uns das Königreich der Bakterien einmal
näher ansehen. Denn biologisch gesehen ist dies ein Königreich, und
die altehrwürdige Abstammung, Vielgestaltigkeit und evolutionäre
Kraft seiner Bewohner verdienen eher königliche Umgangsformen
mit ihnen als Abscheu.*

Dr. phil. Trudy Wassenaar, Molekularbiologin

Ich mag Bakterien und schätze sie sehr. Vielleicht haben auch Sie mehr
Respekt vor ihnen, wenn Sie dieses Kapitel gelesen haben.

Bakterien sind die großartigsten Recycler der Welt. Indem sie alle
tote organische Materie in Erde umwandeln, führen sie nutzlosen Müll
wieder zum Ursprung aller Elemente zurück. Bakterien sind einzigartig.
Sie sind winzig und gigantisch zugleich. Sie sind kleiner als die meisten
lebenden Zellen, doch sie können ihre Leistung augenblicklich dadurch
steigern, daß sie sich in kürzester Zeit mehr als millionenfach vermehren.
Jedes Bakterium kann innerhalb von nur 24 Stunden 16 Millionen weitere Bakterien hervorbringen.[1] Ob es darum geht, zehn tote Elefanten oder
eine tote Ameise zu zersetzen – Bakterien bilden stets eine riesige Armee, so daß es so gut wie nie geschieht, daß sich ein Verwesungsvorgang
verzögert, nur weil zuwenige dieser kleinen Kreaturen anwesend wären.
Bakterien sind eine geniale Erfindung der Natur und ein Geschenk an uns
alle. Ständig versuchen wir, so viele Bakterien wie möglich zu vernichten, weil wir nicht begreifen, welche Aufgabe sie auf der Erde erfüllen.
Versuchen wir uns ein Leben ohne Bakterien vorzustellen. Es gäbe Felsen, aber keine Erde, in der man Nahrung anpflanzen kann. Alle toten
Bäume, Tiere, Vögel, Insekten, Schlangen, menschlichen Leichen und
alles, was sonst an organischer Materie existiert, würde sich zu riesigen
Bergen stapeln. Was das für eine gewaltige Halde wäre!

Vielleicht ist Ihnen aufgefallen, daß Bakterien in einer natürlichen Umgebung beim Verwesungszyklus keine unangenehmen Gerüche erzeugen. Im Wald harkt niemand die Blätter zusammen oder begräbt die Tiere. Alles bleibt einfach sich selbst überlassen. Die Exkremente von Tieren und Vögeln verbleiben dort, wo sie fallengelassen wurden. Man sollte eigentlich denken, der Wald müsse stinken. Aber hat es dort gestunken, als Sie das letzte Mal im Wald waren? Ich wette, die Antwort lautet nein. Im Gegenteil, wenn wir in den Wald gehen, atmen wir tief ein und sagen: „Ach, riecht es hier gut!" Wenn nun Bakterien im natürlichen Lebensraum Wald keinen Geruch erzeugen, weshalb assoziieren wir dann Verwesung mit Gestank?

Gesunde Erde enthält einen hohen Prozentsatz an „guten" Bakterien. Freundliche Bakterien produzieren zahlreiche lebenswichtige Bausteine für die Pflanzen, die in dieser Erde wachsen. Diese „guten" oder aeroben Bakterien gedeihen bei Anwesenheit von Sauerstoff, den sie brauchen, um sich weiter vermehren und fortbestehen zu können. „Gute" Bakterien gedeihen in Erde mit einem hohen Anteil an organischer Materie wie Pflanzenreste oder tote Tiere. Kommt es im Boden zu einem Mangel an Sauerstoff oder organischer Materie, gewinnen „böse" Bakterien die Oberhand, die sich zu vermehren beginnen und für einen extrem widerwärtigen Geruch sorgen. Diese krankheitserregenden (pathogenen) Bakterien sind anaerob und vertragen keinen Sauerstoff in gasförmigem Zustand. Pathogene Bakterien produzieren zwar eklige Gerüche und können Krankheiten hervorrufen, doch sie folgen dabei ihrer inneren Notwendigkeit. Deshalb herrscht in der Natur Ausgewogenheit zwischen „guten" und „bösen" Bakterien bei einer deutlichen Übermacht der „guten". „Gute" Bakterien können leicht durch unzählige Faktoren zerstört werden, im Erdboden z.B. durch chemische Dünger und Pestizide, im menschlichen Körper hingegen durch Antibiotika, unzureichende Kost, Überernährung, Streß usw.

Aus diesem Grund erzeugen Bakterien in unserem zivilisierten Alltag üble Gerüche. Sie tun sich schwer damit, die unnatürlichen Substanzen zu zersetzen, die wir herstellen. Um diese Behauptung zu überprüfen, können Sie selbst ein Experiment machen. Geben Sie rohe Obst- und Gemüsestücke in Ihren Kompost. Sie werden feststellen, daß sie ohne üblen Geruch verrotten und sich zersetzen. Nun fügen Sie dem Kompost etwas gekochte Nahrung bei, z.B. gekochte Nudeln, Hühnersuppe oder Kartoffelpüree. Schon nach ein paar Tagen werden Sie feststellen, daß Ihrem Kompost ein unangenehmer Geruch entströmt, der so penetrant werden kann, daß sich Ihre Nachbarn beschweren.

Bakterien spielen eine wichtige Rolle beim Anbau von Nahrungserzeugnissen. Der Hauptunterschied zwischen biologischem und konventionellem Gartenbau besteht darin, daß man „beim konventionellen Gartenbau versucht, die Pflanze selbst zu versorgen, während man bei der biologischen Variante die Mikroorganismen im Boden nährt."[2] Einfach ausgedrückt ignorieren konventionelle Bauern die Mikroorganismen im Boden und sind darum bemüht, die Pflanzen mit Kalium, Stickstoff und weiteren Chemikalien zu versorgen, während Biobauern darauf achten, die lebendigen Bestandteile des Bodens zu nähren, die den Pflanzen eine Zufuhr von harmonisch ausgewogenen Nährstoffen bieten. So wie Menschen nicht von Chemikalien anstelle von Nahrung leben können, so können auch die Mikroorganismen im Boden nicht überleben, wenn man ihnen nur künstliche Düngemittel zuführt. Wenn alle Mikroorganismen durch Chemikalien zerstört wurden, verwandelt sich der Boden in Staub. Keine Pflanze kann im Staub gedeihen, egal wie reich an unterschiedlichen Chemikalien der Staub auch sein mag.

Durch die Pflanzen, die wir essen, nehmen wir lebenswichtige Nährstoffe auf, die von Mikroorganismen im Boden erzeugt wurden. Je mehr organische Materie oder „Humus" im Boden enthalten ist, desto nahrhafter sind die in dieser Erde angebauten Nahrungsprodukte. Wir Menschen sind die Erben von weltweit unzähligen Hektar wundervoll fruchtbarem Mutterboden, mit einer Unzahl Mikroorganismen, die darin glücklicher gedeihen. In Ihrem Bestseller *Die Geheimnisse der guten Erde* erklären Peter Tompkins und Christopher Bird: „Das Gesamtgewicht aller Mikrobenzellen auf der Erde beträgt fünfundzwanzigmal so viel wie das aller Tiere; jeder Hektar gut bebauten Landes enthält bis zu einer halben Tonne florierender Mikroorganismen sowie eine Tonne Regenwürmer, die täglich bis zu einer Tonne humushaltigen Wurmkompost ausscheiden."[3]

Infolge unseres „hochtechnologisierten" Gartenbaus enthalten die meisten landwirtschaftlichen Böden in den USA weniger als zwei Prozent organische Materie, während dieser Anteil ursprünglich, vor dem Chemiezeitalter, 60 bis 100 Prozent betrug. Laut David Blume, einem

Bio-Ökologen, Lehrer und Experten für Permakultur, enthält „ein Großteil des handelsüblichen Agrarbodens günstigstenfalls zwei Prozent organische Materie – das ist genau die Grenze zwischen lebender und toter Erde."[4] Indem er einen Acker mit extrem gehaltloser, aus zementartigem Steinlehm bestehender Erde mit den Anbautechniken der Permakultur bearbeitete, gelang es David Blume, den organischen Anteil innerhalb weniger Jahre auf 25 Prozent zu steigern. Von diesem Acker erntete er „achtmal mehr Getreide pro Quadratmeter, als es nach Angaben der USDA möglich ist".[5]

Es ist aussichtslos, den Boden mit Chemikalien zu ernähren, denn „Biologie und Chemie sind nicht das gleiche."[6] Anders ausgedrückt, fehlen chemischen Düngern lebendige Enzyme, die zur Ergiebigkeit und Einzigartigkeit eines jeden Bodens beitragen.

Erwähnt sei hier eine weitere interessante Tatsache, nämlich daß alle Lebewesen über ein starkes Immunsystem verfügen, das Bakterien daran hindert, in den Körper von Pflanzen, Tieren oder Menschen einzudringen, bis dieser Organismus stirbt. Bakterien können nie etwas zersetzen, das noch lebt. Zum Beispiel können riesige Mammutbäume mehr als zweitausend Jahre alt werden und bleiben trotzdem frei von Fäulnis. Ihre Wurzeln befinden sich stets im Boden, trotzdem bleiben sie von Bakterien unbehelligt. Sobald der Baum jedoch stirbt, dringen die Bakterien ein, um den Baum wieder zu seinem Ursprung – dem Erdreich – zurückzuführen. Bakterien können zwischen lebendiger und toter Materie unterscheiden, wobei ihr Interesse ausschließlich der toten gilt.

Die Natur bietet zahlreiche weitere Beispiele dafür, wie diverse Parasiten nur Pflanzen oder Tiere mit einem geschwächten Immunsystem angreifen können. Zum Beispiel leben Moose, Misteln und Flechten nicht an starken und gesunden Bäumen. Gesunde, ausgewogene Erde in Biogärten bringt robuste Pflanzen hervor, vor denen Nacktschnecken und Insekten zurückschrecken. Baumpilze wachsen hauptsächlich an umgefallenen Baumstämmen oder sterbenden Bäumen im Wald. Auf ähnliche Weise ernähren sich auch Bakterien und Parasiten nicht von gesundem Fleisch. Wenn nun das Immunsystem das *einzig* existierende Hindernis für Parasiten darstellt, warum sollten wir dann nicht all unsere Bemühungen darauf richten, unser Immunsystem zu stärken anstatt zu versuchen, die Bakterien zu vergiften? Das gleiche gilt für sämtliche Parasiten. Wenn wir dafür sorgen, daß unser Körper sauber, gesund und gut ernährt ist, können Parasiten im Ökosystem unseres Körpers nicht leben, und selbst vor Mückenstichen bleiben wir dann verschont.

Regelmäßige Körperpflege ist unerläßlich. Zugleich sind wir jedoch außerstande, jede Ansammlung aller möglichen Bakterien an jedem Ort zu kontrollieren, egal wie gründlich wir putzen und wie viele Chemikalien wir verwenden. Mit viel Aufwand, strengen Verordnungen und großem Einsatz finanzieller Mittel haben wir die Ausbreitung von Bakterien in öffentlichen Toiletten fast völlig im Griff. Da gibt es hochtechnologisierte Handtrockner und raffinierte Klobrillenüberzüge. Es ist heute möglich, eine öffentliche Toilette aufzusuchen, ohne auch nur mit irgend etwas in Berührung zu kommen. Trotzdem gibt es nach wie vor eine Menge anderer Orte, wo der Mensch auf „böse" Bakterien treffen kann, die so gut wie unmöglich zu kontrollieren sind. Zum Beispiel die Griffe von Einkaufswagen, Autotüren, Kugelschreiber auf dem Postamt, im Kaufhaus oder in der Bank, Haltegriffe in öffentlichen Verkehrsmitteln, auf Rolltreppen und in Aufzügen, Geld, Bankautomaten, Bestecke in Selbstbedienungsrestaurants und vieles mehr, einschließlich Speisebehältern wie Dosen, Bechern und Schachteln. Im Vergleich zu der gigantischen Aufgabe, sämtliche „bösen" Bakterien in unserer Umgebung zu vernichten, erscheint eine Verbesserung unseres Körperimmunsystems um ein Vielfaches vernünftiger und realisierbarer.

Ironischerweise zerstören alle antibakteriellen Stoffe, die wir an unserem Körper anwenden, nicht nur die „bösen" Bakterien, sondern auch die „guten" Mikroorganismen, die ein wichtiger Bestandteil unserer natürlichen Abwehr gegen „böse" Bakterien sind. Ich finde diese Vorgehensweise eher schädlich als nützlich. Für mich ist das, als würde man sich einen Finger abschneiden, nur weil ein Splitter darin steckt. Fürchten wir uns lieber vor unseren Reinigungsmitteln, von denen viele giftige Chemikalien enthalten. Bakterien können uns nichts anhaben, wenn wir den Gesetzen der Natur folgen, doch Chemikalien *werden* uns irgendwann mit Sicherheit alle umbringen, sofern wir ihren Gebrauch nicht drastisch einschränken. Wenn wir Angst vor Infektionskrankheiten haben, ist es daher am besten, unser Immunsystem zu stärken, indem wir nahrhafte Lebensmittel verspeisen, uns körperlich betätigen, Techniken zur Streßreduzierung anwenden und uns weiterer natürlicher Heilmethoden bedienen.

Kapitel 11

Was ist mit Insekten?

Die reine und schlichte Wahrheit ist nur selten rein und niemals schlicht.

Oscar Wilde

Gegenwärtig bin ich weder dafür noch dagegen, Insekten zu essen. Ich müßte mich jedoch selbst für eine Idealistin halten, würde ich dieses Thema nicht ansprechen. Außerdem wird mir die Frage nach Insekten bei nahezu jedem meiner Vorträge gestellt. Deshalb möchte ich Ihnen, obwohl ich seit vielen Jahren Veganerin bin und mich schon von dem Gedanken abgestoßen fühle, Kerbtiere zu verspeisen, kurz darlegen, was ich herausgefunden habe.

Tatsache ist, daß die meisten, wenn nicht sogar alle menschlichen Gruppen oder Stämme in unserer Geschichte Insekten verzehrt haben. Bei nahezu allen alten Völkern, auch bei den Indianern, galten Insekten als hervorragende Nahrungsquelle. Für einige war Nahrung in Form von Insekten eine Überlebensfrage, für andere eine Delikatesse.[1]

Laut einer Studie der Purdue University[2] konsumieren heutzutage 80 Prozent der Menschen auf dieser Welt freiwillig und regelmäßig Insekten, und 100 Prozent essen sie unabsichtlich. Es gibt 1.462 Arten von eßbaren Insekten. Gerichte, in denen verschiedene Arten von Kerbtieren enthalten sind, werden in zahlreichen Feinschmeckerrestaurants in Japan, Frankreich, Taiwan, Australien, Neuseeland, Thailand und weiteren Ländern serviert. Eßbare Insekten sind und waren jahrhundertelang traditionsgemäß eine wichtige und nahrhafte Speise für die Einwohner Afrikas, Asiens, Australiens und Lateinamerikas.[3] Die Ureinwohner Südafrikas nutzten zahlreiche Insekten als Nahrung, darunter Raupen,

Heuschrecken/Grashüpfer, Ameisen, Termiten und Käfer.[4] Viele Menschen verzehren Langusten, Hummer, Krabben und Shrimps, die biologisch gesehen zum Stamm der Insekten, zu den Gliederfüßern gehören.

Die Geschichte kennt viele Belege für den Verzehr von Insekten durch den Menschen:

- Die alten Römer und Griechen verspeisten Insekten. Plinius, der römische Gelehrte des 1. Jahrhunderts und Verfasser der *Historia Naturalis* schrieb, daß römische Aristokraten gerne auf Blumen und Reben herangezüchtete Käferlarven aßen.[5]
- Aristoteles, der griechische Philosoph und Wissenschaftler des 4. Jahrhunderts, spricht in seinen Schriften über die ideale Zeit zum Einfangen von Zikaden: „Wenn die Zikadenlarve im Boden ihre volle Größe erreicht hat, wird sie zur Puppe; dann schmeckt sie am besten, ehe die Hülle aufbricht. Anfangs ist es besser, die Männchen zu verspeisen, nach der Begattung jedoch die Weibchen, die dann voll mit weißen Eiern sind."[6]
- Im Alten Testament wird Christen und Juden empfohlen, Heuschrecken, Käfer und Grashüpfer zu verzehren (Levitikus 11, 21-23). Von Johannes dem Täufer heißt es, er habe sich, als er in der Wüste lebte, von Heuschrecken und Honig ernährt. (Matthäus 3,4)

Insekten gelten als die erfolgreichste Gruppe im Tierreich. Mehr als 80 Prozent aller lebenden Tiere sind Insekten. Wir kennen etwa eine Million Insektenarten. Mindestens 7.000 Arten werden jährlich neu entdeckt und beschrieben. Ihr Erfolg läßt sich hauptsächlich auf folgende Gründe zurückführen: Die Fähigkeit, sich unterschiedlichen Lebensräumen anzupassen und darin zu leben, ein hohes Fortpflanzungspotential, die Fähigkeit, Nahrung von unterschiedlichster Art und Qualität zu sich zu nehmen, sowie die Fähigkeit, Feinden schnell zu entkommen.[7]

William F. Lyon von der Ohio State University schreibt:

„Wenn die Amerikaner mehr Insekten in ihrer Nahrung dulden würden, könnten Bauern die Menge an Schädlingsbekämpfungsmitteln jedes Jahr deutlich verringern. Es ist besser, mehr Insekten und dafür weniger Pestizidrückstände aufzunehmen. Wenn die amerikanische Arzneimittel-Zulassungsbehörde den Grenzwert für Insekten und Insektenteile im Nahrungsgetreide herabsetzen (und doppelt so viel davon zulassen) würde, müßten US-Bauern jährlich weitaus weniger Pestizide einsetzen. Vor fünfzig Jahren war es üblich, daß jeder Apfel einen Wurm enthielt, daß Bohnenhülsen die Spuren von Käferverbiß aufwiesen und Kohlblätter von Würmern angefressen waren.

Den meisten Amerikanern ist nicht klar, daß sie bereits jetzt vermutlich ein bis zwei Pfund Insekten pro Jahr verzehren. Man sieht diese Insekten nicht, da sie, zu winzigen Teilchen zermahlen, in Produkten wie Erdbeermarmelade, Erdnußbutter, Spaghettisoße, gefrorenem und gehacktem Broccoli usw. enthalten sind. Tatsächlich wird so manches Nahrungsmittel aufgrund dieser Insektenteile nährstoffreicher."[8]

Professor Lyon vermutet, daß „viele Insekten weitaus sauberer sind als andere Geschöpfe. Zum Beispiel ernähren sich Grashüpfer und Grillen von frischen, sauberen grünen Pflanzen, während Krabben, Hummer und Welse als Aasfresser alle möglichen Arten von fauligem, verwesendem Material zu sich nehmen. Nach Angaben der amerikanischen Gesellschaft für Insektenkunde sind Termiten, Grashüpfer, Raupen, Rüsselkäfer, Stubenfliegen und Spinnen vom Gewichtsanteil her bessere Eiweißquellen als Rinder, Hühner, Schweine oder Schafe. Außerdem sind Insekten arm an Cholesterin und Fett."[9]

Dr. Joseph Mercola, der Verfasser von *Total Health Program* und weiterer bekannter Bücher, schreibt: „Viele Insekten enthalten Vitamin B_{12} ... so gibt es zum Beispiel fünf Termitenarten mit einem hohen B_{12}-Gehalt (0,455 – 3,21 Mikrogramm pro Milligramm)."[10] Zum Vergleich: Die von der USDA empfohlene Tagesmenge beträgt 2,8 Mikrogramm für Erwachsene.[11] Dies erklärt vielleicht, wie Urzeitmenschen an Vitamin B_{12} gelangten, ohne auf große Mengen Fleisch zurückgreifen zu müssen.

Im Jahre 2002 kämpften zwanzig Kandidaten in der Reality-Show *The Last Hero* um ein Preisgeld von 50.000 Dollar. Eine ihrer Aufgaben bestand darin, eine Schüssel mit lebenden Würmern und Käfern leerzuessen. In den Interviews, die sie nach der Show gaben, berichteten die Teilnehmer, wie überrascht sie waren, daß diese Insekten ihnen tatsächlich schmeckten und sie sich sogar darauf freuten, mehr davon zu essen.

So gut wie alles, was wir essen, enthält (entweder ganze oder Teile von) Insekten. Tatsächlich gibt es für jede Art Lebensmittel von der Regierung verordnete Höchstwerte für erlaubte Insektenteile pro Einheit. Nach US-Bestimmungen sind 75 Insektenteilchen pro 50 Gramm Weizenmehl gestattet, zwei Maden pro 100 Gramm Tomatensoße oder Pizza, 20 Maden in Pilzkonserven, 60 Insektenteilchen pro 100 Gramm Erdnußbutter und so weiter.[12] Diese Grenzwerte wurden festgelegt, weil es nicht möglich ist und nie möglich war, auf offenen Feldern Früchte anzupflanzen, zu ernten und zu verarbeiten, die völlig frei von natürlichen Mängeln sind.

Die Alternative zur Festlegung von Grenzwerten für natürliche Mängel in bestimmten Lebensmitteln bestünde darin, auf einer vermehrten Anwendung chemischer Substanzen zur Kontrolle von Insekten, Nagern und weiterer natürlicher Schädlinge zu beharren. Diese Alternative ist nicht zufriedenstellend, da die reale Gefahr besteht, daß Verbraucher den potentiellen Risiken ausgesetzt werden, die von den Rückständen solcher Chemikalien ausgehen, ganz im Gegensatz zu den unästhetischen, aber harmlosen und unvermeidlichen Mängeln natürlicher Art. „Angesichts des weitverbreiteten Gebrauchs von Pestiziden in der industriellen Landwirtschaft läßt sich sagen, daß die Menschen den Planeten vergiften, indem sie ihn von Insekten befreien, anstatt Insekten zu essen und künstliche Chemikalien von den Pflanzen fernzuhalten, die wir verspeisen."[13]

Laut Gene DeFoliart, einem emeritiertem Professor für Insektenkunde an der University of Wisconsin-Madison, „haben wir, indem wir unser Hauptaugenmerk auf Viehzucht gerichtet haben, diesen Planeten seiner Vegetation beraubt. Insekten sind viel effizienter, wenn es darum geht, Biomasse in Protein umzuwandeln."[14] So scheint das Züchten von Insekten wirtschaftlicher zu sein als Viehzucht. Aus hundert Pfund Futter gewinnen wir 10 Pfund Rindfleisch, während uns die gleiche Menge Futter 45 Pfund Grillen liefert.[15]

Ich vermute, die Vorurteile gegen Insekten in westlichen Ländern entstanden mit der Entdeckung der Bakterien. Als das Volk begann, Angst und Abscheu vor Mikroben zu empfinden, weitete es diese Gefühle auch auf Insekten aus.

Da ich seit vielen Jahren Veganerin bin, beschloß ich, meine Freunde bei einem unserer regelmäßig stattfindenden Veganer-Treffen zu fragen, was sie denn vom Verspeisen von Insekten halten. Es kam zu einer lebhaften Diskussion, bei der die unterschiedlichsten Meinungen zur Sprache kamen. Zunächst sagten alle, man solle überhaupt keinem anderen Lebewesen weh tun. Nachdem wir jedoch tiefer in die Materie vorgedrungen waren, trug mein Freund Mike einige überraschende Standpunkte vor. Nachfolgend seine wichtigsten Überlegungen. Wenn Menschen Insekten verzehren würden, dann

- würden sie gezwungenermaßen weniger Pestizide zu sich nehmen, wodurch letztendlich weniger Insekten getötet würden.
- würden Verbraucher die Angst vor Insekten in ihren Speisen (z.B. Frischwaren, Nudeln oder Schokolade) verlieren, was weniger Pestizide in den Produkten zur Folge hätte.
- würden Nicht-Vegetarier weniger Fleisch von Tieren verzehren, die über ein Nervensystem verfügen und weitaus mehr Schmerz verspüren.
- würden Biogärtner, die die Pflanzen in ihren Gärten von großen Käfermengen säubern, diese Insekten künftig essen oder verkaufen, anstatt sie zu vernichten.

Zusammenfassend läßt sich sagen: Wenn die Menschen in westlichen Ländern einfach eine *positivere Einstellung* zu Insekten gewinnen könnten, käme das vielen größeren Tieren zugute, würde dies in einem größeren Rahmen auch den Insekten nutzen und der Umwelt im allgemeinen dienen, ganz zu schweigen vom potentiellen Nutzen für die menschliche Gesundheit.

Teil 2

Abhängigkeit von gekochter Nahrung

Kapitel 12

Ist es wirklich Abhängigkeit?

*Wir glauben nur widerwillig an Dinge, an die zu glauben unsere
Gefühle verletzen würde.*

Ovid, römischer Dichter (43 – 18 v. Chr.)

Als meine Familie auf Rohkost umstieg, war ich erstaunt, wie schwer
es mir selbst fiel, diese Ernährungsweise strikt durchzuhalten, vor allem
in den ersten zwei Wochen. Zuerst dachte ich, mein Verlangen nach gekochten Speisen resultiere einfach aus meiner Vorliebe für Hausmannskost. Meine Sehnsucht nach Gekochtem hielt etwa zwei Monate lang an,
dann vergaß ich allmählich, daß es so etwas wie gekochte Delikatessen
überhaupt gibt und fand mich mit der neuen Ernährungsweise meiner
Familie ab. Mein Mann fühlte sich ebenso gepeinigt wie ich, und auch
bei ihm dauerte es zwei Monate, bis er sich an die Rohkost gewöhnt
hatte. Bei unseren Kindern schien der Umstieg von gekochter auf rohe
Nahrung rascher und reibungsloser vor sich zu gehen als bei uns.

Später, als ich Rohkost-Kurse zu halten begann, erfuhr ich, daß den
meisten Menschen der Wechsel zu Rohkost nicht leicht fällt. Es schien
da einen Widerspruch zu geben. Auf der einen Seite bestand ein großes
Interesse daran, etwas über Rohkosternährung zu lernen. Dafür sprach,
daß meine Kurse stets voll belegt waren. Auf der anderen Seite gestanden mir meine Kursteilnehmer, daß es für sie eine erstaunliche Herausforderung darstellte, der Rohkost auch nur ein oder zwei Tage lang treu
zu bleiben. Das widersprüchliche Feedback, auf das ich immer wieder
stieß, bestand darin, daß die Leute es zwar zu schätzen wußten, wie sie
sich fühlten, solange sie ausschließlich Rohkost aßen – energievoll und
verjüngt, besser als je zuvor –, es aber trotzdem nicht schafften, bei dieser Ernährungsweise zu bleiben, da sich bei ihnen sofort wieder ein star-

kes Verlangen nach gekochter Nahrung einstellte. Ich erinnere mich da zum Beispiel an zwei Schwestern, die beide an Unterzuckerung litten. Sie waren so begeistert davon, zu Rohköstlerinnen zu werden, daß sie nach meinem Vortrag noch dablieben und mich baten, ihnen bei der Erstellung ihres Rohkostplans zu helfen. Schon am nächsten Tag jedoch, als ich ihnen zufällig in einem Bioladen begegnete, grüßten sie mich nur mit einem Nicken und versteckten ihre Hände hinter dem Rücken. Als sie an mir vorbei waren, ließ eine von ihnen etwas fallen ... einen Muffin. Offenbar unterschätzten sie die Macht der Muffins.

Um herauszufinden, wie erfolgreich mein Unterricht war, führte ich unter meinen Workshop-Teilnehmern eine Umfrage durch. Amüsiert stellte ich fest, daß einen Monat nach meinen Vorträgen nur noch zwei Prozent der Teilnehmer sich von 80 Prozent Rohkost oder mehr ernährten. Ungläubig führte ich eine zweite Umfrage durch, die zufällig im Januar stattfand, kurz nach den Weihnachtswochen. Natürlich gab es unter meinen Schülern jetzt überhaupt keine Rohköstler mehr.

Zunächst hielt ich mich für die Schuldige und beschloß, meine Ernährungskurse etwas engagierter zu gestalten. Ich tat mein Bestes, um eine witzige Lehrerin zu sein. Ich sang in meinen Kursen sogar russische Volkslieder, erzählte urkomische Witze und vertraute den Schülern meine besten Rohkostkniffe an. Das Ergebnis jedoch blieb stets dasselbe: Die meisten Leute, die sich zu meinen Kursen anmeldeten, wußten es zwar zu schätzen, wie sie sich fühlten, solange sie Rohkost aßen, schafften es aber nicht, dabeizubleiben.

Eines Tages lud mich mein Freund Gerry zu einer seiner Zusammenkünfte der Anonymen Alkoholiker (AA) ein. Ich war nie zuvor bei einem AA-Treffen gewesen, und ich war zutiefst berührt von der Aufrichtigkeit der Teilnehmer, wenn sie über ihre Abhängigkeit sprachen. Bei diesem Treffen kam mir plötzlich die Idee, die Vorliebe für gekochte Speisen könne vielleicht ebenfalls eine Sucht sein. Klar, wenn gekochte Nahrung nicht abhängig machen würde, würden die Leute sie ja vielleicht manchmal vergessen und einen oder zwei Tage nur von Rohkost leben. So etwas aber kommt nie im Leben vor, es sei denn, man hat sich im Wald verirrt, oder es geschieht etwas ähnlich Dramatisches. So wie es bei einem Raucher keinen Tag ohne Zigarette gibt, so verspüren Leute, die es gewohnt sind, gekochte Nahrung zu essen, auch täglich das Bedürfnis nach wenigstens etwas gekochter Nahrung. Kein Wunder, daß die meisten Menschen denken, gekochte Speisen seien für die menschliche Gesundheit unerläßlich.

Nach all diesen Überlegungen ging ich in die Stadtbücherei und ließ mir etwa dreißig Bücher über Abhängigkeit bringen. Die Bibliothekare sahen mich mitleidig an. Sie dachten bestimmt, ich hätte ein Riesenproblem.

Ich fand in diesen Büchern eine Menge hilfreicher Informationen. Ich erfuhr, daß Menschen, die an einer Abhängigkeit leiden, das unwiderstehliche Bedürfnis verspüren, eine bestimmte Substanz zu sich zu nehmen, obwohl sie sich über die schwerwiegenden körperlichen oder seelischen Folgen im klaren sind. Ich fand heraus, welches die drei Hauptsymptome für Abhängigkeit sind:

- Man leugnet, daß man ein Problem hat.
- Man hat das Gefühl, die Substanz zu brauchen, um normal funktionieren zu können.
- Man nimmt zu viel davon zu sich (Alkohol, Nahrung, Tabak und anderes).[1]

Diese Schilderungen erinnerten mich an mein eigenes, auffallend ähnliches Verhältnis zu gekochter Nahrung. Nun verstand ich, weshalb mir der Umstieg auf Rohkost so schwer gefallen war. Ich begriff, daß ich nicht deshalb gelitten hatte, weil ich Rohkost aß, sondern weil ich *keine* gekochten Speisen mehr aß. Und mein Verlangen nach gekochten Mahlzeiten war nichts als eine Entzugserscheinung gewesen. Mir war jetzt klar, weshalb mein Unterricht nicht allzu erfolgreich gewesen war. Ich hatte die Leute nur über die Vorzüge von Rohkost aufgeklärt und ihnen beigebracht, wie man köstliche Rohkostmahlzeiten zubereitet. Es war mir aber nicht gelungen, das überaus notwendige Verständnis für die suchterzeugende Wirkung von gekochter Nahrung zu vermitteln. Ich mußte mir ein paar Strategien ausdenken, mit deren Hilfe meine Schüler ihr Verlangen nach gekochter Nahrung überwinden konnten.

Deshalb beschloß ich, ein Programm zu erarbeiten, das ich „12 Stufen zur Rohkost" nannte. Natürlich ist gekochte Nahrung etwas anderes als Drogen oder Alkohol. Wenn ich zum Beispiel ein Stück Pizza oder Kuchen esse, hat dies keine sofortigen und einschneidenden Wirkungen auf mein Verhalten. Konsumiert aber jemand tagtäglich gekochte Nahrung, kann dies seine Gesundheit rasch zugrunde richten. Im übrigen ist der

Verzehr von gekochter Nahrung allgemein keineswegs als Sucht aner-kannt, ganz im Gegenteil: Er wird in unserer Gesellschaft weitgehend akzeptiert und geschätzt. Deshalb unterscheiden sich einige der Schritte in meinem Programm von denen der Anonymen Alkoholiker. Ich habe mit vielen Absolventen der verschiedensten 12-Stufen-Programme ge-sprochen, vor allem mit Mitgliedern von Overeaters Anonymous.[*] Diese Gespräche halfen mir bei der Ausarbeitung zahlreicher Strategien, die ich seitdem mit Erfolg in meinen Workshops anwende.

Meinen ersten Wochenend-Workshop zum Thema „12 Stufen zur Rohkost" gab ich im Dezember 1999 in Portland, Oregon. Einen Monat nach diesem Workshop rief ich sämtliche Teilnehmer an. Ich freute mich wahnsinnig, als ich erfuhr, daß sich trotz der Weihnachtsfeiertage alle 43 Teilnehmer noch immer vorwiegend von Rohkost ernährten.

Seitdem habe ich 192 Wochenend-Workshops mit dem Titel „12 Schritte zur Rohkost" in zahlreichen US-Bundesstaaten und im Aus-land abgehalten. Diese Workshops wurden so beliebt, daß oft mehr als hundert, manchmal sogar zweihundert Leute im Publikum saßen. Das Programm erwies sich als weitaus wirksamer als meine ursprünglichen Vorträge über die Vorzüge von Rohkost. Ich war entzückt, wenn ich ein Jahr später in eine der Städte zurückkehrte und feststellen durfte, daß meine Schüler noch immer zu 100 Prozent von Rohkost lebten – nur mit dem Unterschied, daß sie jetzt wie ihre jüngeren Geschwister aussahen.

Die 12-Stufen-Workshops wurden nicht nur für meine Schüler, son-dern auch für mich selbst ungemein wichtig. Nie handelt es sich bei diesen Treffs um reine Lehrveranstaltungen, sondern immer auch um kraftvolle Erlebnistage in punkto Heilen und Lernen. Wie Sie sich vorstellen kön-nen, treten meine Teilnehmer und ich an solchen Wochenenden in einen ehrlichen Gedankenaustausch über zahllose subtile Fragen zum Thema Ernährung. Ich habe aus ihren Geständnissen viel gelernt. Meist begannen wir uns aufgrund unserer eingehenden Gespräche wie eine große Familie zu fühlen und bezeichneten uns sogar gegenseitig als „Rohkost-Insider". Es freut mich so, daß ich die Zeit gefunden habe, dieses Buch zu überar-beiten und um einige der wertvollsten Gedanken zu ergänzen, die ich mir während meiner Jahre als Lehrerin für dieses Programm aneignen konnte.

---

[*]   Selbsthilfegruppe für Personen mit der Neigung, übermäßig viel zu essen. (Anm. d. Übers.)

Kapitel 13

Wie wichtig ist es, zu 100 Prozent Rohköstler zu sein?

*Zu essen ist eine Notwendigkeit, doch vernünftig
zu essen ist eine Kunst.*

La Rochefoucauld

Sich zu 100 Prozent von Rohkost zu ernähren ist für die menschliche Gesundheit optimal und daher wichtig. Dennoch sind diese 100 Prozent Rohkost nicht immer möglich. Da ich in Rußland aufgewachsen bin und viele Länder besucht habe, kann ich bezeugen, daß es ein Luxus ist, sich ausschließlich von veganer Kost ernähren zu können. Ich schätze mich glücklich, daß ich die Möglichkeit dazu habe. Zum Beispiel habe ich meine Bücher auf Russisch übersetzt, kann sie aber in Rußland nicht veröffentlichen, da viele Früchte, Gemüsesorten und vor allem grüne Salate dort nicht einmal im Sommer erhältlich sind. Ich finde es seltsam, daß der Grünkohl zwar aus Rußland stammt, dem russischen Volk heute aber unbekannt ist. In der russischen Ausgabe meines Buches nenne ich ihn „Wildkohl", was irreführend sein kann, doch ich konnte keinen besseren Namen dafür finden.

Mir sind auch Leute bekannt, die aufgrund zahlloser weiterer Herausforderungen nicht in der Lage sind, ausschließlich Rohkost zu verzehren, sowohl in armen als auch reichen Ländern. Nachfolgend die schwierigsten Voraussetzungen für Rohköstler, denen ich begegnet bin:

- Wenn man von anderen abhängig oder behindert ist
- Wenn man dafür verantwortlich ist, für andere Familienmitglieder gekochte Mahlzeiten zuzubereiten
- Wenn man Gerichte essen muß, die andere zubereitet haben

- Wenn man in einem Restaurant oder einem anderen Betrieb arbeitet, der mit Nahrungsmitteln zu tun hat
- Wenn nur ein äußerst begrenztes Produktangebot zur Verfügung steht
- Wenn man mit Arbeitskollegen bei Geschäftsbesprechungen speist
- Wenn man mit einer Gruppe verreist, die sich wie selbstverständlich von gekochten Speisen ernährt
- Wenn man im Krankenhaus, im Altenheim, im Krieg oder im Gefängnis ist

Unter der Last ihrer ganz persönlichen Handicaps fragen mich die Leute oft, für wie wichtig ich es wirklich halte, eine Ernährung anzustreben, die zu 100 Prozent aus Rohkost besteht. Ich habe da zwei etwas unterschiedliche Empfehlungen für die beiden Hauptgruppen von Essern – die zwanghaften Esser und die normalen Esser. Ich schlage den Leuten vor, sich gemäß folgender Beschreibung einer dieser beiden Gruppen zuzuordnen:

- *Ein zwanghafter Esser* ist jemand, der mehr ißt, als er braucht oder haben will, aber nicht, weil sein Magen ihm Hungersignale schickt, sondern aus anderen Gründen.
- *Ein normaler Esser* ist jemand, der ißt, wenn er hungrig ist, und aufhört, wenn er satt ist.[1]

Wenn Sie glauben, sich irgendwo zwischen diesen beiden Gruppen zu befinden, ordnen Sie sich bei derjenigen ein, der Sie sich am ähnlichsten fühlen.

Ich glaube, daß es nur „normalen Essern" gelingt, der Rohkost treu zu bleiben und nur gelegentlich kleine Portionen gekochter Nahrung zu sich zu nehmen, ohne dabei in eine vorwiegend aus Kochspeisen bestehende Ernährung abzugleiten. Ich möchte klarstellen, daß ich das nicht empfehle. Ich habe lediglich beobachtet, daß für „normale Esser" das Konsumieren von ein bißchen gekochter Nahrung nur geringfügig schädigend ist, da sie fähig sind, ihre Nahrungszufuhr zu kontrollieren.

Zwanghaften Essern empfehle ich wärmstens, sich zu 100 Prozent von Rohkost zu ernähren, und zwar deshalb, weil es ihnen einfach wesentlicher leichter fällt, daran festzuhalten. Ich habe scharenweise zwanghafte Esser kennengelernt, die versuchten, bei einer Kombination von 80 Prozent Rohkost und 20 Prozent Kochnahrung zu bleiben. Ich habe miterlebt, wie diese armen Leute fortwährend zwischen 80 Prozent Rohkost und 80 Prozent Gekochtem hin- und herpendelten, sich nie auf einen bestimmten Plan festlegen konnten und sich stets schuldig fühlten und um ihre Gesundheit sorgten. Gleichzeitig kenne ich zahllose Beispiele dafür, wie zwanghafte Esser, nachdem sie auf Rohkost umgestiegen waren, es schafften, erfolgreich an gesunden Ernährungsmustern festzuhalten, niemals zuviel aßen und zwischen ihren Mahlzeiten Pausen einlegten, anstatt pausenlos zu futtern und zu naschen. Die meisten Rohkostgerichte haben im Gegensatz zu vielen Kochspeisen keinen übermäßig stimulierenden Geschmack. Ich bin in meinem Leben etlichen Leuten begegnet, denen es gelang, während einer einzigen Mahlzeit mehrere große Pizzas zu verspeisen, doch ich habe nie jemanden kennengelernt, der mehrere große Salate geschafft hätte. Und selbst in Fällen, wo jemand sich an Rohkostprodukten übernimmt, ist dies weitaus weniger schädlich, als wenn man zu viel gekochte Nahrung ißt. Da ich selbst zu den zwanghaften Essern gehöre, habe ich normale Esser immer beneidet und mich angesichts meiner Gelüste oft hilflos gefühlt. Mein Festhalten an einer hundertprozentigen Rohkosternährung hat mein Essverhalten in hohem Maße verbessert und mein ganzes Leben von Grund auf verändert.

Manchmal werde ich gefragt, wie ein Prozent gekochte Nahrung auf dem Speiseplan so schädlich sein kann. Ich glaube, wenn wir ein Prozent zulassen, dann lassen wir uns eine Hintertür offen, um nachzugeben, wann immer wir Lust auf gekochte Speisen haben. Entsprechend den Erkenntnissen der Anonymen Alkoholiker neigen wir dazu, uns dann zu überfressen, wenn wir hungrig, zornig, einsam, müde oder deprimiert sind. Haben wir erst auf das letzte Prozent an Gekochtem in unserer Nahrung verzichtet, schließt sich die Tür zur Kochnahrung ein für alle Mal. Und wenn wir diese Tür schließen, versperren wir auch die Tür zur Versuchung.

Bei 99 Prozent Rohkost bleiben wir anfällig für Versuchungen und gestatten uns das, was wir wollen, sobald wir es wollen. Ich kenne viele Leute, die sehr viel Mühe darauf verwendet haben, den 99-Prozent-Rohkost-Level zu erreichen, nur um ein paar Monate später wieder ganz zu gekochter Nahrung zurückzukehren. Dieses klitzekleine eine Prozent kann uns weiterhin zur Kochnahrung zurückverleiten. Ich könnte mir vorstellen, daß ein kalter Drogenentzug demgegenüber leichter zu bewältigen ist. Ja, man wird während der ersten paar Monate wahrscheinlich leiden, da jede Versuchung Leiden verursacht. Nach zwei Monaten jedoch wird das Leben leichter.

Aus Diskussionen mit Rohköstlern bin ich zu dem Schluß gekommen, daß nicht alle gekochten Speisen gleichermaßen stark wirken, wenn es darum geht, einen unnatürlichen Appetit zu wecken. Man sollte sich entschieden von allen appetitanregenden und verlockenden Kochgerichten fernhalten, ebenso von seinen Lieblingssnacks. Ungeachtet der konsumierten Menge können solche Speisen den mächtigen Drang erzeugen, mehr davon zu essen. Ich kenne Leute, die der Rohkost viele Monate oder sogar jahrelang treu blieben, dann aber wegen eines winzigen Bissens einer gekochten Delikatesse von ihrem Ernährungsplan abkamen.

Gleichzeitig will ich vermeiden, daß jemand paranoid wird, nur weil er gelegentlich eine unerhebliche Menge gekochter Nahrung zu sich nimmt, vor allem, wenn diese nicht mit irgendwelchen „nostalgischen" Erinnerungen verbunden ist. Ein paar Tropfen pasteurisierter Vanilleextrakt im Dessert, ein geröstetes Noriblatt, ein Löffel Miso oder eine Prise Nährhefe können vermutlich keinen Appetit auf Kochnahrung hervorrufen. Der Körper wird mit solch geringen und gelegentlichen Kochzutaten in der Nahrung leicht fertig. Es ist wie bei einem Alkoholiker, der das Trinken aufgegeben hat, aber nach wie vor gefahrlos gebratenen Fisch in Weinsoße oder ein Stück Punschtorte verzehren kann.

Ich glaube, der Umstieg auf 100 Prozent Rohkostnahrung hängt von persönlichen Vorlieben ab. Ich habe ein paar gute Freunde und Verwandte, von denen ich weiß, daß es ihnen so gut wie unmöglich wäre, Rohköstler zu werden. Sie müßten zu viele von ihren alltäglichen Freuden opfern. Von Zeit zu Zeit habe ich ihnen hübsche Veganerbücher und sogar Dampfgarer geschenkt, um sie zum Kochen leichterer Speisen anzuspornen. Mir fiel auf, daß sie diese Bücher und Dampfgarer benutzen und das bessere Essen ihnen gut tut. Gleichzeitig wissen meine Freunde, daß ich – sollten sie jemals weitere Veränderungen in ihrer Lebensführung planen – für sie da bin, um ihnen zu helfen.

Früher dachte ich immer, der Mensch könne sein Eßverhalten ein Leben lang selbst bestimmen. Bei meinen Forschungen jedoch stieß ich auf Studien über frühkindliche Prägungen. Mit Staunen las ich, daß „Geschmacksstoffe in der Muttermilch bereits die späteren Nahrungsvorlieben des Säuglings festlegen".[2] Die stärkste Prägung hinsichtlich der Nahrungsvorlieben für das spätere Leben jedoch ereignet sich während der Zeit, in der man von der Muttermilch entwöhnt wird. Diese Zeit bezeichnet man als die sensible oder kritische Periode[3], und sie dauert zwei oder drei Monate, in deren Verlauf es im kindlichen Gehirn zu besonders tiefgreifenden Prägungen kommt, die davon abhängig sind, was das Kind zu jener Zeit ißt und was es zu sehen bekommt, wenn es den Menschen in seiner Umgebung bei der Nahrungsaufnahme zusieht, vor allem der Mutter. Diese Prägung ist praktisch irreversibel. „Eine kritische Periode ... ist von sehr kurzer Dauer, und die Auswirkungen bestimmter Vorkommnisse während dieser Periode ... dauern ein Leben lang an und erweisen sich als ziemlich resistent gegenüber einer Löschung durch nachfolgende Ereignisse."[4]

So kommen Nahrungsvorlieben zustande, die uns zu Vegetariern, Fleisch-und-Kartoffel-Typen oder jeder anderen Art von Essern machen können. Wir können zu normalen oder zwanghaften Essern werden, je nachdem, welches Nahrungsangebot man uns während unserer sensiblen Periode vorsetzt. Ich finde es faszinierend, daß ein so kurzer Zeitabschnitt von sechzig bis neunzig Tagen unser Eßverhalten für das ganze Leben prägen kann. Der Prägungsmechanismus ist eine wahrhaft vernünftige Methode, um uns vor dem Aussterben zu bewahren, denn er gewährleistet, daß das Kind das wichtigste Wissen überhaupt – nämlich, *was es essen soll* – von der hingebungsvollsten Person der Welt – seiner Mutter – erbt. Wie bedauernswert es doch ist, daß der Mensch von heute sich einer natürlichen Lebensweise entfremdet hat. Dadurch haben wir das großartigste aller Naturgesetze in sein Gegenteil verkehrt und die Vorzüge einer lebenslangen gesunden Ernährung gegen den frustrierenden Fluch getauscht, sich ständig zwanghaft überfressen zu müssen.

Aufgrund von Ursachen, die in der Kindheit wurzeln, untergraben destruktive Eßgewohnheiten die Lebensqualität der meisten Menschen auf gravierende Weise. Statistiken besagen, daß bereits 58 Millionen Amerikaner an Übergewicht leiden[5] – eine Zahl, die stetig wächst. Die wissenschaftlichen Studien zum Thema Prägung weisen unmißverständlich darauf hin, daß es so gut wie unmöglich ist, eine bereits bestehende Fettleibigkeit wieder rückgängig zu machen. Immer wieder können wir beobachten, wie zwanghafte Esser verzweifelt darum bemüht sind, ihr

Eßverhalten zu ändern. Manche von ihnen greifen zu solch drastischen Lösungen wie die, sich einer Magenbypass-Operation zu unterziehen, einer Extremmaßnahme, bei der die Nahrungsmenge, die jemand verdauen kann, eingeschränkt wird, indem ein Großteil des Magens mit Klammern verschlossen und mehr als 20 Zentimeter des Dünndarms entfernt werden. Dennoch erweist sich die Natur als der menschlichen Willenskraft überlegen. Selbst nachdem sie sich den Magen haben zuklammern lassen, kommen viele Patienten von der strengen, vom Arzt verordneten Diät wieder ab, essen wieder unmäßig und erreichen innerhalb von fünf Jahren wieder ihr altes Übergewicht.[6] Anders ausgedrückt, kämpft die Kindheitsprägung bis zum Ende weiter um ihr Vermächtnis. Mittlerweile ist es zahlreichen Menschen gelungen, sich von ihrer Fettleibigkeit zu befreien, indem sie sich einer Rohkosternährung und anderen natürlichen Heilmethoden zuwandten. Meine Freundin Angela Stokes zum Beispiel verlor 80 Kilogramm. Sie überwand ihre *morbide Obesität*, indem sie auf Rohkostnahrung mit Schwerpunkt Grüngemüse umstieg.[7]

Ich glaube, man kann einer Fettleibigkeit viel leichter vorbeugen, als wieder rückgängig machen. Wenn Wasser aus der Leitung auf den Fußboden strömt, ist es dann besser, das Wasser mit einem Schwamm vom Boden aufzusaugen oder den Hahn zuzudrehen? Anstatt sämtliche Bemühungen auf die Beseitigung einer bereits bestehenden Fettleibigkeit zu richten, sollten wir unseren Kindern lieber dabei helfen, sich ein gesundes Eßverhalten anzugewöhnen. Geben wir acht auf die Qualität und Quantität der Nahrung, die wir unseren Babys servieren, hauptsächlich während der „sensiblen Periode". Und um bei unseren Kindern gesunde Ernährungsmuster herauszubilden, sollten wir auch stets darauf achten, welche Speisen sie in unseren Händen wahrnehmen können.

Kapitel 14

Suchtstoffe in üblichen Nahrungsmitteln

*„Vergiß die Liebe – ich falle lieber in Schokolade"**

Sandra J. Dykes zugeschrieben

Für mich ist die Abhängigkeit von gekochten Speisen die grausamste Sucht von allen, da sie von den begehrenswertesten und sogar heiligen Speisen der Menschen ausgeht. Unter allen gebräuchlichen Nahrungsmitteln machen Brot, Milch, Fleisch, Zucker und Salz vermutlich am meisten süchtig. Ironischerweise sind diese Nahrungsmittel gerade deshalb seit Jahrtausenden in Gebrauch und wurden zu wesentlichen Bestandteilen des menschlichen Lebens und der menschlichen Kultur. Im Laufe der Geschichte haben die Menschen, wenn sie eine sucht-erzeugende Substanz entdeckten, niemals freiwillig auf deren Gebrauch verzichtet. Überdies griff der Konsum stets nach und nach auf weitere Personen über. Aus diesem Grund hält jede suchterzeugende Substanz, die irgendwann von einer Person in einem bestimmten Land entdeckt wird, sei es nun Tabak, Cannabis, Schokolade oder andere, früher oder später auch Einzug in die restliche Welt. Diesem Umstand verdanken wir, daß es inzwischen so viele suchterzeugende Substanzen gibt, daß sie zusammengenommen Tausende von Menschen umbringen und ein riesiges gesellschaftliches Problem darstellen. Wir haben so viele Speisen mit suchterzeugenden Eigenschaften angehäuft, daß unsere Nahrungsauswahl in erster Linie nicht davon bestimmt wird, wie nahrhaft unser Essen ist, sondern wie viel Vergnügen es uns bereitet.

---

* Englisch „sich verlieben" = to fall in love = wörtlich: in Liebe fallen, (Anm. d. Übers.)

Im Zuge der rapiden Entwicklung neuer Technologien entdeckten Forscher in verschiedenen Produkten immer wieder neue Stoffanteile, unter denen sich auch suchterzeugende Substanzen in so stark verbreiteten Nahrungsmitteln wie Zucker fanden. Süßigkeiten schmecken so gut, weil ihr Verzehr uns buchstäblich ein Wohlgefühl vermittelt. Süßigkeiten rufen im Körper angenehme Empfindungen hervor. „Die Forschung zeigt, daß die für Süßes zuständigen Rezeptoren im Mund an Gehirnregionen gekoppelt sind, die endogene Opiate freisetzen – jene natürlichen, morphinähnlichen Chemikalien, die Gefühle des Vergnügens und Wohlbehagens hervorrufen. Der süße Geschmack an sich genügt, um Lustzentren im Gehirn zu aktivieren."[1]

Deshalb konsumieren Menschen gerne zuckerhaltige Nahrungsmittel wie z.B. Schokolade, Bonbons, Eiskrem, Cola, Kuchen und so weiter. Der weiße Zucker (auch Saccharose genannt) ist ein unnatürliches Molekül, dem es an jeglichem Nährwert mangelt. Gleichzeitig verfügt der weiße Zucker über konzentrierte Energie und wird oft als Quelle für „leere Kalorien" bezeichnet. Mit der Zeit kann die Aufnahme größerer Mengen raffinierten Zuckers zu einer „Nährstoffschuld" führen, bei der man zwar über genügend Energie verfügt, um den Körper mit Brennstoff zu versorgen, aber dennoch unter einem Mangel an weiteren lebensnotwendigen Nährstoffen leidet. Dies kann selbst bei übergewichtigen Personen zur Unterernährung führen.

Doch nicht nur durch weißen Zucker, auch durch den Verzehr gekochter stärkehaltiger Gemüsesorten nehmen die meisten Menschen Saccharose zu sich. „Beim Kochen von Süßkartoffeln ... wird fast die gesamte vorhandene Stärke in Zucker umgewandelt. Aus diesem Grund sollten wir überdenken, ob wir die Süßkartoffel zu den stärkehaltigen Speisen zählen wollen, denn so wie der Mensch sie verzehrt, ist sie eher zucker- als stärkehaltig."[2] Durch stärkehaltiges Gemüse wie Kartoffeln, Kürbisse, Karotten, Broccoli usw. in gekochter Form wird unsere Ernährung sogar noch reicher an Zucker.

Weißbrot, Getreideprodukte, Nudeln und andere aus Weißmehl hergestellte Speisen enthalten ebenfalls viel Saccharose.[3] Wenn wir uns vor Augen halten, daß diese drei Zuckerquellen den beliebtesten Teil des typischen menschlichen Speiseplans ausmachen, ist unser Verbrauch an Saccharose ungewöhnlich hoch, vor allem wenn man bedenkt, daß allein der menschliche Verbrauch an Tafelzucker in den letzten hundert Jahren um das 4,2-fache gestiegen ist.[4]

Der menschliche Körper versucht mit diesem gewaltigen Zuckerkonsum fertig zu werden, indem er seine Insulinproduktion bereits kurz nach Beginn der Nahrungsaufnahme erhöht.[5] Der pausenlose Überschuß an aufgenommenem Zucker führt unweigerlich zu dem als Unterzuckerung (Hypoglykämie) bekannten Zustand, bei dem es zu einem dauerhaft erhöhten Insulinspiegel in der Blutbahn kommt, der unseren Körper jederzeit für die Zufuhr von Zucker rüstet. Menschen, die an Unterzuckerung leiden, verspüren fortwährend den Drang, Süßigkeiten zu essen, um den Blutzuckerspiegel wieder zu normalisieren. Der Versuch, nach Aufnahme einer relativ geringen Menge mit Essen aufzuhören, scheitert aufgrund des Heißhungers, der durch die insulinerzeugte Unterzuckerung verursacht wird, wodurch ein Freßrausch fast unvermeidbar ist. Wie man sieht, führt der Konsum von Zucker in Form von Saccharose auf direktem Weg zu Zuckerabhängigkeit.

Ganz ohne Zucker jedoch kann der Körper nicht funktionieren. Zucker in einfacher Form, wie er in Früchten und Honig vorkommt, ist sehr leicht verdaulich und liefert abgesehen von Energie auch noch wertvolle Baustoffe. Die Aufnahme solcher natürlichen Zuckerarten führt im Körper nicht zu hypoglykämischen Reaktionen.

Vor kurzem führten meine Tochter Valya und ich ein paar interessante Untersuchungen durch. Wir beschlossen zu ermitteln, nach welchen Speisen die Leute sich sehnen, wenn sie Streß haben. Wir ließen sechzig Personen einen speziell ausgearbeiteten Fragebogen ausfüllen. Die meisten (52 von 60) Teilnehmer gaben an, sie würden sich in Streß-Situationen nach Süßigkeiten sehnen. Mehr noch aber interessierte mich eine zusätzliche, überraschende Information, die aus unserem Experiment hervorging. Wir stellten fest, daß zwischen der Art und Weise, wie jemand aufgewachsen ist, und seiner Methode, Streß zu bewältigen, ein Zusammenhang besteht.

- Die Teilnehmer unserer Umfrage, die mit Durchschnittsnahrung großgeworden waren, entwickelten Heißhunger auf Kuchen, Torten, Plätzchen, Bonbons und weitere potentiell gefährliche Zuckerprodukte.

- Wer als Kind vornehmlich mit vegetarischer Ernährung aufwuchs,

verlangt nach Rosinen, Datteln und anderen Trockenfrüchten sowie nach einer Reihe leichter vegetarischer Desserts wie z.B. rein pflanzliche Vollkornmuffins und Lakritzstangen.
- Ein kleiner Teil unserer Befragten war mit Rohkost großgeworden. Ich freute mich riesig zu erfahren, daß sich diese in leidvollen Momenten nach süßen Früchten wie Trauben, Feigen und Bananen sehnen.

Diese Untersuchung machte mir bewußt, welch dominante Rolle die frühkindliche Erziehung bei der Entwicklung unserer lebenslangen Nahrungsvorlieben spielt. Meine süßesten Kindheitserinnerungen sind stets verknüpft mit Bildern von meiner Familie und mir beim gemeinsamen Essen. Wenn wir eine bestimmte Speise sehen und den Wunsch verspüren, sie zu essen, dann entspringt dies der Erinnerung an frühere Erfahrungen mit dieser Speise. Aufgrund des Verlangens, erfreuliche Momente noch einmal zu erleben, können angenehme Erinnerungen unerwünschte Gelüste verstärken. Wenn ich zum Beispiel manchmal Werbeanzeigen für Pfannkuchen sehe, erinnere ich mich an meine Kindheit und denke daran zurück, welche Wonne es war, am Sonntagmorgen aufzuwachen und den Duft von Mamas frisch zubereiteten, mit geschmolzener Butter beträufelten Pfannkuchen einzuatmen. Ich gebe mich diesen Erinnerungen gerne hin, doch immer, wenn sie vor meinem geistigen Auge vorbeiziehen, kommt vorübergehend ein Schmerz in mir auf. Ich verspüre dann kurz den Konflikt zwischen dem unterbewußten Drang, die süßen Augenblicke der Vergangenheit wieder aufleben zu lassen, und dem Gedanken, daß ich nie wieder Pfannkuchen essen werde, da ich nun schon seit vielen Jahren ausschließlich von Rohkost lebe. Es ist schon erstaunlich, wie viele starke Gefühle durch den bloßen Gedanken ans Essen ausgelöst werden können. Ich fragte meine Tochter, ob ihre glücklichsten Kindheitserinnerungen mit Essen zu tun hätten. Lächelnd begann sie sich daran zu erinnern, wie wir einmal zusammen in Michigan köstliche Trauben gepflückt hatten, und daran, daß die kalifornischen Dattelpflaumen so lecker gewesen waren, daß selbst unsere Bassethündin Dashka so viel davon fraß, daß sie sich kaum noch rühren konnte. Auch erinnerte sie sich daran, wie unsere erste Durianfrucht geschmeckt hatte und so weiter. Man sieht, obwohl die Menschen darauf programmiert sind, auf Streß mit einem Verlangen nach Süßigkeiten zu reagieren, müssen solche

Süßigkeiten keineswegs aus weißem Zucker hergestellt sein. Frisches Obst ist der perfekte Treibstoff, vollgepackt mit Nährstoffen, und es hat keinerlei negative Auswirkungen.

Als ich wissenschaftliche Fakten über Brot zu sammeln begann, war ich zutiefst schockiert, und es schmerzte mich sogar zu entdecken, wie suchterzeugend Brot wirklich ist. Ich habe die meiste Zeit meines Lebens in Rußland gelebt, wo Brot als heilige Speise gilt. Nie sieht man in Rußland ein Stück Brot auf dem Boden oder auf der Straße liegen, denn dies würde als respektlos gegenüber jenen Menschen gelten, die nicht genug Brot haben wie etwa während der Blockade Leningrads.* Eine ausreichende Versorgung mit Brot ist traditionsgemäß eines der wichtigsten Versprechen der russischen Herrscher an ihr Volk. Im Laufe der Geschichte waren verschiedene Brotsorten für die meisten Menschen ein Grundnahrungsmittel. In Anerkennung der Bedeutung dieses Produktes gilt in den USA der November als „Nationaler Monat des Brotes". „Mehr als 75 Millionen Amerikaner genießen täglich eine Scheibe Toast. ... Tatsächlich lieben die Amerikaner ihren Toast so sehr, daß nahezu 10 Prozent der befragten Erwachsenen angaben, sie würden am Morgen lieber Toast essen als Sex haben. Mehr als die Hälfte (52 Prozent) der Befragten essen morgens lieber Toast als Süßes, 40 Prozent lieber Toast als Schokolade."[6]

Haben Sie sich je gefragt, weshalb Brot so beliebt ist? Man mag es kaum glauben, aber aus wissenschaftlichen Forschungen geht ohne jeden Zweifel hervor, daß selbst roher Weizen suchterzeugende Substanzen enthält:

* „Ein neuartiges Opioidpeptid wurde aus Weizengluten ... isoliert. Dieses Peptid erhielt die Bezeichnung Gluten-Exorphin C."[7]

* „... Peptide, die aus Weizengluten-Proteinen stammen, weisen bei Tests im Reagenzglas opioid-ähnliche Aktivitäten auf."[8]

---

* Am 8. September 1941, etwas mehr als zwei Monate nach dem Einmarsch in die Sowjetunion, umzingelten deutsche Truppen die Stadt Leningrad. Da es ihnen nicht gelang, die Stadt durch einen direkten Angriff einzunehmen, beschlossen sie, Leningrad auszuhungern und so zur Unterwerfung zu zwingen. Noch ehe die Belagerung am 27. Januar 1944 endete, waren nicht weniger als eine Million Zivilisten den Beschießungen, der Kälte und/oder dem Hunger zum Opfer gefallen. Die faschistische Blockade Leningrads dauerte 900 Tage, doch die Stadt kapitulierte nicht.

• „Aus Weizen stammende Gluten-Exorphine gelangen *in der Regel* zu Opiatrezeptoren im zentralen Nervensystem und lösen deren Aktivität aus."[9]

Wissenschaftler haben den Anteil an Opiaten im Weizen gemessen: „0,5 mg der aktivsten Peptide entsprachen dabei einem nM (Nanomol) Morphin."[10] Auch wenn es sich bei 1 nM (Nanomol) nur um eine Spurenmenge handelt, so ist dieser Anteil für das zentrale Nervensystem dennoch von Bedeutung. 1 nM Morphin läßt sich etwa vergleichen mit der Menge an Opiaten in unseren Hormonen (wie z.B. Endorphinen), die unser Körper künstlich herstellt, um Schmerz zu bekämpfen oder ein Gefühl der Freude und des Wohlbehagens zu erzeugen. Vergessen wir also nie, daß diese Menge an Opiaten aus einer sehr kleinen Menge Weizen gewonnen wurde.

Doch die im Weizen enthaltenen Opioidpeptide machen nicht nur abhängig, sie wirken auch deutlich auf die Tätigkeit unserer Hormone ein. „... man weiß seit langem, daß Opioidpeptide sowohl bei Menschen als auch bei Tieren zu deutlichen Veränderungen der hypophysären Hormonsekretion führen, und zwar über die klassischen Opioidrezeptoren."[11]

Ich verstehe schon, warum Brot für den Menschen stets ein so beliebtes Überlebensmittel war. Aufgrund seines hohen Zuckergehalts können wir sogar aus einem kleinen Stück Brot die notwendige Energie für viele Stunden Arbeit beziehen. Gleichzeitig ist Brot aufgrund seiner opiumähnlichen sedierenden Eigenschaften von stark beruhigender Wirkung und vermittelt dem, der es verzehrt, ein Gefühl von Zufriedenheit. Hinzu kommt, daß Opioidpeptide die Darmwände durchdringen und den Verdauungsprozeß verlangsamen, was zum bekannten Völlegefühl führt. Deshalb fällt es Menschen, die es gewohnt sind, regelmäßig Brot zu essen, so schwer, sich ohne Brot gesättigt zu fühlen.

Dennoch ist Brot, vor allem die weißen Sorten, keine nahrhafte Speise. Daher werden die meisten auf dem Markt befindlichen Brotsorten mit künstlichen Vitaminen und Mineralien angereichert. Wirklich nahrhafte Produkte müssen nicht angereichert werden. Zum Beispiel bin ich nie auf eine angereicherte Mango oder Selleriestange gestoßen. Weizen enthält kein Vitamin C, kein Vitamin B_{12}, kein Vitamin A und kein Betacarotin.[12] In Ländern, in denen Getreidekörner den Hauptteil der Nahrung bestimmen, sind Vitamin- und Mineralmangel sowie andere Formen von

Fehlernährung an der Tagesordnung. Zwei der verbreitetsten Vitamin-B-Mangelkrankheiten (Pellagra und Beriberi) stehen fast ausschließlich in Zusammenhang mit dem übermäßigen Konsum von Getreidekörnern.[13] Überdies bezweifle ich, daß die meisten in rohen Körnern enthaltenen Nährstoffe vom Körper aufgenommen werden können, nachdem das Getreide gemahlen, verarbeitet und gebacken wurde.

Anstatt Weizen und andere Körner zu kochen, sollten wir sie keimen lassen. Keime sind lebendige Nahrung, „angereichert" durch Sonnenlicht. Sprießende Samen sind fettärmer als vor der Keimung, haben jedoch einen höheren Gehalt an Vitaminen und Mineralien. Die meisten meiner Leser wissen vermutlich noch, wie Ende der 90er Jahre die Gerüchte um die Jahrtausendwende aufkamen. Während andere Leute sich die Vorratskammern mit allerlei Konserven vollstopften, kaufte meine Familie nur ein einziges Produkt – einen Sack Bioweizen. Ich rechnete mir aus, daß meine vierköpfige Familie mit diesem 50-Pfund-Beutel etwa ein Jahr lang würde überleben können, wenn wir seinen Inhalt in Form von Keimen zu uns nahmen.

Fleisch, Geflügel und Fisch bilden eine weitere Nahrungskategorie, die Opioidpeptide enthält.[14] Ich weiß noch, daß vor einiger Zeit, als ich noch regelmäßig tierische Nahrung aß, Fisch und Fleisch vom Grill meine Lieblingsgerichte waren. Als ich einige der neuesten wissenschaftlichen Studien zum Thema Fleisch durchsah, war ich baß erstaunt über die Forschungen, die von Professor Matsumoto an der Kanazawa-Universität in Japan durchgeführt wurden.[15] Neben opioiden Peptiden, AGEs und anderen Giftstoffen enthält gegrilltes Fleisch zwei weitere toxische Substanzen:

• 2-Amino-9H-Pyrido[2,3-b]indol
• 2-Amino-3-Methyl-9H-Pyrido[2,3-b]indol

Diese giftigen Partikel (kurz „AC" und „MeAC" genannt) sind normalerweise in Zigarettenrauch enthalten. Professor Matsumoto kam zu dem Schluß, daß gegrilltes Fleisch eine weitaus höhere Konzentration dieser extrem suchterzeugenden Stoffe enthält als Zigaretten. Laut seiner Untersuchungen enthält 1 Gramm gegrilltes Rindfleisch 650,8 Nanogram AC und 6,2 ng MeAC, was etwa der in acht Zigaretten enthaltenen

Menge entspricht. Das Rauchkondensat einer Zigarette aus Tabakverschnitt enthielt 79,7 ng AC und 6,2 ng MeAC. Das bedeutet, daß der Anteil an suchterzeugenden Toxinen in einer ziemlich kleinen 100-Gramm-Portion Grillfleisch der von *800 Zigaretten* entspricht! Kein Wunder, daß gegrilltes Fleisch für Menschen seit Beginn der Kochkultur eine höchst begehrte Delikatesse ist.

Aus demselben Grund essen die meisten Leute lieber geröstete als rohe Nüsse, lieber gebratenes Gemüse als Salat, lieber Toast als Brot. Wir rösten unsere Kakaobohnen, um sie zu Schokolade zu verarbeiten, und auch unser Kaffee wird aus gerösteten Bohnen hergestellt. Manche Menschen schätzen das brennende Aroma ihres Espresso. Andere trinken lieber Milchkaffee, was im Grunde auch nur Espresso mit einer Beigabe von aufgeschäumter Milch ist.

Auch Milch ist ein extrem suchterzeugendes Produkt. Sämtliche Milch von Säugetieren, einschließlich der von Menschen, enthält von Natur aus Opioidpeptide. „Es hat sich herausgestellt, daß von Mensch und Rind stammende Kaseine bei den meisten Arten in ihrer Primärstruktur Peptide mit opioider Aktivität enthalten ... die in der Milch aller bisher untersuchten Arten vorkommen und den Hauptbestandteil menschlicher Kasein-Mizellen bilden. Sie machen 40 Prozent des gesamten Proteins und 70 Prozent des Kaseingehalts aus."[16]

Das Vorhandensein suchterzeugender Komponenten in der Milch trägt natürlich zu einer stärkeren körperlichen Bindung zwischen Müttern und ihren Babys bei. Diese Verbundenheit ist notwendig für das Überleben der Kleinen, da sie dafür sorgt, daß das Kind oder neugeborene Tierjunge stets nach der nahrhaftesten Speise (Milch) verlangt, mehr schläft und in den schutzlosesten Tagen seines Lebens immer dicht bei seiner Mutter bleibt. Sobald das Baby sich selbst bedienen kann und der ständigen Fürsorge seiner Mutter nicht mehr bedarf, wird es von der Muttermilch entwöhnt. Nach dieser Entwöhnungsphase trinken die meisten Säugetiere nie wieder Milch von ihrer eigenen Mutter oder anderen Tieren. Der Mensch ist die einzige Spezies auf der Welt, die ein Leben lang weiterhin Milch von verschiedenen Tieren und auch andere Milchprodukte zu sich nimmt.

Durch die in Milch enthaltenen Opiate kommt es bei Menschen, die weiterhin Milch und Molkereiprodukte konsumieren, zu einer Abhängigkeit von diesen Produkten, vor allem wenn sie so hoch konzentriert sind wie Käse. Die meisten Käsesorten enthalten noch einen weiteren suchterzeugenden Inhaltsstoff, nämlich Salz. Immer wieder höre ich Leute sagen, Käse sei eine der Speisen, von denen sie sich am schwersten lösen können.

Ich weiß zu würdigen, daß Milch seit vielen Jahrhunderten für Millionen von Menschen eine Überlebensnahrung war und daß ohne Milch viele von ihnen gestorben wären. Ich weiß von einem oder zwei Dörfern in den russischen Wäldern, wo es noch immer keine Straßen und Geschäfte gibt. Unter solchen Umständen bleibt den Menschen oft nur eine Kuh, um den langen Winter überleben zu können. Das macht aber die Milch noch lange nicht zur Vorzugsnahrung für Menschen, denen nahrhaftere Speisen zur Verfügung stehen.

Die meisten Menschen würzen jedes Gericht mit Salz. Auch wenn Natrium für die ordnungsgemäße Weiterleitung von Impulsen in all unseren Körpernerven sowie für die Muskelkontraktion notwendig ist, ist es dennoch fast nicht möglich, an Natriummangel zu leiden. Der Boden ist voller Natriumsalze, und sämtliche Pflanzen, die in dieser Erde wachsen, enthalten ausreichend Natrium. Zusätzliche Gaben sind nicht notwendig.

Wir sollten uns keine Sorgen über ein Zuwenig an Natrium machen, sondern vielmehr über ein Zuviel davon. Der Tagesbedarf an Natrium beträgt 50 mg, ein durchschnittlicher Erwachsener nimmt aber 5.000 mg zu sich, also hundertmal mehr als nötig.[17] Die Liebe zum Salz ist eine ähnliche Sucht wie die nach Alkohol, Tabak, Zucker und Koffein. Ich weiß aus eigener Erfahrung, daß ein völliger Verzicht auf Salz leichter zu bewerkstelligen ist als eine bloße Einschränkung. Denken Sie daran, daß die meisten im Laden gekauften Speisen bereits mit Salz versetzt sind. Als unnatürlicher Stoff beeinträchtigt das Natriumchlorid die Geschmacksknospen für Salziges auf unserer Zunge derart, daß wir die meisten natürlichen Speisenaromen nicht mehr wahrnehmen können. Wenn jemand beschließt, auf Salz zu verzichten, muß er oft ein oder zwei Tage lang fad schmeckende Gerichte zu sich nehmen, bevor einfache Speisen ihm wieder unglaublich aromatisch vorkommen. Deshalb esse ich gerne salzlos. Aus demselben Grund glaube ich, daß der Verzicht auf Salz in der Nahrung es einem viel leichter macht, der Rohkost treu zu bleiben.

Brot, Zucker, Fleisch, Milch und Salz zählen seit Jahrhunderten zu den menschlichen Grundnahrungsmitteln, und wir haben uns an sie gewöhnt. Ich gebe zu, daß diese Produkte in unserer Geschichte eine wichtige Rolle gespielt haben. Diese Speisen, vor allem Getreidekörner, haben das menschliche Überleben auf diesem Planeten ermöglicht und wurden schließlich zur Basis für die gewaltige technische und industrielle Kultur, in der wir heute leben. Dennoch zeigen weltweite wissenschaftliche Studien, daß der Mensch über bessere Ernährungsoptionen verfügt.

Überdies gibt es Millionen von Menschen auf dieser Welt, denen glücklicherweise so gut wie alle Speisen zur Verfügung stehen, die sie haben wollen. Ich sehe keinen Grund, weshalb diese Menschen weiterhin Überlebensnahrung zu sich nehmen sollten. An einem sonnigen Tag braucht niemand einen Regenmantel.

Kapitel 15

Gekochte Nahrung als Trostspender

Alles Glück beruht auf einem gemächlichen Frühstück.

John Gunther

*Es gibt vier Arten von Grundnahrungsmitteln: Milchschokolade,
dunkle Schokolade, weiße Schokolade und Schokoladentrüffel.*

Unbekannt

Suchterzeugende Stoffe in gekochter Nahrung können zu körperlicher
Abhängigkeit von diesen Speisen führen. Die körperliche Abhängigkeit
ist jedoch nur „die Spitze des Eisbergs". Die Abhängigkeit von suchterzeugenden Speisen wurzelt oftmals in unausgesprochenen Nöten auf
psychologischer und spiritueller Ebene.

Eine psychische oder mentale Abhängigkeit von gekochter Nahrung
rührt oft von zu viel Streß her, gepaart mit der Gewohnheit, sich durch
Essen zu entspannen.

Wir leben in einer streßreichen Welt. Überall werden wir mit Streß
konfrontiert – in der Schule, am Arbeitsplatz, zu Hause, im Straßenver-
kehr und selbst wenn wir feiern. Unglücklicherweise haben unsere Eltern und Lehrer den meisten von uns nicht beigebracht, wie man mit
Streß richtig umgeht. Statt dessen haben sie uns gelehrt, zu essen, wenn
wir gestreßt sind:

*   „Weinst du, mein Kleiner? Hier hast du einen Lutscher."
*   „Nicht traurig sein, Liebling, essen wir ein Eis."
*   „Das Leben ist so bitter. Versüßen wir es uns einfach mit etwas
    Schokolade."
*   „Du machst gerade eine schwere Zeit durch, da hast du dir einen
    Leckerbissen echt verdient."

• „Du mußt dich entspannen und etwas Warmes essen."

Eine Verbindung zwischen Streß und Nahrungsaufnahme ist in unserer Psyche fest verankert. In emotionalen Situationen produziert unser Verdauungssystem automatisch Verdauungssäfte, und wir verspüren das starke Bedürfnis, etwas zu essen. Wir haben uns sogar eine Menge sogenannter „Trostspeisen" erschaffen. Anscheinend ist unser Leben so streßreich geworden, daß wir Trost dringender benötigen als Nahrung.

In einem örtlichen Supermarkt habe ich einmal den dicken Lebensmittelkatalog durchgeblättert und dabei festgestellt, daß rund 90 Prozent aller dort erhältlichen Produkte zur Kategorie der Trostspeisen zählen, während es sich nur bei 10 Prozent um wirklich nahrhafte Speisen handelte.

„Essen" und „sich ernähren" sind keine Synonyme mehr. Die meisten von uns essen bewußt oder unbewußt nicht mehr um der Ernährung willen. Wenn wir die ausgefallenen Speisen in einer Delikatessenabteilung bewundern, würden wir wohl kaum sagen: „Oh, das Kalium in diesem Käsekuchen spricht mich aber an." Würden wir nur essen, um uns zu ernähren, dann würden wir so schädliche Sachen wie Bonbons, Chips, Popcorn oder Pizza niemals in den Mund nehmen. Kein Mensch leidet an so etwas wie Pizzamangelerscheinungen, und doch ist Pizza eine der beliebtesten Speisen. Popcorn ist nicht nahrhaft, doch es tröstet uns beim Betrachten eines langweiligen Films. Chips sind mit Salz und gesättigten Fetten überladen, aber sie helfen uns, am Lenkrad wach zu bleiben. Von unserem Essen erwarten wir vor allem Vergnügen und Trost und nur selten Nährstoffzufuhr.

Das Online-Lexikon *WordNet* definiert „trösten" als „von Sorgen befreien".[1] Bei einer Recherche darüber, welche Speisen nach Ansicht der meisten Menschen in die Kategorie „von Sorgen befreiend" gehören, stieß ich auf eine von der BBC veröffentlichte Liste der zehn beliebtesten Trostspeisen in Großbritannien.[2] Wie man sieht, handelt es sich um keine allzu nahrhafte Auswahl:

1. Schokolade
2. eine Tasse Tee
3. Toast
4. Eiskrem
5. Wurst, Eier, Chips und Bohnen

6. Wurst und Kartoffelbrei
7. Suppe
8. Obststreuselkuchen
9. Biskuitpudding
10 Milchreis

Es ist fast normal geworden, daß wir essen, um unsere emotionalen Bedürfnisse zu befriedigen, Streß zu reduzieren oder uns von trüben Gedanken abzulenken. Viele Restaurants, Kurheime und Kochbücher preisen ihre Speisen als „beruhigend" an. Der hauptsächliche Zweck des Essens jedoch ist Nährstoffzufuhr. Nur der Konsum von nährstoffreichen Speisen garantiert uns eine optimale Gesundheit. Da gibt es keine Kompromisse. Wenn wir in einer stressigen Welt leben, sollten wir uns andere Techniken zur Streßbewältigung ausdenken als den Verzehr trostspendender Nahrung.

Ich halte Laufen für eine wirksame natürliche Methode zur Bewältigung von Streß. Wenn Sie nicht gerne laufen, können sie auf andere Formen der körperlichen Betätigung zurückgreifen. Ich ziehe Laufen vor, da es für alle Menschen die natürlichste Fortbewegungsart ist und sowohl dem Geist als auch dem Körper zuträglich. Laufen wirkt streßreduzierend, weil es dem Körper die Möglichkeit bietet, Spannungen und aufgestaute Frustrationen durch eine erhöhte Ausschüttung von Endorphinen abzubauen, die zu den „Wohlfühl"-Chemikalien im Gehirn zählen. Mir fällt auf, daß Hundebesitzer, die täglich ihren Hund ausführen, in der Regel sehr ausgeglichene Menschen sind. Als mein Freund seinen Hund verlor, ging er dennoch aus Gewohnheit weiterhin jeden Tag spazieren, so als hätte er den Hund noch. Deshalb sollten sie täglich Ihren Hund ausführen, auch wenn Sie gar keinen haben.

Alle gesunden Kinder wollen ganz von sich aus unbedingt laufen oder rennen, wenn sie gestreßt sind. Eltern fühlen sich oft genervt, wenn Kinder in unserem beengten Umfeld herumlaufen oder -springen. Also binden wir unsere Kinder aus Sicherheitsgründen an Kinderwagen, Autositzen und Einkaufswagen fest. Und um ihren Streß in den Griff zu bekommen, bieten wir ihnen Leckerbissen an.

Als ich ein Kind war, war meine Familie so arm, daß ich nur ein einziges Kleid besaß, das gleichzeitig meine Schulkleidung war. Dennoch sorgten meine Eltern dafür, daß wir genügend Brot, Milch, Eier, Käse, Fleisch und sogar gelegentlich einen Schokoladenkuchen hatten. Essen war wichtig und natürlich auch wohltuend. Ich weiß noch, daß ich immer irgend etwas kaute, wenn ich ein Buch las oder fernsah. Diese Gewohnheit ist mir bis heute geblieben. Immer wenn ich lese oder mir einen Film ansehe, suchen meine Hände nach etwas Eßbarem, und das Wasser läuft mir im Mund zusammen. Manchmal gelingt es mir, dieses Verlangen zu unterdrücken, aber oft esse ich auch einen Apfel oder ein Gemüsestückchen.

Ich hatte in meinem Leben das Glück, so außergewöhnliche Menschen wie meine Freunde Vanessa und Jonathan kennenzulernen, die anscheinend keinerlei Speisen besonders zugetan sind. Sie sagten mir, ihre Mütter hätten das Essen niemals zum Lebensmittelpunkt gemacht. Jonathans Mutter rief ihn nie zum Essen, wenn er gerade spielte. Sie meinte, Spielen sei für das Leben wichtiger als Essen. Aus diesem Grund dreht sich in seinem Leben nicht alles ums Essen. Er sagt, es gelinge ihm, oft stundenlang nicht ans Essen zu denken. Vanessa weiß kaum noch, wie Schokolade, Lachs, Weißbrot oder Coca Cola schmecken. Sie wurde mit veganer Kost großgezogen. Manchmal, wenn sie bei Freunden war, bot man ihr andere Speisen an, doch nachdem sie davon gekostet hatte, wartete sie lieber, bis sie nach Hause kaum, da ihr das gesunde Essen ihrer Mutter viel besser schmeckte. Vanessa staunte, daß es bei ihren Freunden genau umgekehrt war.

Die meisten Menschen können sich ein Leben ohne leckere Kochspeisen gar nicht vorstellen. Deshalb suchen Rohkost-Neulinge ott nach Gerichten, die vom Geschmack her stark an ihre Lieblingskochgerichte erinnern. Viele Rohkost-Rezepte haben Namen wie „vegetarischer Hamburger", „falsche Schokolade" oder „fleischlose Wurst". Allerdings enthalten Rohkostspeisen keine suchterzeugenden Substanzen und können daher nicht „von Sorgen befreien". Deshalb können Johannisbrotbonbons unser Verlangen nach Schokolade nicht vollends befriedigen. Selbst wenn es uns gelingt, unserer Rohkost einen köstlichen Geschmack zu verleihen, gelangen wir doch nicht zu der Wirkung, die wir uns für unsere emotionalen Bedürfnisse ersehnt haben. Es gibt nur eine Situation, in der uns Rohkost ein enormes Maß an Vergnügen und Befriedigung verschafft – nämlich wenn wir wirklich hungrig sind. Deshalb werden

Rohkostgerichte denjenigen, die es gewohnt sind, den ganzen Tag zu futtern, wohl kaum den angestrebten Trost spenden. Aus diesem Grund ist es für jedermann unerläßlich, nach anderen Möglichkeiten als Essen zu suchen, um ihrem Streß beizukommen, vor allem, wenn man auf Rohkost umgestiegen ist. Ich kenne nur allzu viele Leute, die an ihrem Rohkostplan lange Zeit erfolgreich festhielten, dann aber plötzlich rückfällig wurden, weil sie dem Druck nicht standhielten. Einige meiner Freunde gestanden mir, daß der Rückfall zur Kochnahrung ihren Streß sogar noch verschlimmerte, da es zu einem Absinken ihres Energiepegels führte und ihrer Dynamik ganz allgemein schadete. Andererseits hätte die Anwendung von Streßbewältigungstechniken ihnen vielleicht geholfen, ihre emotionalen Katastrophen durchzustehen, ohne von ihrem Rohkostplan abzukommen.

Kapitel 16

Inneren Hunger stillen

„Glück ist die Fähigkeit, in jedem Augenblick unendliche Schönheit zu verspüren. "

Igor Boutenko

Wir haben bereits über die Abhängigkeit von gekochter Nahrung auf kör-perlicher und psychischer Ebene gesprochen. Nun will ich auf die Ebene der Abhängigkeit zu sprechen kommen, die am schwersten zu überwin-den ist – die spirituelle Ebene. Wie können wir unsere tiefe spirituelle Leere bekämpfen?

Viele meiner Schüler sagen mir, Essen sei bei ihnen oft nur der Ver-such, ihre unerträglichen Leeregefühle zu betäuben. Sie erklären auch, der Versuch, diese Leere und Depression mit Essen zu füllen, mache das Loch nur noch tiefer. Ich kann nachvollziehen, daß Depression und ein Gefühl von spiritueller Leere vieles gemeinsam haben. Nachfolgend ein paar statistische Zahlen zum Thema Depression:

- An depressiven Störungen erkranken jährlich ca. 18,8 Millionen er-wachsener Amerikaner bzw. etwa 9,5 % der gesamten US-Bevölke-rung von 18 Jahren aufwärts.[1]
- Einer Statistik der australischen Regierung zufolge hat jeder zu einer bestimmten Zeit seines Lebens entweder mit eigenen Depressionen oder denen anderer zu kämpfen. (Die australischen Statistiken ent-sprechen in etwa denen der USA und Großbritanniens).[2]
- Bei Kindern wächst die Rate an Depressionen um erstaunliche 23 Prozent pro Jahr an.[3]
- 30 Prozent aller Frauen sind depressiv. Bei Männern wurde die Zahl früher auf die Hälfte geschätzt, ist aber neuen Schätzungen zufolge höher. [4]

- 15 Prozent aller Depressiven begehen Selbstmord.[5]
- Im Jahre 2002 begingen in den USA 31.665 (das sind etwa 11 pro 100.000) Menschen Selbstmord.[6]
- Antidepressiva sind nicht wirksamer als Placebos (womöglich sogar weniger wirksam).[7, 8]

Wie man sieht, sind Depressionen eines der größten Probleme unserer Zeit und reißen Millionen von Menschen in den Tod. Viele Psychiater glauben, die optimale Behandlung von Depressionen bestehe darin, spirituelle Glaubensinhalte zu fördern, Sinnhaftigkeit zu entwickeln und die dabei gemachten Erfahrungen mit anderen zu teilen.[9, 10]

Die meisten existierenden 12-Schritte-Programme, wie etwa die der AA, NA und OA* sind ihrem Wesen nach spirituell, und „sofern diese Programme als Lebensstil praktiziert werden, können sie den Drang zum Mißbrauch dieser Substanzen besiegen und ermöglichen es dem Patienten, glücklich und nützlich zu sein sowie zur Ganzheit zurückzufinden."[11] Mindestens 11.000 Suchthilfeprogramme in den USA machen ihre Patienten mit irgendeiner Form von Spiritualität vertraut.[12]

Die 12-Schritte-Programme bringen den Alkoholiker oder Drogensüchtigen dazu, sein Problem einzugestehen, sich an eine höhere Macht (oder „Gott, so wie wir ihn begreifen") zu wenden, Wiedergutmachung zu leisten, zu beten und zu meditieren. Andere Programme bieten alternative Formen der Spiritualität an wie z. B. Yoga, islamische Frömmigkeit oder indianische Religionen. Es gibt auch Programme, die ihre Teilnehmer dazu ermutigen, ihrer ganz persönlichen Religion zu folgen.

Das Wort „spirituell" kommt vom lateinischen Begriff *spiritus,* was „Atemzug" bedeutet. Dieselbe Bedeutung hat das russische Wort „dauh" – „Atemzug". So tritt das menschliche Leben mit einem ersten Atemzug in den Körper ein und verläßt ihn mit dem letzten Atemzug wieder. Laut *Webster's Dictionary* bedeutet das Wort „spirituell": „Qualität oder Zustand des Seins".[13] Damit ist Spiritualität nicht einfach nur Glaube, da Glaube allein noch keinen spirituellen *Seinszustand* hervorbringt, auch wenn Glaube aufgrund persönlicher Überprüfung zu Wertvorstellungen führen kann (und oft auch tatsächlich führt).

---

* Alcoholics Anonymous = Selbsthilfegruppe zur Überwindung von Alkoholismus; Narcotics Anonymous = Selbsthilfegruppe genesender Drogensüchtiger; Overeaters Anonymous = Selbsthilfegruppe zur Überwindung von Freßsucht. (Anm. d. Übers.)

Ich glaube fest daran, daß alle Menschen spirituelle Wesen sind. Menschen, die keine Spiritualität empfinden, entwickeln oftmals das Gefühl, ihre Existenz als solche sei völlig sinnlos. Infolgedessen entwickeln sie nur wenig Antrieb und werden depressiv. Pillen können ihnen bestimmt nicht dabei helfen, sich ihrer Werte im Leben wieder bewußt zu werden. Weder Pharmazie noch Willenskraft führen daher zur Befreiung von Abhängigkeit, sondern viel mehr die Förderung der spirituellen Entwicklung.

Leider ranken sich endlose Kontroversen um Behandlungsmethoden, die auf Glauben basieren – vom Konflikt zwischen Wissenschaft und Spiritualität, über den Skeptizismus gegenüber einer Spiritualität à la „New Age" (zu der zahlreiche Hilfsprogramme wiederum ermuntern) bis hin zu rechtlichen Problemen im Zusammenhang mit gerichtlich verfügter Teilnahme an vermeintlich religiösen Behandlungsprogrammen.[14] Wenn es unser Ziel ist, Menschen dabei zu helfen, ihr Leiden zu beenden, sollten wir uns stärker auf die Ergebnisse konzentrieren als darauf , ob dieses oder jenes Glaubenssystem „wahr" oder „falsch" ist. Gelänge es uns, den spirituellen Gedanken über alle dogmatischen und rituellen Formen hinaus auf eine breitere Ebene des Denkens zu heben, dann könnten weitaus mehr Menschen zur Spiritualität ja sagen.

Selbst wenn man seine spirituelle Basis findet, ist das noch keine Garantie dafür, daß der Trost, der einem aus dem Glauben zuteil wird, nicht wieder schwindet. Ich weiß aus erster Hand, daß sich ein Gefühl von spiritueller Leere häufig gerade bei Menschen bemerkbar macht, die die Spiritualität des Universums bereits als Realität akzeptieren. Viele meiner Freunde haben mir berichtet, daß es ihnen gerade in Situationen, in denen sie mit irgendeiner Art Ungerechtigkeit konfrontiert waren, am schwersten gefallen sei, ihren spirituellen Überzeugungen treu zu bleiben. Wie ich glaube, ist jeder Mensch auf dieser Welt zuerst einmal freundlich und rücksichtsvoll. In seinem Buch *The Brighter Side of Human Nature* bezieht sich Alfie Kohn auf Hunderte von fesselnden Studien aus Psychologie, Soziologie, Wirtschaft und Biologie, um auf überzeugende Weise herzuleiten, daß wir mitfühlender sind, als wir es uns selbst zugestehen, und daß sich unsere Großherzigkeit nicht auf pures Eigeninteresse reduzieren läßt. Kohn verdeutlicht etwa, wie früh im Leben wir damit beginnen, auf die Nöte anderer Menschen zu reagieren, und daß der Mensch das einzige Tier ist, dem es freisteht, die Welt aus dem Blickwinkel anderer Lebewesen zu betrachten.[15] Dem Mitgefühl, das dem menschlichen Wesen innewohnt, begegne ich bei jedem Kinobesuch. Das tiefe Einfühlungsvermögen des Publikums in die Fremden auf der Leinwand verrät, wie sensibel wir doch auf Freud und Leid anderer Menschen reagieren. Wenn die Hauptfigur leidet, offenbart ein Blick ins Publikum ein Meer von traurigen und verheulten Gesichtern, während bei einem lustigen Film die Zuschauer meist lächeln und bestens gelaunt sind.

In unserer heutigen Welt ist die Verstörtheit groß. Wenn wir mit einer Lawine von negativen Berichten konfrontiert werden, denken wir vielleicht, die Welt sei ungerecht. Stoßen wir auf Ungerechtigkeit, so wirkt dies wie ein Angriff auf unsere Gefühle und unseren Intellekt. Wenn wir uns von unseren Idealen trennen müssen, fühlen wir uns womöglich wie Waisen mit ausgehungerten Seelen. Dann versuchen wir, irgendwelche leckeren, trostreichen Speisen zu uns zu nehmen, was aber nicht hilft, da wir weiterhin an Unterernährung spiritueller Art leiden.

Gleichzeitig gibt es im Universum eine höhere Gerechtigkeit, eine höhere Macht, eine höhere Liebe und eine höhere Schönheit. Sie spiegelt sich in jedem Menschen und in jedem Teil der Natur wider. Mir solche Gedanken über ein unsichtbares und doch machtvolles spirituelles Reich bewußt zu machen hilft mir stets dabei, meine eigene Stärke, mein Gleichgewicht und meinen Frohsinn zurückzugewinnen. Die Botschaft des spirituellen Universums kann uns auf sehr einfachen Wegen erreichen – durch den herzlichen Blick eines anderen Menschen, durch eine zärtliche Berührung, den Kuß eines Kindes oder die umwerfende Niedlichkeit eines Welpen. Solche Erfahrungen machen uns bewußt, daß materielle Kräfte nicht die einzige Macht auf dieser Welt sind. Ich kann es nicht in Worten ausdrücken, was genau in solchen Momenten geschieht. Ich weiß nur: seit ich gelernt habe, mehr auf diese *kleinen* Vorkommnisse im Leben zu achten, verfalle ich nicht mehr in emotionale Tiefs oder Ohnmachtsgefühle. Statt dessen habe ich mein persönliches Gleichgewicht gefunden, das mir das Gefühl gibt, mit dem innersten Kern meines Wesens ebenso verbunden zu sein wie mit der Weisheit und Macht der Spiritualität. Ich weiß, daß die Menschen diese kostbaren Kräfte mit den verschiedensten Namen belegt haben. Doch ich glaube, Namen sind dafür weniger wichtig als die einfache Erkenntnis, daß alle Menschen spirituelle Wesen sind.

Teil 3

Wie Sie
Ihre Abhängigkeit
von gekochter Nahrung
aufgeben

Sich des Problems bewußt werden

Und ihr werdet die Wahrheit erkennen, und die Wahrheit
wird euch frei machen.

Johannes 8,32

Der erste und vermutlich schwierigste Schritt besteht darin, sich selbst genau zu beobachten und herauszufinden, ob man von gekochter Nahrung abhängig ist, alsdann den Grad dieser Abhängigkeit einzuschätzen und sich einzugestehen, daß man ein Problem hat. Probleme lassen sich nicht lösen, wenn wir nicht wissen, was eigentlich schief läuft. Wichtig ist vor allem die richtige Diagnose. Stellen Sie sich vor, Ihr Auto bleibt mitten auf einer Brücke liegen. Sie werden kaum damit anfangen, die Reifen zu wechseln oder den Motor auseinanderzunehmen, solange sie nicht die genaue Ursache des Problems kennen. Höchstwahrscheinlich würden Sie schon für eine richtige Diagnose ohne Murren Geld ausgeben.

Ähnlich ist es bei Menschen, die zwar das Bedürfnis verspüren, mit dem Verzehr bestimmter Nahrungsmittel aufzuhören, sich aber noch nicht darüber im Klaren sind, daß sie eine Abhängigkeit von diesen Speisen entwickelt haben. Sie machen sich ohne die geeigneten Hilfsmittel ans Werk und scheitern voraussichtlich. Um Ihnen bei der Klärung der Frage zu helfen, ob Sie in der Lage sind, Ihre Eßgewohnheiten zu regeln, habe ich einen speziellen Fragebogen ausgearbeitet.

Fragebogen zum Thema „Abhängigkeit von gekochter Nahrung"

Bitte beantworten Sie jede der folgenden Fragen mit „ja" oder „nein". Bei Fragen, auf die Sie lieber mit „manchmal", „vielleicht" oder „selten" antworten würden, wählen Sie „ja". Bitte seien Sie ehrlich.

1. Sie sind eigentlich nicht hungrig, aber jemand bietet Ihnen Ihre Lieblingsdelikatesse an. Gehen Sie auf dieses Angebot ein?

2. Sie wissen zwar, daß es nicht gut ist, vor dem Schlafengehen zu essen, aber auf dem Tisch steht etwas Leckeres. Greifen Sie trotzdem zu?

3. Essen Sie mehr als gewöhnlich, wenn Sie gestreßt sind?

4. Essen Sie so lange weiter, bis sich Ihr Magen ganz und gar voll anfühlt?

5. Essen Sie, wenn Ihnen langweilig ist?

6. Fallen Ihnen die Aushängeschilder von Restaurants auf, auch wenn Sie keinen Hunger haben?

7. Nehmen Sie immer an, wenn man Ihnen ein kostenloses Mahl anbietet?

8. Pflegen Sie sich in Buffet-Restaurants stets zu überfressen?

9. Haben Sie jemals mit dem Vorsatz gebrochen, vor dem Schlafengehen nichts zu essen?

10. Würden Sie die letzten 10 Euro in Ihrer Tasche für Ihre Lieblingsspeise ausgeben?

11. Belohnen Sie sich für erbrachte Leistungen mit Essen?

12. Essen Sie übriggebliebene Speisen lieber auf, als sie verderben zu lassen?

13. Wenn Sie wissen, daß Ihnen vom Verzehr einer bestimmten Speise, die Ihnen wirklich schmeckt, später unwohl wird, essen Sie sie dann trotzdem?

Wenn Sie dreimal oder öfter mit „ja" geantwortet haben, leiden Sie womöglich an einer Abhängigkeit von gekochter Nahrung.

Auch Rohköstler beantworten bisweilen mehr als drei dieser Fragen mit „ja". Für die meisten Menschen wirkt Essen noch mehrere Monate oder sogar Jahre, nachdem sie auf Rohkost umgestiegen sind, weiterhin wie ein Trostspender. Nur ganz allmählich erschließen sie sich neue Quellen des Trostes und der Freude für ihr Leben, und erst nach einer gewissen Zeit rückt das Essen aus dem Zentrum ihrer Aufmerksamkeit.

Bei diesem ersten Schritt überprüfen wir unsere Eßgewohnheiten lediglich auf Anzeichen für eine Abhängigkeit. Sollten Sie auf irgendwelche Indizien dafür stoßen, beobachten Sie Ihr Verhalten, ohne darüber irgendein Urteil zu fällen oder Schuldgefühle und Gewissensbisse zu empfinden. Ziel dieses Programms ist nicht, Ihr Selbstwertgefühl zu schmälern, sondern die geeignetsten Methoden zu finden, Ihren Eßgewohnheiten beizukommen und schließlich eine gesunde Beziehung zum Essen aufzubauen. Dies ist nur der erste Schritt.

Nun folgt eine weitere Liste mit drei Fragen für Sie, die Sie bitte beantworten möchten. Dabei ist wichtig, daß Sie rasch und ehrlich antworten. Noch besser ist es, wenn Sie diese Fragen zusammen mit einer Freundin oder einem Freund beantworten.

1.   Haben Sie sich je in Ihrem Leben überfressen? Ja oder nein?

2.   War Ihnen das Gefühl danach angenehm? Ja oder nein?

3.   Können Sie mir hier und jetzt versprechen, es nie wieder zu tun. Ja oder nein?

Um Ihnen die Wahrheit zu sagen – die glückliche Person, die sich ihr Leben lang noch nie überfressen hat, muß ich erst noch kennenlernen. Falls Sie nicht dieses vom Glück verwöhnte Wesen sind, versuchen Sie sich bitte in allen Details an Ihre körperlichen Empfindungen nach einem üppigen Mahl zu erinnern. Es kann sein, daß Sie sich danach sehr unwohl gefühlt haben. Wahrscheinlich hatten Sie das Gefühl, Ihnen würde ein Stein im Magen liegen, Sie hatten später in der Nacht Alpträume und sahen am nächsten Morgen verquollen aus. Vielleicht haben Sie sich sogar geschworen, sich nie wieder zu überfressen. Doch wenn ich Sie frage, ob Sie es wieder tun würden, nicken Sie höchstwahrscheinlich und antworten mit „ja".

Oft verhalten wir uns so, als wäre das Essen zu unserem Hauptvergnügen geworden. Um Geburtstage, Jubiläen und andere Anlässe zu feiern, veranstalten wir aufwendige und rauschende Feste. Wenn wir zu einer Geburtstagsfeier gehen, erwarten wir, gut verköstigt zu werden. Was halten Sie von einer Party, bei der keine Speisen angeboten werden?

Essen ist zu einem Synonym geworden für „feiern" und „sich vergnügen". Für das Festtagsmahl ersinnen wir köstliche Gerichte, geben extra Geld aus und bereiten die delikatesten Leckerbissen zu. Es gibt ja schließlich eine riesige Auswahl an speziellen Festtagsgerichten wie Torten, Schokoladentrüffel, Eiskrem und Zuckerwerk, dazu eine breite Palette an Appetithappen. Oftmals freuen wir uns so sehr aufs Essen, als wäre es der wichtigste Teil der gesamten Feier.

Wir versuchen möglichst nicht daran zu denken, wie es uns am näch-

sten Morgen gehen wird. Normalerweise fühlen wir uns nach einer großen Party müde, schläfrig oder gar krank. Vielfach versuchen wir dann,
unser schlechtes Befinden mit Kaffee oder Medikamenten zu kurieren.
Doch alles Elend hält uns nicht davon ab, schon wieder das nächste Festtagsmahl zu planen. Ein derart vernunftwidriges Verhalten ist ein recht
deutlicher Beleg für die Unfähigkeit vieler Menschen, mit ihrem Eßverhalten, sprich einer Abhängigkeit klarzukommen.

Um alle möglichen Herausforderungen besser zu verstehen, denen
Sie bei Ihren Bemühungen, an einer gesunden Ernährung festzuhalten,
vielleicht begegnet sind, wollen wir uns einige Ihrer früheren Erfahrungen mit Essen genauer ansehen. Beantworten Sie bitte die folgenden Fragen, am besten schriftlich. Nehmen Sie sich Zeit, denn um Ihr Verhältnis
zum Essen richtig bewerten zu können, empfiehlt es sich, so viele Informationen wie möglich zusammenzutragen.

1. Haben Sie je versucht, fortan auf ein bestimmtes Nahrungsmittel
    zu verzichten (z.B. Brot, Schokolade, Fleisch, Popcorn, Eiskrem,
    Kaffee, Käse, Zucker, usw.)? Ja oder nein?

2. Haben Sie mehr als einmal probiert, darauf zu verzichten? Ja oder
    nein?

3. Falls ja, wissen Sie noch, weshalb mehr als nur ein Versuch nötig
    war?

Der Verzicht auf bestimmte Nahrungsmittel ist nicht so einfach wie
es scheint, selbst dann nicht, wenn Lebensgefahr droht. Wir alle wissen,
es gibt Menschen, die sich lebensbedrohlichen Operationen unterziehen,
sich Magenbänder anlegen lassen, fragwürdige Diätpillen einnehmen
oder gefährliche Substanzen rauchen, um ihren Appetit zu zügeln. Millionen andere zwingen sich dazu, sich zu übergeben, wenn sie zuviel
gegessen haben, oder ein paar Tage lang zu fasten und nur Wasser zu
trinken, bloß um sich danach wieder vollzustopfen. Gäbe es keine Abhängigkeit von gekochter Nahrung, dann wären solch drastische Maßnahmen überflüssig.

Einmal half ich neun Monate lang ehrenamtlich am Creative Health
Institute (CHI) in Michigan aus. Während dieser Zeit durchliefen 132
an Krebs erkrankte Personen das Programm am CHI. Alle wurden sie
auf eine strenge Rohkost-Diät gesetzt, mit Schwerpunkt auf Grüngemüse
und Sprossen (eine von Dr. Ann Wigmore entwickelte Diät – vgl. Kapitel

3). Den meisten dieser Gäste ging es innerhalb weniger Wochen besser. Ihre Tumore begannen zu schrumpfen, und sie hatten mehr Energie. Einige bewarben sich um einen neuen Job oder schrieben sich am College ein. Als unsere Gäste nach Hause zurückkehrten, blieben sie ihrer Diät noch eine Zeitlang treu. Doch als die nächsten Feiertage kamen, wurden sie *alle* rückfällig. Diese Menschen starben allesamt, weil es ihnen nicht gelang, sich auch weiterhin von Rohkost zu ernähren. Sie hinterließen Kinder und Angehörige, nur weil sie nicht in der Lage waren, dem inneren Verlangen nach gekochter Nahrung zu widerstehen. Ich kannte all diese Leute persönlich. Ich brachte Ihnen bei, wie man Sprossen zieht und Weizengrassaft trinkt. Ich sprach mit ihren Familien, die sie bei ihrer Diät unterstützten, da sie positive Veränderungen im Gesundheitszustand der geliebten Menschen bemerkt hatten. Ich erinnere mich vor allem an Cynthia, eine 30-jährige Lehrerin, die von ihrer ganzen Familie massiv unterstützt wurde. Ihre drei Söhne flehten sie an: „Mom, wir machen Saft für dich. Iß einfach weiterhin Rohkost und bleib am Leben." Ihr Mann sagte: „Bleib bei der Rohkost, wir essen mit dir." Doch sie schaffte es nicht. Ihr Krebs kam wieder. Ehe sie starb, schickte Cynthia mir per Post ein Dankschreiben.

Diese Geschichten zeigen, daß Abhängigkeit von gekochter Nahrung oft stärker ist als die Angst vor dem Tod. Sie ist mächtiger als die Angst vor Krankheiten, wie tief Schmerz und Leid auch immer werden mögen. Zu begreifen, wie sehr gekochte Nahrung abhängig macht, kann dazu beitragen, diese Abhängigkeit zu besiegen. Folgende Übung soll Ihnen dabei helfen, zusätzliche Informationen über Ihre Eßgewohnheiten zu erhalten, die nicht immer deutlich erkennbar sind.

Beginnen Sie eine neue Seite in Ihrem Notizbuch und versuchen Sie sich an mindestens fünf Fälle zu erinnern, in denen Sie das, was sie aßen, vor anderen versteckt hielten.

Als Anregung ein paar Beispiele aus meinen Workshops, verfaßt von meinen Schülern:

Erica: Zu Halloween habe ich versucht, die Süßigkeiten meiner Kinder aufzuessen, als sie in der Schule waren, „so daß sie weniger Süßes für sich selbst hatten".

Matt: Ich hatte schon seit sechs Monaten versucht, mich von Rohkost zu ernähren. Dann kam meine Schwester zu Besuch und brachte mir meine

Lieblings-Doughnuts von Puck's mit, verpackt in Zellophan. Mitten in der Nacht, als alle schliefen, ging ich in die Küche und beschloß, einen davon zu essen. Doch das Zellophan knisterte so laut, daß ich Angst hatte, das ganze Haus würde davon aufwachen. Aber es gelang mir, unbemerkt drei Doughnuts zu verdrücken.

Helen: Ich kaufe nie gekochte Nahrung, aber im Laden gehe ich immer an die Süßwarenregale und stibitze ein Bonbon. Manchmal drehe ich meine Runden im Geschäft, komme dann zurück und nehme noch eines.

Tony: Meine Frau und ich waren schon drei Monate lang auf Rohkost. Dann holte sich mein Arbeitskollege in der Mittagspause eine Pizza. Der Geruch stieg mir in die Nase, und ich mußte unentwegt daran denken. Also fuhr ich auf dem Nachhauseweg bei Pizza Hut vorbei und kaufte mir auch ein Stück. Ich wollte nicht, daß meine Frau davon erfuhr, denn ich befürchtete, sie wolle auch eine haben. Also hielt ich unterwegs an und warf die Verpackung weg. Ich hatte einen fürchterlichen Nachgeschmack im Mund, und es war längst nicht so gut, wie ich erhofft hatte.

Ann: Ich war seit einem Monat Rohköstlerin, und mein Mann war mir dabei keine Hilfe. Er machte sich nur dauernd über mich lustig. Mein Entschluß geriet ins Wanken, und ich begann mich nach Muffins zu sehnen. Ich beschloß, einen zu essen, aber niemand sollte davon erfahren, und so fuhr ich zu einer Bäckerei am anderen Ende der Stadt. Ich kaufte einen Muffin und aß ihn im Geschäft, wobei ich mich die ganze Zeit ängstlich umsah, ob keine Bekannten in der Nähe waren. Die Verpackung warf ich weg, dachte aber nicht an die Krümel auf meinem dunklen Regenmantel. Als ich nach Hause kam, fragte mein Mann sofort: „Ann, hast du einen Muffin gegessen?"

„Spionierst du mir etwa hinterher?" schrie ich ihn an.

Er antwortete: „Auf deinem Regenmantel sind Krümel."

Ich wurde rot.

Rebecca: Ich lud Victoria nach einem Workshop zu uns nach Hause ein. Aus diesem Grund beschloß ich vorher meine Speisekammer auszuräumen. Ich hatte darin einige Packungen Cerealien, die sie nicht sehen sollte.

Ingrid: Seit fast einem Jahr ernähre ich mich mal von Rohkost, mal nicht. Etwa einmal im Monat überkommt mich ein Verlangen nach gebackenen Kartoffelschalen oder Bratkartoffeln aus der Packung vom Feinkostladen. Ich kaufe mir welche und verstecke sie unter dem Autositz. Danach hole ich meinen Sohn von der Kindertagesstätte ab. Wir haben einen langen Heimweg, ungefähr dreißig Minuten, und meist kann ich es nicht abwarten, aber ich will nicht, daß mein Sohn sieht, wie ich das Zeug esse, weil er sonst vielleicht auch etwas haben will, und ich weiß ja, daß es nicht gut für ihn ist. Da er hinter mir in seinem Kindersitz festgeschnallt ist, gelingt es mir, von dem Zeug zu essen, ohne daß er es sieht, und bis wir zu Hause sind, habe ich die ganze Packung leergegessen. Ich komme mir dabei so blöd vor, außerdem werden meine Finger fettig und ich muß das Lenkrad putzen. Aber aus irgendeinem Grund kommt es immer wieder vor.

Jessica: In meinem Büro habe ich ganz hinten in meinem Aktenschrank, hinter dem ganzen Papierkram, Schokobonbons versteckt. Wenn keiner zusieht, esse ich davon.

Lucy: Ich ernähre mich seit sechs Wochen ausschließlich von Rohkost, und meine Familie unterstützt mich dabei. Also ließen sie mich, als wir zu einem Familientreffen gingen, mein eigenes Essen zubereiten und drängten mich nicht dazu, von ihren Speisen zu essen. Es fiel mir schwer, all die Lieblingsgerichte aus meiner Kindheit zu sehen. Die waren zwar vegan, aber keine Rohkost. Doch es gelang mir, die Finger davon zu lassen. Spät in der Nacht jedoch ging ich in die Küche, wo noch die Überreste einiger Gerichte standen und schlang sie in mich hinein. Dann ging ich wieder zu Bett.

Bob: Ich konnte schon immer toll vegetarisch kochen. Also fragten mich meine Freunde, als ich schon fast zwei Monate lang auf Rohkost war, ob ich ihnen nicht mein bestes Gericht zubereiten könnte – Käseknödel mit Champignoncremesoße. Es war der Geburtstag meines besten Freundes, also sagte ich zu. Am Morgen der Geburtstagsfeier begann ich zu kochen. Während ich wartete, bis die Knödel kochten, dachte ich mir, es sei unbedingt nötig, von der Soße zu kosten, um sie abzuschmecken. Ich probierte sie immer wieder, bis nur noch so wenig davon übrig war, daß es zum Servieren nicht mehr ausreichte. Also beschloß ich den Rest auch noch zu essen. Während meine Freunde die Knödel ohne Soße aßen, betonten sie immer wieder, wie gut es ihnen schmecke, doch wie köstlich es erst mit Soße gewesen wäre.

Ich lasse diese Übung in vielen meiner Workshops durchführen. Nach jedem Beitrag frage ich den Rest der Gruppe: „Wie viele von euch können sich mit dieser Geschichte identifizieren?" Fast jeder hebt dann die Hand. Ich finde diese Übung hilfreich für eine gründlichere Beobachtung der vielfältigen Verhaltenmuster in punkto Essen. Diese Übung ist nützlich, wenn es darum geht, unseren Abhängigkeitsgrad von gewissen Nahrungsmitteln richtig einzuschätzen, denn sie hilft uns zu erkennen, daß es das Verlangen nach einer ganz bestimmten Speise war, das uns zu so seltsamen Aktionen verleitet wie sich zu verstecken, zu lügen oder sogar Essen zu stehlen. Es ist stets hilfreich, die wahren Motive hinter solchen Handlungen zu verstehen und sich der Schwere der persönlichen Abhängigkeit bewußt zu werden.

Mir ist aufgefallen, daß diese Übung auch für eine Art Erleichterung sorgt und sogar das Selbstwertgefühl der Teilnehmer hebt, wenn sie begreifen, daß der Versuch, das eigene Eßverhalten zu verbergen, für ganz viele Menschen nur allzu typisch ist. Die meisten haben bereits versucht, sich gesünder zu ernähren, und sind mindestens einmal gescheitert. Daraufhin beginnen sie unterbewußt zu glauben, sie wären nicht gut genug und sollten es eigentlich besser wissen. Ich halte Schuldgefühle für überflüssig und destruktiv. Anstatt die Zeit mit Schuldgefühlen zu vergeuden, sollten wir lieber die notwendigen Schritte tun, um diese schädlichen Gewohnheiten loszuwerden.

Beginnen wir damit, unsere Handlungen und vor allem unsere Gedanken zu beobachten. Zum Beispiel sollten wir darauf achten, ob wir eine bestimmte Speise einer anderen vorziehen. Im Bioladen sehen wir zum Beispiel biologische Mangos und schrecken zurück: „Um Himmels Willen! Die kosten ja 2,50 € das Stück." Und wir denken: „Viel zu teuer!" Dann gehen wir weiter zu den Delikatessen, sehen frischgebackene Croissants zu 2,50 € und denken: „Ach, das ist ja gar nicht so viel Geld, und Hunger habe ich auch." Es ist hilfreich, uns darüber klar zu werden, welche Argumente uns dazu bewegen, ein nährstoffarmes Croissant einer nahrhaften Frucht vorzuziehen. Womöglich sind wir auf das schnelle Vergnügen aus oder bemühen uns, ein inneres Leeregefühl zu betäuben. Die Mango wird uns vielleicht im Gegensatz zum Croissant nicht die erhoffte Befriedigung verschaffen. Forschungen der Cornell University zufolge zielt das starke Verlangen abhängiger Menschen nach einer bestimmten Substanz nicht auf Genuß oder Hochgefühle ab, sondern *nur auf das Gefühl, befriedigt zu sein* oder normal funktionieren zu können.[1] Sollte dies der Grund dafür sein, daß sich jemand für das Croissant entscheidet, dann ist es besser, möglichst früh zu erkennen, daß hier ein Problem existiert.

Der Prozeß, sich seiner eigenen Abhängigkeit bewußt zu werden, kann schmerzvoll sein und so tief reichen, daß dafür der Begriff „ganz unten ankommen" geprägt wurde. Vielleicht haben Sie schon einmal gehört, daß man erst „ganz unten ankommen" muß, um eine Abhängigkeit beenden zu können. Vielleicht kennen Sie Menschen, die über Jahre hinweg tranken, sich gesundheitlich ruinierten, ihre Familie und ihren Job verloren, und deren Angehörige sie anflehten, damit aufzuhören. Doch nichts fruchtete. Dann plötzlich kamen sie „ganz unten" an, und ein Wunder geschah: Sie wurden endgültig abstinent. Haben Sie je darüber nachgedacht, weshalb dieses „Unten" ein so machtvoller Ort ist? Ich dachte immer, dieses „Ganz-unten-Ankommen" hinge mit der Tiefe der Verzweiflung oder sogar der Nähe zum Tod zusammen. Dann fiel mir auf, daß die Leute in ganz unterschiedlichen Phasen ihrer Sucht „ganz unten" ankommen. Manche Menschen bekommen ein Lungenemphysem, ehe sie mit Rauchen aufhören. Anderen wiederum gelingt es, in einem sehr frühen Stadium ihrer Abhängigkeit damit aufzuhören. Wieder andere verlieren alles und sterben, ohne je aufgehört zu haben. Das zeigt uns, daß dieser Fall nach „ganz unten" nichts mit Krankheit und Verzweiflung zu tun hat, sondern mit etwas anderem. Was ist das für ein Zauberstab, der es den Menschen ermöglicht, den Reichtum ihres Lebens wiederzuerlangen?

Die wundersame Wandlung erfolgt dann, wenn jemand das Problem so deutlich wahrnimmt, daß er keine Angst mehr hat, es anderen einzugestehen. Deshalb ist das Eingestehen der Abhängigkeit das Kernstück sämtlicher 12-Schritte-Programme. Oft dauert es ein ganzes Leben lang, bis jemand den Punkt erreicht, an dem er sich des eigentlichen Problems bewußt wird. Manche haben Angst, die Wahrheit zuzugeben, andere sehen nicht ein, weshalb das so wichtig sein sollte. Wahrscheinlich haben Sie schon mal einen Alkoholiker sagen hören: „Ich könnte jederzeit aufhören zu trinken. Ich trinke nur zur Entspannung." Vielleicht kennen Sie auch einen Raucher, der erklärt: „Ich könnte mit dem Rauchen aufhören, aber ich rauche gern und fühle mich wohl."

Diese Nichtbereitschaft, die Wahrheit anzuerkennen, nennt man

Leugnung. Wir alle wissen, daß Rauchen und Alkohol dem Körper schaden, aber Menschen, die leugnen, weisen diese klar erkennbaren Tatsachen von sich, was bei ihnen zu noch mehr Orientierungslosigkeit führt. Demgegenüber führt ein Eingeständnis der Wahrheit zur Befreiung und löst die Verwirrung auf. Indem wir unser Problem eingestehen, gewinnen wir Klarheit über den nächsten Schritt und erlangen die nötige Kraft für weitere Schritte. Es ist nicht nötig, in tiefen Kummer zu verfallen oder schwer krank zu werden, um etwas zu verändern – dann doch lieber möglichst früh „ganz unten" ankommen.

Wenn wir über die richtige Diagnose verfügen, können wir mit der positiven Wandlung beginnen. In der Selbsterkenntnis liegt die Kraft.

Den Körper nähren, um Gelüste zu stillen

Wer Medizin nimmt und nicht auf seine Ernährung achtet,
an dem ist die ärztliche Kunst verlorene Mühe.

Chinesisches Sprichwort

Seit zweihundert Jahren nimmt der Anteil von stark verarbeiteten, devitalisierten Lebensmitteln an der Ernährung des Menschen kontinuierlich zu. Als Folge davon leiden viele an chronischer Mangelernährung. Und dies ist – allem unbestreitbaren medizinischen Fortschritt zum Trotz – der Grund für die beängstigenden Statistiken zur Gesundheit des Menschen von heute. „Nach Aussage von Regierungsexperten wird in Amerika innerhalb des nächsten Jahrzehnts jeder fünfte Dollar ins Gesundheitswesen fließen ... Die staatlichen Gesamtausgaben für medizinische Versorgung werden bis zum Jahr 2015 mehr als vier Billionen Dollar betragen."[1]

Ich glaube, die Ursache für den epidemieartigen Anstieg von Degenerationskrankheiten in unserer Zeit liegt in der fehlenden angemessenen Ernährung, und das nun schon über einen sehr langen Zeitraum. Besonders alarmierend ist die Entwicklung bei Degenerationskrankheiten und Fettleibigkeit in hochentwickelten Ländern, deren Bevölkerung täglich große Mengen denaturierter Nahrung zu sich nimmt.

Um mit dieser Fehlernährung fertig zu werden, sorgt der menschliche Körper für ein zusätzliches Verlangen nach Nahrung, so daß wir uns unentwegt hungrig fühlen. Unsere Zellen „schreien" regelrecht nach all den Nährstoffen, die wir benötigen. Leider reagieren wir auf dieses Verlangen, indem wir noch mehr verarbeitete Nahrung zu uns nehmen, wodurch wir den Nährstoffmangel weiter verstärken und gleichzeitig wiederum noch abhängiger von verarbeiteter Nahrung werden. Unsere

Gelüste intensivieren sich und sorgen verstärkt für Freßsucht. Jedem, der in einem solchen Teufelskreis gefangen ist, kommt ein Umstieg auf Rohkost extrem schwierig vor, denn er verspürt ja dauernd Appetit. Deshalb empfehle ich Ihnen, Ihren Körper erst ein paar Wochen mit Nährstoffen aufzupäppeln, ehe Sie zur Rohkost wechseln.

Meiner Meinung nach ist grünes Gemüse die nahrhafteste Speise der Welt. Das Pürieren läßt sich mit dem Kauen vergleichen. Deshalb kann püriertes Grüngemüse Ihre Gesundheit auf einschneidende Weise verbessern. Im High-Speed-Mixer zerkleinerte Blattteilchen haben die ideale Größe, um vom Körper aufgenommen werden zu können. Daher sind grüne Smoothies die beste Nahrung, wenn es darum geht, die Nährstoffreserven des Körpers rasch wieder herzustellen. Bei der Genesung von einem Zustand der Mangelernährung werden ungesunde Gelüste deutlich abgeschwächt, wodurch ein Wechsel zur Rohkost-Lebensführung dem Körper weniger Mühe bereitet. Zuweilen können sich natürliche Nahrungsergänzungsmittel als hilfreich erweisen. Dennoch warne ich davor, echte Speisen hierdurch zu ersetzen. Der regelmäßige Verzehr nährstoffreicher Bioprodukte stillt Ihr Verlangen und erleichtert Ihnen die Umstellung.

Ich empfehle wärmstens, regelmäßig grüne Smoothies zu trinken, egal ob Sie sich von Rohkost oder von gekochten Speisen ernähren. Ich kenne viele Fälle, in denen es Menschen gelang, ihre Gesundheit deutlich zu verbessern, indem sie ihren täglichen Speiseplan durch gemixte Grünkost ergänzten. Meinen Beobachtungen zufolge erzielt man die besten Resultate, wenn man sein herkömmliches Frühstück durch einen Liter grünen Smoothie ersetzt.

Nachfolgend einige Stellungnahmen von Menschen, deren übermäßiges Nahrungsverlangen nach dem Genuß von grünen Smoothies nachließ oder ganz verschwand.

„Mein Verlobter und ich haben uns sehr gemächlich auf den Weg zu lebendigen Nahrungsmitteln gemacht, und trotzdem war es anstrengend. Dann fingen wir an, diese grünen Smoothies zu trinken. Heute, nachdem mein Eßverlangen nachgelassen hat, ist der Nagelpilz an meinen Fußzehen verschwunden, und meine Akne ist nur noch Erinnerung ... wir sind glücklicher, gelassener und haben unsere täglichen grünen Smoothies liebgewonnen. Sie haben in unserer

Familie unglaublich viel bewirkt. Ich kann jedem nur empfehlen, grüne Smoothies zu trinken." – Natalie

„Seit zwanzig Jahren ist es mein Bestreben, mehr natürliche Nahrung zu essen, und meine Gesundheit hat sich außerordentlich verbessert. Doch mein Verlangen nach minderwertigen Nahrungsmitteln machte mir nach wie vor zu schaffen ... bis ich die grünen Smoothies entdeckte. Jetzt ist das Verlangen komplett weg!" – Robin.

„Victorias Rat folgend gab ich ganz viel Grüngemüse zu meinen Obst-Smoothies, und schon am ersten Tag schwand mein zwanghaftes Verlangen nach Nahrungsaufnahme. Peng – einfach weg! Es war, als hätte jemand den „Freßlust-Schalter" in meinem Gehirn umgelegt. Anscheinend hatte sich mein Körper in all den Jahren nach Mineralien gesehnt, und sowie ich mit dem Verzehr von Grüngemüse begann, war es mit meiner Freßlust vorbei. Endlich kann ich mich einschränken!" – Robert

„Meine Frau und ich lieben die Veränderungen, die in unserem Körper vor sich gehen! Macht euch ein paar grüne Smoothies und seht zu, wie eure Freßlust verschwindet. Das ist das Geheimnis des Abnehmens!" – Mark

„Die grünen Smoothies sind köstlich. Ich mag Grüngemüse sowieso, aber ich habe mit eigenen Augen gesehen, wie meine Smoothies auch Leuten so richtig schmecken, die keine Grünkost mögen. Und genau diese Leute, die sich immer nach amerikanischem Standard ernährt haben, wollen nun regelmäßig große Mengen rohes Obst und Gemüse. Was für eine einfache Methode, im Leben der Menschen wirklich etwas zu verändern!" – Laura B.

Sie ergänzen Ihren üblichen Speiseplan einfach durch grüne Smoothies, bis Ihnen auffällt, daß Sie sich ganz von selbst nach Salaten, Obst und anderen Rohkostspeisen sehnen. Wenn Sie bemerken, daß das Verlangen nach Ihrem Lieblings-Kochgericht schwächer und erträglicher wird, dürfen Sie davon ausgehen, daß Sie für den kompletten Umstieg auf Rohkost bereit sind.

Einige köstliche Rezepte für grüne Smoothies finden Sie weiter hinten im Buch. Beachten Sie bitte, daß diese Rezepte nur als Grundideen gedacht sind. Sie können die genannten Früchte und Grüngemüsesorten jederzeit durch andere ersetzen, um die Vielfalt zu vergrößern.

Schritt 3

Fähigkeiten und Küchengeräte erwerben

Kochen ist wie Lieben. Man sollte es mit Hingabe tun oder gar nicht.

Harriet van Horne

Falls Sie ernsthaft entschlossen sind, sich der Rohkost als grundlegender Ernährungsweise zuzuwenden, ist es ganz wichtig, daß Sie sich all die Fertigkeiten aneignen, die für die Zubereitung von Rohkostgerichten nötig sind. Schön, wenn es in Ihrem Viertel ein Rohkost-Restaurant gibt oder wenn Ihr Partner versiert darin ist, Rohkost-Delikatessen zuzubereiten, aber das spielt für Sie nicht die Hauptrolle. Meine langjährigen Beobachtungen haben mich gelehrt, daß Rohköstler im Strom des Lebens und seinen wechselnden Herausforderungen der Rohkost mit weit geringerer Wahrscheinlichkeit treu bleiben können, wenn sie bei ihren täglichen Mahlzeiten auf andere angewiesen sind.

Ich habe Tausenden Menschen beigebracht, wie man mit Rohkost delikate Feinschmeckerkreationen zubereitet, und ich weiß, daß die absolute Mehrheit aller Menschen fähig ist, die Grundfertigkeiten der Rohkost-Küche recht schnell und mühelos zu erlernen.

Zunächst möchte ich erklären, weshalb diese praktischen Kenntnisse so wichtig sind. Menschen, die sich auf herkömmliche Weise von Kochkost ernähren, nehmen täglich mehr oder weniger das gleiche zu sich. Ob Steaks, Gulasch, Burger oder Gegrilltes – all das ist Rindfleisch, auch wenn es unterschiedlich aussieht. Selbst wenn man es durch Hühnerfleisch, Schweinefleisch oder Fisch ersetzt – alle Fleischprodukte ähneln einander in Geschmack, Konsistenz und Nährwertgehalt (allerdings nicht im Fettgehalt, der je nach Qualität variiert). Ich wette, die meisten Verbraucher können nicht herausschmecken, ob ein Hot Dog aus Rindfleisch, Schweinefleisch oder Hühnerfleisch besteht, ja sie können wahrscheinlich nicht mal einen Chickenburger von einem Tofuburger unterscheiden, wenn beide die gleichen Gewürze enthalten.

Speisen, die man normalerweise als Beilagen zu Fleisch ißt – wie etwa Bratkartoffeln, Pommes Frites, Kartoffelpüree, Reis, Nudeln oder Brot – bestehen fast ausschließlich aus Kohlenhydraten und Fett, und sie ähneln sich ebenfalls in Geschmack und Nährwert. Natürlich würde die Ergänzung einer solchen Mahlzeit durch rohes Gemüse zu einer wesentlichen Verbesserung des Nährwerts führen, doch leider passiert das nur selten: „Wenn Amerikaner im Jahre 2005 essen gingen, bestand die hauptsächliche Speisenwahl nach wie vor aus Hamburgern, Pommes Frites und Pizza. Salate – die vermutlich gesündere Alternative – standen bei Frauen auf Platz 4 der bevorzugten Speisen, bei Männern nur auf Platz 5, so eine Studie über Eßgewohnheiten."[1]

Andererseits gibt es in den USA ein breites Angebot an Frischwaren. Jeder amerikanische Supermarkt bietet ganzjährig eine Auswahl von 130 Obst- und 196 Gemüsesorten an.[2] Rohes, ungekochtes Gemüse, Grüngemüse, Obst, Nüsse und Samen haben alle ihren jeweils ganz spezifischen Geschmack.

Um aus solch eintönigen Zutaten wie Fleisch und Kartoffeln ein ausgefallenes Feinschmeckergericht zu kochen, muß man als Koch schon recht erfahren und begabt sein. Die erleseneren Geschmacksnuancen von Kochkost entstehen normalerweise erst, wenn man die Rezepte mit einer raffinierten Kombination aus Kräutern und Gewürzen verfeinert, ohne die das Gericht fad schmecken würde. Um den Verbrauchern entgegenzukommen, denen es an solchen Fähigkeiten meist mangelt, gibt es im Supermarkt zahlreiche vorgewürzte und vorgekochte Fertiggerichte. Damit der Preis niedrig gehalten werden kann, beschränken sich die Gewürze in solchen Fertigpaketen hauptsächlich auf Salz und Pfeffer. Für längere Haltbarkeit sind Konservierungsmittel zugesetzt. Der typische Speiseplan von Einwohnern der Industrieländer besteht hauptsächlich aus einer Kombination von vorgekochter oder teilweise gekochter, abgepackter Nahrung. Dabei werden „weniger als ein Drittel aller zu Hause hergestellten Gerichte wirklich von Grund auf selbst zubereitet".[3]

Demgegenüber erfordert die Zubereitung eines Rohkostgerichtes nur Grundkenntnisse, und der Geschmack von Rohkost wird nicht von Gewürzen bestimmt, sondern von der Vielfalt natürlicher Aromen, die in Salat, Grüngemüse, Früchten, Nüssen, Kräutern usw. selbst stecken. Nehmen Sie zum Beispiel das Rezept „Ich kann nicht glauben, daß es bloß Kohl ist" weiter hinten in diesem Buch.* Dieses Rezept besteht nur aus den drei Zutaten Weißkohl, Öl und Salz. Und dennoch konnte ich Gästen – Menschen mit unterschiedlichsten Essensvorlieben und selbst meinen verwöhnten karnivoren Verwandten – dieses Gericht bei vielen Gelegenheiten servieren, und es schmeckt allen. Ständig begegne ich Menschen, die sich darüber freuen, wie unerwartet lecker Rohkostgerichte schmecken.

Immer mehr Menschen sind den recht eintönigen Geschmack gekochter Nahrung leid geworden und sehnen sich nach schmackhafter, nostalgischer und authentischer Hausmannskost. Daher gehen sie auswärts essen: „Im Jahre 2005 gab es in den USA mehr als 925.000 Restaurants, in denen mehr als 70 Milliarden Hauptgerichte und kleinere Mahlzeiten serviert wurden. Mit 12,5 Millionen Beschäftigten ist diese Branche der größte Arbeitgeber nach dem Staat."[4]

Nach einer Meldung der *ABC News* „gehen die Amerikaner immer öfter essen. Statistiken belegen, daß in einem Durchschnittshaushalt 40 Prozent des Lebensmitteletats für Gaststättenbesuche ausgegeben werden."[5]

Dennoch ist das Essen in den meisten Restaurants von einer „schmackhaften, nostalgischen und authentischen Hausmannskost" weit entfernt. Aufgrund der steigenden Preise für hochwertige Zutaten, der hohen Gehälter von Profi-Köchen und des harten Wettbewerbs in der Gastronomiebranche bereiten immer mehr Restaurants ihre Gerichte nach Fast-Food-Art zu. Hier die Anzahl der Filialen von nur dreien der bekannten Fast-Food-Ketten in den USA:

* insgesamt 20.000 Subway-Restaurants im Juli 2006 [6]
* insgesamt 12.658 McDonald's-Filialen 2005 [7]
* insgesamt 5.840 Wendy's-Restaurants[8]

Da ich mich, ehe ich auf Rohkost umstieg, viele Jahre lang von gekochten Speisen ernährte, hatte ich die Chance beides zu vergleichen. Mir

---

* Vgl. Teil 4 dieses Buches.

fiel auf, daß beide Ernährungsmuster meinem Körper jeweils andere Mechanismen abverlangten. Als ich noch vornehmlich gekochte Nahrung aß, habe ich, wie ich glaube, die Ernährungsansprüche meines Körpers so gut wie nie gestillt. Deshalb richtete sich die Entscheidung, wie viel Essen ich bei einer einzigen Mahlzeit zu mir nahm, nicht nach dem Nährwertgehalt des betreffenden Gerichts, sondern nach dem Völlegefühl in meinem Magen und vielleicht noch nach dem Stillen meiner Gelüste, die von der Sucht nach gekochter Nahrung kamen. Seit ich auf Rohkost umgestiegen bin, ist mein Appetit oft schon gestillt, wenn ich gerade mal die Hälfte meines Tellers leergegessen habe, und ich fühle mich rundum satt und zufrieden, *obwohl* ich keineswegs Völlegefühl im Magen verspüre.

Bei ihrer Nahrungswahl folgen Rohköstler also ganz anderen Motiven als Kochköstler. Ich stieß auf diese Unterschiede, als ich in einem meiner Kurse ein Experiment durchführte, bei dem ich etwa vierzig meiner Schüler befragte, und zwar sowohl Roh- als auch Kochköstler. Ich stellte jedem von ihnen eine einfache Frage: „Was ist Ihr Lieblingsgericht?" Die meisten derjenigen, die sich von gekochter Nahrung ernährten, wußten genau, welches Gericht sie am meisten begehren, und sie konnten viele Details dazu angeben, etwa welche Soße zu diesem Gericht paßt oder in welchem Restaurant man es bestellen kann. Überraschenderweise zählten sämtliche Befragten, die sich von Rohkost ernährten, eine Vielzahl von Lieblingsrezepten, Früchten, Gemüsesorten, Beeren, Nüssen usw. auf. Überdies erklärten viele von ihnen, ihre Speisevorlieben würden sich ständig ändern, andere schätzten bestimmte Speisen nur während der betreffenden Saison.

Daraus schloß ich, daß bei Menschen, die vor allem gekochte Nahrung verzehren, das Verlangen nach Essen hauptsächlich vom Geschmack der Speisen bestimmt wird und nur in seltenen Fällen von den Ernährungsansprüchen des Körpers. Rohköstler hingegen werden im allgemeinen von speziellen Nährstoffen in bestimmten Produkten motiviert. Aus diesem Grund passen sich ihre Vorlieben stets den sich verändernden Nährstoffbedürfnissen ihres Körpers an.

Ich hoffe, Sie können nun, da Sie all diese Fakten und Beobachtungen nachgelesen haben, nachvollziehen, warum es für jeden Rohköstler äußerst wichtig ist, sich seine Mahlzeiten eigenhändig zubereiten zu können.

Ich habe festgestellt, daß die meisten Menschen, deren Lebensführung von Rohkost geprägt ist, drei Hauptstadien durchlaufen:

1. **Das Übergangsstadium.** Während dieser Zeit, die ein paar Monate bis zu einigen Jahren dauern kann, essen die Leute gern und viel sogenannte „Rohkost-Delikatessen", die für gewöhnlich reichlich Nüsse, Öle und Gewürze enthalten und nicht nach den Regeln einer ausgewogenen Trennkost zubereitet werden.[*] Die Namen und das Aussehen von Rohkost-Delikatessen erinnern normalerweise an bekannte Kochspeisen wie etwa „vegetarische Hamburger", „Soja-Fleischkäse" oder „Macadamia-Chips". Viele dieser Gerichte findet man in Rohkost-Restaurants und bei Rohköstler-Treffen. Die Speisen während dieses Stadiums bieten aufgrund ihrer Üppigkeit und ihres leckeren Geschmacks so etwas wie Trost und tragen auf diese Weise dazu bei, die Abhängigkeit von gekochter Nahrung zu überwinden. Viele Menschen sehnen sich während dieser Phase nach Mengen von Leinsamen-Crackern und anderen getrockneten Speisen. Sie brauchen sich nicht unbedingt Zubereitungsverfahren für ganz viele verschiedene Delikatess-Gerichte anzueignen, wenn Sie das nicht möchten. Allerdings empfehle ich Ihnen dringend, drei oder vier Grundrezepte zu erlernen.

2. **Das Salat-Stadium.** Zu einem bestimmten Zeitpunkt Ihres Rohkost-Lebens werden Sie sich ganz von selbst nach einfacheren Gerichten sehnen als nach solch üppigen Feinschmecker-Kreationen. Von dieser Zeit an werden nach und nach Salate zu Ihrem Hauptnahrungsmittel werden, und dies für eine lange Zeit, möglicherweise sogar über Jahre. Salate in unendlicher Vielfalt mit ein paar Früchten, Nüssen oder Samen decken von da an Ihren Bedarf an Kalorien, Nährstoffen und Eßvergnügen.

3. **Das Vollwertkost-Stadium.** In der Regel erreicht man dieses Stadium erst, nachdem man sich viele Jahre lang von Rohkost ernährt hat. Während dieser Phase werden Ihnen Vollwertgerichte automatisch lieber sein als Salate. Sie werden eine starke Vorliebe für das qualitativ höchstwertige reife Obst und Gemüse der Saison entwickeln.

---

[*] Der Begriff „Trennkost" wurde erstmals Anfang des 20. Jahrhunderts von Dr. William Howard Hay definiert. Das Prinzip besteht darin, spezielle Speisen voneinander getrennt, andere zusammen und nur in speziellen Gerichten zu verzehren.

Sie werden den Konsum von Ölen, Süßungsmitteln und getrockneten Speisen einstellen oder stark reduzieren. Sie werden sich immer genau nach dem sehnen, was Ihr Körper braucht, um gesund zu bleiben, und Sie werden diese wertvollen Speisen mit himmlischem Vergnügen in sich aufnehmen. Ich kann noch nicht sagen, ob nach diesem Stadium noch weitere kommen.

Treiben oder quälen Sie sich nicht durch diese Phasen. Folgen Sie vielmehr der intuitiven Führung Ihres Körpers. Dadurch gewähren Sie sich einen weit besseren freudvollen und gedeihlichen Umstieg auf Rohkost.

Nachfolgend die neun wichtigsten Vorteile, die es Ihnen bringt, bei der Zubereitung von Rohkostgerichten von anderen unabhängig zu sein:

- Sie sind immer gut ernährt, egal wo Sie sich aufhalten.
- Sie können Ihren Speiseplan nach Ihren persönlichen Gelüsten ausrichten, um eine adäquate Nährstoffversorgung des Körpers zu gewährleisten.
- Sie essen stets leckeres Essen eigener Wahl.

Sie können Ihren Speiseplan jederzeit und rasch dem Übergang von einem Stadium zum anderen anpassen.

- Aufgrund Ihrer Fertigkeiten bei der Zubereitung einiger perfekt abgerundeter, köstlicher Rohkost-Delikatessen können Sie Ihre Gäste positiv überraschen und Ihr gesellschaftliches Leben bereichern, indem Sie mehr Gleichgesinnte anziehen.
- Sie sind stets gern gesehener Gast bei Rohköstler- und Veganer-Potlucks[*].
- Sie speisen immer äußerst preiswert.
- Sie sind bei Ihrer guten Ernährung nie auf jemand anderen angewiesen.
- Sie können die Kunst der Rohkostküche vielen anderen Menschen beibringen.

Beschaffen Sie sich zunächst die für eine Rohkostküche notwendigen Geräte. Nachfolgend das bevorzugte Küchenzubehör meiner Familie:

---

[*] Potlucks sind Zusammenkünfte (z.B. von Rohköstlern, Veganern usw.), bei denen jeder etwas zu essen mitbringt.

- ### Das Vita-Mixgerät

Nachdem wir viele Jahre lang Rohkostgerichte zubereitet und verschiedene Mixer ausprobiert hatten, gelangten wir zu dem Schluß, daß der Vita-Mixer am besten geeignet ist. Er ist superstark und betriebssicher. Dieser Hochleistungsmixer ist nahezu so effizient, daß man mit ihm Holzklötze pürieren könnte.

- ### Der Champion-Entsafter

Wir benutzen das vielseitige Gerät der Marke „Champion", um Säfte, Pürees, Pasteten und Eiscreme herzustellen. Der Champion ist ein sehr praktischer Entsafter, da er leicht zu bedienen und zu reinigen ist.

- ### Der Cuisinart

Dieser Gemüsezerkleinerer ist mit Abstand der beste, da seine Lebensdauer nahezu unbegrenzt ist und da er über qualitativ hochwertige Klingen verfügt, die nicht stumpf werden. Der Cuisinart zermahlt hartes Gemüse, Nüsse und Samen, mit denen andere Geräte sich schwer tun.

- ### Der Excalibur-Trockner

Wir lieben dieses Dörrgerät, da man mit ihm sowohl Cracker und Plätzchen als auch Gemüse und Obst gleichmäßig und gründlich trocknen kann. Es läßt sich bequem an der Vorderseite öffnen und verfügt über einen Thermostaten, der sich auf niedrige Temperaturen einstellen läßt. Selbst für Ein-Personen-Haushalte empfehlen wir die Variante mit neun Einschüben, da niemand Lust hat, täglich eine neue Ladung Cracker herzustellen.

- ### Milchbeutel / Keimbeutel

Wir benutzen diese Beutel (auch Passierbeutel genannt) zum Absieben von Nuß- und Samenmilch sowie auch zum Keimen von Samen und Bohnen. Sie können sich Ihren Nußmilchbeutel entweder selbst aus Nylonstoff herstellen oder auf unserer Website www.rawfamily.com bestellen.

Fangen Sie gleich an, mit Ihren neuen Geräten zu arbeiten. Rohkostkoch zu werden, indem man versierten Köchen zusieht, ist genauso unmöglich, wie durch bloßes Beobachten von Weltklasse-Schwimmern selbst zum guten Schwimmer zu werden. Wählen Sie ein oder zwei Rezepte, kaufen Sie die Zutaten und machen Sie sich ans Werk. Sollte Ihre Kreation noch nicht so gut schmecken, können Sie sie immer noch auf den Kompost werfen. Sämtliche Regenwürmer der Umgebung werden sich von Ihrer Kochkunst anlocken lassen und versammeln sich in Ihrem Garten.

Ich weiß noch, wie ich meinen Mann einfach nicht dazu überreden konnte, mir bei der Zubereitung von Gemüseburgern zu helfen. Igor hatte Angst, er würde die Zutaten verderben. „Mit richtigem Fleisch war es einfach", beteuerte er. „Man schneidet einfach ein Stück zurecht und brät es in Öl. Aber wie soll ich jetzt ‚Fleisch' aus Karotten herstellen, ganz ohne Kuh?" Dutzende Male sah er mir bei der Zubereitung lebendiger Gemüseburger zu, doch er war überzeugt, für ihn sei das zu kompliziert. Eines Tages wurde es zeitlich ziemlich eng, weil zu viele Leute kamen, um sich mit einer Rohkostmahlzeit bewirten zu lassen. Ich war mit der Suppe beschäftigt. Irgend jemand mußte also die Gemüseburger machen, und so blieb Igor keine andere Wahl, als es doch zu tun. Und er war sogar noch früher damir fertig als ich. Seit diesem Tag habe ich keinen einzigen lebendigen Gemüseburger mehr selbst gemacht, weil Igor diesen Job übernommen hat. Und von da an hieß dieses Gericht in unserer Familie „Igorburger".

Igor fand immer mehr Spaß daran, Rohkostgerichte zuzubereiten, und er dachte sich jede Menge eigene Rezepte aus. Seine russischen Borodinsky-Cracker sind auf der ganzen Welt beliebt (in diesem Buch finden Sie sie unter der Bezeichnung ‚Igors Cracker'). In Island führte Igor vor, wie man Rohkost-Sandwiches zubereitet. Er belegte Cracker mit lebendigen Gemüseburgern und verzierte sie mit grünen Blättern und Tomaten. Als die Leute seine Rohkost-Sandwiches probierten, waren sie begeistert darüber, wie köstlich sie schmecken. Eine Frau rief: „Für so ein Sandwich lohnt es sich zu leben!"

In diesem Kapitel gebe ich Ihnen einige wertvolle Tips für die Zubereitung von Delikatessen während des Übergangsstadiums in Ihrem Rohkost-Leben. Für die späteren Stadien, so glaube ich, sind Empfehlungen meinerseits nicht mehr nötig, da sich die meisten Leute, wenn Sie erst ein paar Monate lang von Rohkost gelebt haben, am liebsten ihre eigenen Gerichte zubereiten.

Die meisten Zutaten von Kochgerichten haben den immer gleichen Standardgeschmack. Zum Beispiel schmeckt Zucker stets wie Zucker, Mehl stets wie Mehl, und Salz bleibt immer Salz. In der Rohkostküche sind keine zwei Zitronen einander gleich. Die eine ist größer und saftiger, die andere hat eine dickere Schale und ist nicht so sauer. Gekochter Mais, gekochte Zucchini, gekochte Erbsen und sonstiges gekochtes Gemüse schmecken fast gleich und bedürfen zumindest einer Beigabe von Öl und Salz. Im Rohzustand hingegen haben sowohl Mais, Zucchini, Erbsen wie auch weitere Gemüsesorten ihren jeweils einzigartigen und unverwechselbaren Geschmack.

Aus diesem Grund gibt es keine Garantie für ein schmackhaftes Resultat, wenn Sie sich beim Zubereiten von Rohkostgerichten an Rezepte halten. Den letztendlichen müssen Sie stets neu abstimmen. Wenn ich ein Rohkostgericht zubereite, verwende ich Rezepte nur als Grundidee oder allgemeine Richtschnur. Um den endgültigen Geschmack zu erzielen, bediene ich mich der Methode der „fünf Geschmacksrichtungen". Die Grundregel besteht darin, daß ein Gericht jedes dieser fünf Aromen enthalten sollte: *süß*, *sauer*, *salzig*, *scharf* und *bitter*. Wenn Sie lernen, diese fünf verschiedenen Geschmacksrichtungen aufeinander abzustimmen, sprechen Ihre Speisen unterschiedliche Gruppen von Geschmacksknospen an und werden dadurch zu echten Köstlichkeiten.

Schon von Natur aus verfügt jede Obst- und Gemüsesorte über ein ausgewogenes Geschmacksbouquet. Aufgrund des ständigen Verzehrs von stark gewürzter Kochnahrung jedoch haben sich die Geschmacksknospen in unserem Mund im Laufe der Jahre verändert. Deshalb sind wir, wenn wir uns von gekochten Speisen ernähren, kaum noch in der Lage, all die delikaten natürlichen Aromen in rohem Obst und Gemüse herauszuschmecken. Haben sich dann unsere Geschmacksknospen während der Übergangsphase zur Rohkosternährung erst einmal erholt, so finden wir auch wieder Geschmack an einfacheren Speisen.

Wenn Sie versuchen, ein leckeres Gericht ohne Kochen zuzubereiten, sollten Sie dafür sorgen, daß im endgültigen Geschmacksbouquet alle fünf Aromen enthalten sind und auch nicht eines davon fehlt. Leute, die über Monate täglich Rohkost-Delikatessen zubereiten, können klar erkennen, ob die eine oder andere Zutat fehlt, indem sie das Gericht nur ein- oder zweimal kosten. Andere müssen frisch zubereitete Speisen fünfmal probieren und sich dabei jedes Mal sehr simple Fragen stellen: „Ist es scharf genug? Ist es salzig genug? Ist es süß genug? Ist es sauer genug? Ist es bitter genug?" Die fünf Geschmacksrichtungen müssen bei einem bestimmten Gericht nicht stark ausgeprägt, aber ausreichend vorhanden sein. Bei einem Gemüseburger etwa sollten die vorherrschenden Geschmacksrichtungen süß, scharf und salzig sein, mit nur einem Hauch von sauer und bitter. Trotzdem müssen sie alle dabei sein, sonst schmeckt der Gemüseburger fad.

Wenn man ein Gericht zubereitet und seine erste Testrunde mit den fünf Löffeln macht, fehlen normalerweise noch zwei oder drei Geschmacksanteile. Also fügt man weitere Zutaten hinzu, die für die noch fehlenden Aromen sorgen, mischt noch einmal und beginnt erneut mit dem Fünf-Löffel-Test. Das wiederholt man so lange, bis die fünf Hauptgeschmacksrichtungen zusammen ein feines Bouquet ergeben. Anfangs kann dieser Abschmeckvorgang sehr viel Zeit in Anspruch nehmen. Lassen Sie sich davon nicht entmutigen, mit zunehmender Praxis werden auch Sie schneller werden – und Ihre Rohkostgerichte zugleich unübertrefflich.

Nachfolgend eine Liste mit Vorschlägen für Zutaten der verschiedenen Geschmacksrichtungen. Bitte seien Sie kreativ, denn die genannten Beispiele sind nur ein Bruchteil von dem, was uns auf unserem Planeten Erde zur Verfügung steht. Viele Pflanzen beinhalten eine Vielzahl von Aromen, von denen aber meist nur eines oder zwei dominant sind. Benutzen Sie also bitte Ihren gesunden Menschenverstand und verzichten Sie daher besser auf Vanille in der Suppe oder auf Knoblauch in der Torte.

Für sauren Geschmack nehmen Sie: Zitronen, Preiselbeeren, Rhabarber, Zitronengras, Sauergras, Sauerampfer, Tomaten, Sauerkraut, Nuß- oder Samenjoghurt und Apfelweinessig.

Für süßen Geschmack nehmen Sie: Trockenfrüchte wie z.B. Feigen, Datteln, Pflaumen, Rosinen; frische Früchte wie z.B. reife Bananen, Mangos, Pfirsiche, Birnen; Apfelsaft, Orangensaft, rohen Agavennektar, Rohhonig oder frische Süßkrautblätter.

Für scharfen Geschmack nehmen Sie: Knoblauch- oder Zwiebelsprossen, Gewürznelken, Steckzwiebeln, Rettich, Meerrettich, Cayennepfeffer, Wasabi, Meeresalgen und/oder Kräuter (sowohl frisch als auch getrocknet) wie z. B. Basilikum, Dill, Koriander, Rosmarin, Zimt, Muskat, Vanille und Pfefferminze.

Für salzigen Geschmack nehmen Sie: Sellerie, Koriander, Dill, Petersilie oder Meeresgemüse wie z. B. Rotalgen, Seetang, Nori, Arame oder keltisches Meersalz.

Für bitteren Geschmack nehmen Sie: Petersilie, Sellerieköpfe, Endivien, Knoblauch, Zwiebeln, Löwenzahn, Lorbeerblätter, Salbei, Geflügelgewürz oder Cayennepfeffer.

Ich bin der Meinung, gekonnt zubereitete Rohkostgerichte können es jederzeit mit den raffiniertesten Kochrezepturen aufnehmen, und oftmals schmecken Rohkostgerichte sogar besser. Ich selbst habe schon längst damit aufgehört, die Leute eigens darauf hinzuweisen, daß mein Essen aus Rohkost besteht – seit einer Hochzeitsveranstaltung, bei der man mich mit der Bewirtung der Gäste betraut hatte. Das Brautpaar hatte nicht ausdrücklich darauf bestanden, daß das Hochzeitsmahl auf Rohkostbasis zubereitet werden sollte. Ich wollte unbedingt für diesen Anlaß gebucht werden und riß mich daher nicht gerade darum, die Dinge beim Namen zu nennen. Ich war mir dennoch sicher, den Gaumen von Gästen und Gastgebern schmeicheln zu können, egal ob sie zu ihrem Empfang nun auf Rohkost oder auf Kochnahrung bestanden. Ich hatte viel Spaß beim Anfertigen und Dekorieren der dreistöckigen Hochzeitstorte. Ich bereitete eine Menge Appetithappen zu, dazu farbenfrohe Snacks, einen großen Salat mit verschiedenen Soßen sowie Nußfrikadellen. Ich weiß noch, wie meine Tochter und ich diese Frikadellen stundenlang mit dunklen Steifen versahen, damit sie auch wirklich aussahen wie echte gegrillte Burger.

Dann begann der Empfang. Es kamen etwa fünfzig Gäste, und eine ganze Stunde lang fiel niemandem etwas Ungewöhnliches auf. Dann begannen die Leute, Fragen zu stellen, und riefen den Koch (also mich) in den Speisesaal. Als ich herauskam, fragten sie mich: „Ist das russische Küche? Was für Kräuter haben Sie für dies oder das genommen? Ihr Essen ist toll, aber der Geschmack ist uns völlig unbekannt!"

Ich blickte auf diese Gruppe von fünfzig Leuten, und plötzlich war mir klar, daß es sie umhauen würde, wenn ich ihnen mitteilte, daß sämtliches Essen ausschließlich aus Rohkost bestand. Sie sahen mich fragend an. Ich sagte: „Würden Sie mir bitte in die Küche folgen? Ich zeige Ihnen, wie ich es gemacht habe."

Viele neugierige Gäste strömten in meine Küche, und ich bereitete vor ihren Augen rasch zwei Gerichte zu: Nußfleischpastete und eine Praline. Sämtliche Gäste staunten, wie rasch und einfach das alles zuzubereiten war und wie gut es schmeckte. Nun dachten sie nicht mehr an Braut und Bräutigam, sondern stellten nur noch Fragen. Die Frauen fischten Kugelschreiber aus den Taschen ihrer Männer, benutzten deren Schultern als Unterlage und kritzelten Notizen auf Servietten, wobei sie immer wieder Fragen stellten: „Wie viele Zitronen, sagten Sie?" Ein dicklich aussehender Mann erkundigte sich: „Können Sie meiner Frau beibringen, wie man dieses Gericht herstellt?" In der folgenden Woche gab ich einen großen Kurs für zahlreiche Gäste dieser Hochzeit.

Im Laufe der vielen Jahre, die wir nun schon von Rohkost leben, hat jeder in meiner Familie gelernt, wie man rasch eine leckere Mahlzeit zubereitet. Mit Hilfe unserer Erfahrung haben wir einfache Techniken entwickelt, die wir Tausenden von anderen Rohköstlern auf erfolgreiche Weise vermitteln. Nachfolgend fünf unglaublich einfache, fast primitive Rezepte. Sie ermöglichen es jedermann, Rohkost-Delikatessen schnell, mühelos und preiswert zuzubereiten.

Grundrezept für köstliche Suppen

Grundlage

Fünf Aromen

Suppeneinlage (zum Beispiel geriebene Möhren oder sonstiges Wurzelwerk, Avocadostücke oder Stücke eines anderen Gemüses, gehackte Petersilie oder sonstige Kräuter)
Die Basis für diese Suppe ist stets die gleiche:

1 Tasse Wasser
1 Stange Staudensellerie
1 Eßlöffel Olivenöl

Alles mit dem Mixer vermischen, bis auf die Einlagen, die erst danach hinzugefügt werden. Ich benutze dieses einfache Grundrezept für sämtliche Feinschmeckersuppen, die ich zubereite.
Ergibt 2 Tassen Suppe

Grundrezept für köstliche Nußburger

1 Tasse Nüsse nach Wahl
1 Tasse Gemüse nach Wahl
1 Eßlöffel Öl zum Vermengen
Fünf Aromen

In der Küchenmaschine mixen.
Hinweis: Soll der Burger etwas reichhaltiger sein, nehmen Sie mehr Nüsse. Für einen leichteren Burger verwenden Sie mehr Gemüse.
Ergibt 2 Tassen Burgerpastete

Grundrezept für leckeren Plätzchen- oder Kuchenteig

1 Tasse Nüsse nach Wahl
1 Tasse Trockenfrüchte nach Wahl
1 Eßlöffel Öl zum Vermengen
Gewürze (nach Geschmack)

In der Küchenmaschine mixen. Zu Kugeln rollen oder als Teigboden für den Kuchen verwenden.
Ergibt 2 Tassen leckeren Teig

Rezept für köstliche Salatsoße

½ Tasse Wasser
2 Eßlöffel Olivenöl
5 starke Würzmittel

Gut vermischen
Ergibt ¾ Tasse köstliche Salatsoße

Grundrezept für köstliche Nuß- oder Samenmilch

½ Tasse Nüsse oder Samen nach Belieben, über Nacht einweichen, dann trocknen
1 Tasse Wasser
1 Eßlöffel Süßungsmittel (nach Wahl)

Gut vermischen und durch einen Nußmilchbeutel seihen. Für „magere" Milch mehr Wasser nehmen.

Ich liebe dich, egal was du ißt

Einem Mann mag es gelingen, sein Pferd zum Wasser zu führen, aber
trinken muß es von allein.

John Heywood, *Sprichwörter*

Bei einem meiner Workshops stellte ich meinen Zuhörern einmal die
Frage: „Welche Gefühle löst es bei Ihnen aus, wenn jemand Ihnen vorschreiben will, was Sie tun sollen?"

Den meisten von uns ist es von Kindheit an vermutlich unzählige
Male passiert, daß man ihnen unaufgefordert Ratschläge erteilte. Wissen
Sie noch, als Sie ein Kind waren, und Ihre Mutter oder Ihr Vater sagten:
„Du treibst dich zuviel auf der Straße herum, du solltest wirklich mehr
Bücher lesen"? Versuchen Sie sich zu erinnern, wie Sie sich in einer
solchen Situation fühlten. Fühlten Sie sich nun augenblicklich zu Büchern hingezogen? Sagten Sie etwa: „Oh danke, Paps, ich fange sofort
mit Lesen an!" Ich glaube eher, daß Sie aufsässig und verärgert reagierten und gar nicht daran dachten, sich ein Buch zu holen, sich hinzusetzen
und zu lesen. Oder denken Sie daran zurück, als einer Ihrer Freunde so
etwas sagte wie: „Du solltest anfangen zu joggen. Du wirst allmählich
dick." Oder: „Du solltest dir diese scheußlichen Dreadlocks abschneiden." Oder: „Du solltest wirklich aufhören zu rauchen. Schließlich hast
du Kinder." Wie haben Sie da reagiert? Haben Ihnen diese Ratschläge
weitergeholfen? Vermutlich nicht. Nachfolgend einige Reaktionen meiner Schüler auf „hilfreiche Ratschläge" von anderen.

Nancy: Ich lächle immer ein wenig, aber natürlich befolge ich den
Rat nicht.

Mike: Ich reagiere ärgerlich und gereizt.

Dorothy: Ich gehe sofort auf Abwehr, und dieses Gefühl hasse ich.

Bryan: Ich reagiere mit Sarkasmus.

Jane: Ich fühle mich verletzt, gekränkt, zornig und beleidigt.

Whitney: Ich folge den Ratschlägen nicht, weil die anderen nicht für mich zu entscheiden haben. Ich leiste Widerstand.

George: Ich lächle nur und höre gar nicht hin.

Cynthia: Ich hasse es, wenn man mich zu etwas zwingen will, und ich muß dann unaufrichtig werden.

Wendy: Ich möchte den Leuten gefällig sein. Ich möchte ihren Bitten nachkommen, aber danach verschließe ich mich und fühle mich gekränkt.

Seth: Ich würde solche Leute am liebsten umbringen!

Carla: Ich würde von einem depressiven Schub erfaßt werden, vermutlich für lange Zeit.

Sam: Wenn jemand meint, ich müsse etwas anders machen, tue ich es nicht einmal dann, wenn ich es für richtig halte, sondern werde wütend, weil ich zwar weiß, daß es richtig ist und ich es trotzdem nicht tue.

Ryan: Ich fühle mich in solchen Fällen minderwertig und herabgewürdigt.

Linda: Ich habe das Gefühl, man will über mich bestimmen, und dagegen lehne ich mich auf.

Sie sehen, wenn jemand sagt, er wisse genau, was gut für uns ist, neigen wir dazu, uns zu ärgern und aufzuregen. Wir fühlen uns gereizt und mies, und wir verschließen uns vor den anderen und ihren Ratschlägen. Wir fühlen uns angegriffen, verletzt und unwohl.

Genau so würden sich unsere Freunde und Verwandten fühlen, wenn wir sie davon überzeugen wollten, mehr Rohkost zu essen. Auf ähnliche Weise kann die Ankündigung eines Familienmitglieds, Rohköstler werden zu wollen, für den Rest der Familie eine beunruhigende Nachricht sein. Kochkost kennen die meisten von uns und betrachten sie als Selbstverständlichkeit, als das, was in unserer Kultur der normalen Erwartungshaltung entspricht. Wollen wir wirklich, daß sich die Menschen, die wir mögen, unseretwegen aufsässig, negativ, ausgeschlossen, fremdbestimmt oder verärgert fühlen? Denn genau so würden sie sich wahrscheinlich fühlen, wenn wir ihnen eines Tages erklären: „Ich steige jetzt auf Rohkost um, also eßt in meiner Gegenwart keinen solchen Dreck mehr! Da wird mir ja schon vom Anblick übel!"

Ich empfehle Ihnen, genau das Gegenteil zu tun. Wenn Sie den Entschluß fassen, Rohköstler zu werden, sprechen Sie mit Ihrer Familie darüber. Erklären Sie ihnen: „Du weißt ja, Liebling, das hat nichts mit dir zu tun. Von Rohkost zu leben, das ist eine Entscheidung, die ich für mich selbst getroffen habe. Du brauchst deswegen nicht auch Rohkost zu essen. Für mich ist das völlig okay, wenn du weiterhin dein Lieblingssteak ißt. Ich liebe dich so, wie du bist. Ich bin es, der etwas verändern will. Mit dir hat das nichts zu tun. Ich erwarte keineswegs, daß du es mir gleichtust, dich dafür interessierst oder mein Essen auch nur probierst." Wenn Sie so mit Ihrer Familie sprechen, werden Sie vielleicht bemerken, wie die anderen erleichtert aufatmen.

Manchmal bringen wir die Menschen, die wir lieben, sogar ohne Worte dazu, sich unwohl zu fühlen. Manche von uns werfen anderen gewisse Blicke zu, in denen die gleiche Bedeutung steckt wie in mißbilligenden Worten. Eine Frau aus einem meiner Kurse zum Beispiel berichtete mir: „Meine Familie ärgert sich über meine Rohkosternährung, obwohl ich nie jemanden dazu angehalten habe, Rohkost zu essen. Mein Mann ist seit dreißig Jahren Veganer. Mein Sohn ist zwölf. Immer wieder bitten sie mich, gekochte Mahlzeiten für sie zuzubereiten. Aber wenn ich ihnen Essen koche, komme ich von meiner Rohkosternährung ab. Mir fehlt das Gefühl unterstützt zu werden. Mein Sohn macht alle möglichen Witze darüber, daß ich meinen Rohkostkuchen mit dem Löffel essen muß."

Ich beschwichtigte sie: „Vielleicht tun Sie etwas, das die anderen reizt, ohne daß Sie es merken. Achten Sie einfach mal auf sich und registrieren Sie solche Momente. Achten Sie nicht auf die anderen. Achten Sie nur darauf, was Sie selbst tun, um Ihre Familie gegen sich aufzubringen."

Eine Woche später erschien sie zum Kurs und berichtete: „Ja, ich habe mich ein paarmal dabei ertappt, wie ich kleine Nadelstiche auf empfindliche Stellen abfeuerte. Ich sagte etwas Verletzendes oder sah angewidert drein oder wurde ärgerlich. Daraufhin änderte ich die Einstellung gegenüber meiner Familie, woraufhin auch die anderen etwas mehr auf mich zugingen. Das passierte in nur einer Woche. Sowie ich sie zu akzeptieren begann, akzeptierten sie auch mich. Inzwischen macht mir mein Mann jeden Morgen einen Saft und bringt ihn mir sogar ans

Bett. Er sagt: ‚Schatz, ich will, daß du bei deiner Rohkost bleibst.‘ Mein Haus ist auf einmal zu einem friedvollen Ort geworden, und mein Sohn ist bereit, alles zu probieren, was ich zubereite.“

Ich verdiene mir meinen Lebensunterhalt mit Rohkost-Kursen und lebe seit vielen Jahren ausschließlich von Rohkost. Vor zwanzig Jahren ernährte ich mich aber noch auf traditionelle Weise. Damals hatte ich einen Freund, der Rohköstler war. Ich weiß noch, wie sehr mich seine Bemerkungen nervten. Einmal war mein älterer Sohn Stephan wegen einer kleineren Operation im Krankenhaus. Mein Rohkost-Freund kritisierte mich dafür, daß ich dies zuließ. Wenn ich heute daran zurückdenke, ist es mir peinlich, wie wütend ich auf meinen Freund wegen seines Ratschlags war. Ich war damals einfach noch nicht soweit.

Ein weiteres Beispiel ist meine Freundin Tina aus Denver. Sie hatte ernsthafte Gesundheitsprobleme. Sie mußte monatelang ins Krankenhaus, um sich einer Prozedur zu unterziehen, die für sie ausgesprochen schmerzhaft war. Als wir sie besuchten, bekam sie mit, was Igor und ich aßen, und zeigte Interesse. Sie fragte: „Könnt ihr mir nicht zeigen, wie man solches Essen zubereitet? Ich will es einmal ausprobieren, denn in zwei Wochen soll ich operiert werden und einen künstlichen Darmausgang bekommen, und das würde ich gerne vermeiden.“ Innerhalb weniger Tage ging es ihr besser, und die Operation wurde unnötig. Tina begriff, daß es für sie nur zwei Möglichkeiten gab: entweder Rohkost und keine Operation, sondern Leben und Gesundheit, oder gekochte Nahrung, Operation und schließlich Tod. Sie entschied sich für das Leben. Als wir Tina damals besuchten, ernährten sich alle ihre vier Kinder sehr ungesund, und ihr Mann liebte Wodka, Steaks, Schweinekoteletts und Schweineschmalz, das er sich aufs Brot schmierte wie Wurst. Tina sagte ihrer Familie nichts davon, daß sie Rohköstlerin werden wollte. Sie kochte weiter für sie wie gewohnt. Sie sagte: „Ich werde es geheimhalten.“ Ich stimmte ihr zu und sagte: „Sag ihnen kein Wort davon. Verunsichere sie nicht. Sie sollen dich einfach machen lassen. Sag deiner Familie, du würdest nichts von ihnen erwarten.“ Und so verriet Tina ihnen nichts von ihrer Ernährungsumstellung.

Ein Jahr verging. Wir fuhren wieder einmal durch Denver und beschlossen, bei Tina vorbeizuschauen. Ich sah ihren Mann Sam, und er sah völlig anders aus als früher. Ich sagte: „Sam, was ist los? Du hast dich ja total verändert." Er antwortete mit einem Grinsen: „Seit einem Monat bin ich hundertprozentiger Rohköstler. Die Kinder ernähren sich auch von Rohkost."

Ich war schockiert. „Was ist geschehen?"

Sam erzählte mir, warum er zum Rohköstler geworden war. Eines Tages, vor etwa einem Monat, hatte er Tina von der Arbeit abgeholt. Er war etwas zu früh dran und setzte sich auf einen Platz, von dem aus er Tinas Schreibtisch überblicken konnte. Ihm fiel auf, wie hübsch seine Frau doch war. Er sah, wie die Kunden mit ihr flirteten. Er betrachtete sie mit völlig neuen Augen. Er sah, wie gesund, sexy und attraktiv sie geworden war. Und plötzlich fühlte er sich minderwertig. Er sagte: „Ich rannte zur Toilette und betrachtete mich selbst im Spiegel. Die Haut unter meinen Augen war gedunsen, mein Gesicht war rot, und überall sproß graues Haar hervor. Dann knöpfte ich mein Hemd auf und sah mir all die Hautunreinheiten auf meiner Brust an. Mit mir, dachte ich, will bestimmt niemand flirten!" Sam erzählte mir, ihm sei klar geworden, daß Tina gesund und schön geworden war, während er nur alterte. Er beschloß, die Dinge zu ändern, um mit seiner Frau mithalten zu können. „Auf dem Heimweg", sagte er, „bat ich sie inbrünstig, mir dabei zu helfen, auch zum Rohköstler zu werden."

Tina freute sich, ihrem Mann helfen zu können. Sobald Sam auf Rohkost umgestiegen war, so erklärte sie mir, hätten auch die Kinder gesagt, sie würden gerne Rohkost essen! Ihre Tochter wurde schlank und hübsch und sprach gerade bei einem örtlichen Theater vor. Alles im Leben dieser Familie veränderte sich auf wunderbare Weise. Tina sagte, sie spüre einen Ruf Gottes, und bei ihnen würden Dinge geschehen wie nie zuvor. Tina ist eine sehr kluge Frau. Sie hat ihrer Familie nicht gepredigt, sie sollten Rohkost essen. Sie machte sich ihr Essen und genoß es, ohne irgendwelche Erwartungen in ihre Angehörigen zu setzen. Ihr Körper gesundete, und ihre Familie bemerkte die Veränderungen. Aufgrund ihres guten Beispiels beschlossen die anderen Familienmitglieder, es ihr gleichzutun.

Ich erinnere mich an viele ähnliche Beispiele, die zeigen, wie wichtig es ist, mit Menschen, die gekochte Nahrung essen, in Frieden zu leben. Wenn wir nicht verstehen, wie wichtig das ist, können wir den Frieden um uns zerstören und in Krieg verwandeln. Wir können andere dazu bringen, daß sie von Rohkost genervt sind. Andererseits können wir uns aber auch bewußt dafür entscheiden, mit den Menschen, die uns umgeben, in Frieden zu leben. Dann können Wunder geschehen. Wir haben nicht das Recht, über andere zu bestimmen. Wir haben kein Recht, von anderen zu erwarten, daß sie sich ändern, wenn sie nicht dazu bereit sind. Im Gegenteil, unsere Pflicht ist es, anderen klarzumachen, daß wir von ihnen keine Veränderungen erwarten.

Das bedeutet nicht, daß es künftig kein gemeinsames Familienessen mehr geben muß. Wieso auch? Sie können zu Ihrem Partner sagen: „Schatz, veranstalten wir doch ein Familienessen. Du kannst deine Schweinekoteletts mitbringen, und ich bringe meine gefüllten Paprikaschoten mit. Wir sprechen über den vergangenen Tag und haben eine schöne Zeit zusammen." Familie hat schließlich etwas mit Liebe zu tun. Familie hat nichts mit Essen zu tun. Wenn die Menschen, die wir lieben, wissen, daß wir keinerlei Erwartungen in sie setzen, können sie in unserer Gegenwart entspannt sein. Sie können uns unterstützen, ohne sich zu einer Veränderung gezwungen zu fühlen. Wir haben aus triftigen Gründen eine Entscheidung für uns selbst getroffen. Wir haben die für uns richtige Entscheidung getroffen, die aber keineswegs für jeden die richtige Entscheidung sein muß.

Als ich seinerzeit auf Rohkost umstieg, tat ich jedoch genau das Gegenteil von dem, was ich Ihnen soeben empfohlen habe. Ich versuchte sämtliche Leute, die ich traf, ebenfalls zu Rohköstlern zu machen. Eine Zeitlang jagte ich im Supermarkt hinter übergewichtigen Damen her und versuchte ihnen zu erklären, wie leicht es ist, abzunehmen. Ich war so begeistert von den gesundheitlichen Veränderungen, die meine Familie erfuhr, daß ich völlig abhob. Ich machte mir eine Menge Feinde, ehe ich begriff, daß die Menschen ihre eigenen Methoden finden und ihre eigenen Pfade beschreiten müssen.

Wenn wir die Rechte anderer Menschen respektieren, können wir im Gegenzug auch unsere Angehörigen um Unterstützung bitten. Dabei sollten wir aufrichtig sein und dürfen keine Angst davor haben, zu sagen: „Liebling, bitte hilf mir. Ich brauche Unterstützung. Ich muß mich aus gesundheitlichen Gründen von Rohkost ernähren, denn wenn ich gekochte Nahrung esse, habe ich das Gefühl, ich gehe kaputt. Wenn ich Rohkost esse, fühle ich mich energievoller und kann dir mehr Liebe geben. Bitte hilf mir. Du brauchst deshalb ja nicht auch zum Rohköstler zu werden. Ich habe folgende Idee: Statt Schokolade am Sonntag könntest du mir lieber eine reife Mango mitbringen. Aber auch mit jeder anderen exotischen Frucht würdest du mir eine große Freude machen. Ich weiß dein Entgegenkommen wirklich zu schätzen. Es wäre für mich so hilfreich, wenn du die Plätzchen, die bei uns auf dem Wohnzimmertisch liegen, mit in deinen Lkw nehmen würdest, damit ich sie nicht aufessen kann, wenn ich vorübergehend schwach werde. Deine Unterstützung ist mir so viel wert."

Haben Sie keine Angst, Ihre wunden Punkte bloßzulegen und Ihrer Familie engen Freunden zu eröffnen: „Paßt auf, ich brauche eure Hilfe. Es ist für mich und meine Gesundheit jetzt wichtig, daß ich auf Rohkost umsteige. Ohne eure Hilfe schaffe ich das nicht. Unterstützt mich einfach, indem ihr mir keine gekochten Speisen mehr anbietet. Ihr könnt völlig frei entscheiden, was ihr selbst eßt, aber bietet mir bitte nichts davon an." Andere um Unterstützung zu bitten ist etwas völlig anderes, als ihnen zu raten, selbst zu Rohköstlern zu werden. Die Menschen mögen es, wenn sie anderen eine Hilfe sein können, und es ist ja auch eher normal, daß wir unserer Familie und unseren Freunden in Liebe zugetan sind.

Ein gutes Beispiel dafür ist Millie. Als bei ihr Brustkrebs diagnostiziert wurde, begann sie, sich von Rohkost zu ernähren. Ihre ganze Familie (drei erwachsene Söhne und ihr Ehemann) verhielten sich ablehnend und haßten das Wort „Rohkost" geradezu. Dann besuchte Millie meinen Workshop zum Thema „Zwölf Stufen zur Rohkost". Mit Hilfe von Schritt 4 gelang es ihr, die Kommunikation mit ihrer Familie wieder herzustellen. Einige Wochen nach dem Kurs schrieb sie mir eine E-Mail: „Mein Mann wird langsam stolz auf mich! Alles fügt sich auf wundersame Weise. Meine Familie versteht jetzt, daß ich Unterstützung brauche." Sie machte ihrer Familie klar, daß sie deren Mithilfe benötige, um von ihrem Krebs geheilt zu werden. Und da sie von ihnen nicht verlangte, ebenfalls Rohkost zu essen, fühlten sie sich nicht unter Druck gesetzt – nein, sie freuten sich sogar, ihr auf jede nur erdenkliche Weise helfen zu können.

Wie sehr es uns auch gefiele, wenn der Rest der Familie ebenfalls von den Vorzügen einer Rohkosternährung profitieren würde – wir können auf dieser Welt nur über eine einzige Person bestimmen, und die sind wir selbst. Es ist nicht unsere Aufgabe, über unsere Kinder oder Eltern zu bestimmen – auch dann nicht, wenn sie an Krebs sterben. Ich lernte meine Lektion, als meine Mutter Knochenkrebs bekam und im Sterben lag und ich den weiten Weg nach Rußland flog, um sie auf Rohkost zu setzen, damit sie überleben könnte. Ich machte mir viel Arbeit, ging auf den Bauernmarkt und kaufte Gemüse ein, das ich den ganzen Tag über zu Saft verarbeitete. Am dritten Tag, als ich mich soeben zum Markt aufgemacht hatte, flüsterte meine Mutter meinem Bruder zu: „Mein Sohn, kannst du mir ein paar Rühreier machen? Ich sterbe vor Hunger!" Als ich zurückkam, roch das ganze Zimmer, in dem meine Mutter lag, nach gebratenen Eiern. Mein Bruder sagte: „Ich will dich nicht anlügen. Sie hat mich darum gebeten." In diesem Moment wurde mir klar, wie grausam es von mir war, meine arme Mutter unter Druck zu setzen. Solange sie nicht wirklich dazu bereit war, bereitete meine Hartnäckigkeit ihr nur noch mehr Leiden. Wir haben ja bereits darüber gesprochen, wie man sich fühlt, wenn jemand uns etwas vorschreiben will, zu dem wir nicht bereit sind.

Ein junger Mann aus Seattle sagte einmal zu mir, ihm tue seine Mutter so leid, weil sie furchtbare Schmerzen zu ertragen habe. Er erklärte mir, seine Mutter und er seien die engsten Freunde der Welt. „Es wäre so schön, wenn sie auf Rohkost umsteigen würde, damit sie nicht so leiden muß."

Ich fragte: „Wissen Sie, daß Sie das Leiden ihrer Mutter womöglich vergrößern, wenn Sie ihr das Gefühl geben, Ihren Erwartungen nicht zu entsprechen?"

„Der Gedanke ist mir noch nie gekommen", sagte er. Nachdem er ein wenig darüber nachgedacht hatte, ging er nach Hause und sagte zu seiner Mutter: „Du weißt doch, mir macht es nichts aus, wenn du dich anders ernährst als ich." Ein paar Tage später rief er mich zurück und berichtete: „Ein Wunder ist geschehen – Mom will mein Essen probieren!"

Wenn Menschen nicht dazu gezwungen werden, Ihre Ernährung zu ändern, und sich darauf verlassen können, für das, was sie essen, nicht kritisiert zu werden, kommt es nicht selten vor, daß sie plötzlich ihre Eßgewohnheiten von selbst ändern wollen. Wenn wir lernen, mit Leuten, die sich von Gekochtem ernähren, in Frieden zu leben, ist die Wahrscheinlichkeit größer, bei ihnen auf Unterstützung zu stoßen statt auf Widerstand.

Ich kenne Leute, die andere dazu drängen wollten, sich von Rohkost zu ernähren, noch ehe sie es selbst ausprobiert hatten – so wie Linda. Sie hatte nur einen einzigen Kursabend besucht, als sie von ihrem Freund Jim auch schon verlangte, auf Rohkost umzusteigen. Am nächsten Kursabend beklagte sie sich, Jim würde sie nicht unterstützen. Irgendwie gelang es ihr, Jim zum letzten Kursabend mitzuschleppen. Zu diesem Zeitpunkt jedoch hatte er bereits so starke Vorurteile und einen solchen Widerstand gegen Rohkost entwickelt, daß er sich in die hinterste Ecke des Seminarraums verzog. Nachdem Jim jedoch meinem Vortrag mit eigenen Ohren gelauscht hatte, zeigte er sich sehr interessiert. Zwei Monate später rief er mich an und sagte, er lebe nun schon seit zwei Monaten von Rohkost, für Linda jedoch sei die Herausforderung zu groß gewesen, weshalb sie zu Kochkost zurückgekehrt sei. Ironischerweise begann Jim gerade, sich mit einer anderen Frau zu treffen, die er beim Rohkost-Potluck kennengelernt hatte.

Wenn Sie ein Mittag- oder Abendessen auf Rohkostbasis zubereiten, das Sie im Kreis der Familie verzehren wollen, achten Sie darauf, daß Ihre Mahlzeit nicht nur aus einem Büschel Sprossen besteht. Ihre Familie könnte sonst denken, Sie würden sich keinerlei Vergnügen gönnen, und Sie bemitleiden. Bereiten Sie sich statt dessen ein lecker aussehendes Feinschmeckergericht zu. Später werden Ihre Angehörigen sich dazu verlockt fühlen, von Ihrem Essen zu kosten, weil es so ansprechend aussieht. Wenn sie Ihre Rohkost-Kreation probieren, sagen sie womöglich: „Schmeckt gar nicht schlecht."

Wie sieht es mit den Kindern in Ihrem Haushalt aus, für die Sie Essen zubereiten müssen? In vielen Fällen haben wir unsere Kinder bereits von gekochten Speisen abhängig gemacht und müssen deshalb geduldig mit ihnen sein. In manchen Fällen ist es besser, den Anteil an roher Nahrung nur langsam zu erhöhen. Jeder sollte aber die Möglichkeit haben, rohes Obst und Gemüse als kleine Zwischenmahlzeit zu sich zu nehmen, und dazu sollte immer genug davon im Hause sein. Lernen Sie, wie man Rohkost-Eiskrem, Nußmilch, Nuß-Milchshakes, Smoothies, biologische Süßigkeiten, Kuchen und weitere kinderfreundliche Speisen zubereitet. Führen Sie Ihren Kindern vor, daß Rohkost Spaß machen kann. Schlagen Sie ihnen vor, Rohkostgerichte gemeinsam mit Ihnen zuzubereiten. Kaufen Sie ihnen einen billigen Mixer auf dem Flohmarkt. Am wichtigsten ist jedoch: gehen Sie stets mit gutem Beispiel voran und machen Sie um die Rohkost kein großes Aufhebens. Denken Sie daran, Kinder lernen, indem sie anderen zusehen. Der Eßtisch sollte für sie Harmonie und Liebe verkörpern.

Oft fragt man mich, wie man es vermeidet, Verwandte vor den Kopf zu stoßen, die ihre Zuneigung über eßbare Geschenke zum Ausdruck bringen. Nimmt man ihr Essen nicht an, fühlen sie sich vielleicht zurückgewiesen und respektlos behandelt. Auf diese Frage pflege ich zu antworten: „Wenn wir uns das nächste Mal treffen, bringe ich eine Flasche Wodka mit, und wenn Sie sie nicht sofort mit mir trinken und auf unsere Gesundheit anstoßen, ist das für mich als gebürtige Russin eine Beleidigung." Falls immer noch Unklarheiten bestehen – hier sind einige Tips, wie man „nein" sagen kann, ohne andere zu verletzen.

Wenn Menschen uns Essen als Zeichen ihrer Zuneigung mitbringen, dann macht es sie am glücklichsten, wenn wir ihre Fürsorge auf ehrliche Weise würdigen. Einem wunderbaren System zufolge, das man als „Prozeß der Gewaltfreien Kommunikation"[1] bezeichnet, besteht die beste Methode der Anerkennung darin, unsere aufrichtige Dankbarkeit zum Ausdruck zu bringen und unsere wahren Gefühle zu schildern.

Ein Beispiel: Johns Tante brachte ihm einen Apfelkuchen mit, weil das schon immer seine Lieblingsspeise gewesen war. Sie hatte ihn selbst gebacken. Nachfolgend zwei mögliche Szenarien:

Szenario 1.

John: „Was ist das denn? Oh nein, das kann ich nicht essen! Das ist ja gekocht und mit Zucker überladen. So was esse ich nicht mehr, weißt du das denn nicht?! Wenn man so etwas ißt, wird man krank. Warum? Weil gebackener Teig die Eingeweide verstopft. Da könnte man genauso gut Leim essen! Ich will dich nicht vor den Kopf stoßen, aber ich muß dir ja die Wahrheit sagen. Warum weinst du denn jetzt, Tantchen?"

Szenario 2.

John: „Was ist denn das, Tantchen? Oh, dein weltberühmter Apfelkuchen! Das finde ich ja so rührend, wie du dich um mich sorgst. Bestimmt hast du viel Zeit und Geld geopfert, um mir diese Freude zu machen. Das ehrt mich ja so. Vielen lieben Dank! Komm rein, setz dich, ich freu mich darauf, dir zu erzählen, daß ich mich seit kurzem völlig anders ernähre. Ich fühle mich viel energievoller. Wenn du mal wieder jemanden brauchst, der dir auf dem Hof hilft, ich kann jetzt viel mehr schaffen. Möchtest du mal meine Mandelmilch probieren? Ich freue mich so, daß du gekommen bist."

Während Szenario 1 in der Erinnerung beider Beteiligter höchstwahrscheinlich einen bitteren Nachgeschmack hinterlassen dürfte, erlaubt Johns aufrichtige Anerkennung im zweiten Szenario es ihm, seine Tante über seine Motive aufzuklären, ohne sie zu verärgern. Da es Johns Tante darauf ankommt, ihm mit seinem Leibgericht eine Freude zu bereiten, liebt sie ihn auf jeden Fall und freut sich darüber, wenn sie erfährt, daß ihr Neffe in seinem Leben positive Veränderungen vornimmt.

Als ich nach Rußland fuhr und auf das traditionelle russische Essen verzichtete, waren meine Verwandten vorübergehend beleidigt, doch als sie bemerkten, wie wichtig Rohkost für mich und meine Gesundheit ist, ärgerten sie sich nicht mehr. Ich zeigte ihnen Bilder von mir aus der Zeit vor meinem Umstieg auf Rohkost. Sie bestätigten mir, daß „dieses Hasenfutter" mir zu einem besseren Aussehen verholfen habe als je zuvor. Sie hätten ja nie geahnt, daß ich so gut aussehen könne. Wenn in der Familie eine liebevolle Atmosphäre herrscht, finden wir stets die passenden Worte, um unseren Standpunkt klarzumachen und angehört zu werden. Der Mensch ist von Natur aus neugierig und leicht zu inspirieren. Mir ist aufgefallen, daß Menschen gerne eigene Antworten auf ihre Fragen finden. Der beste Weg, anderen zu helfen, besteht vielleicht darin, ihre Neugier zu wecken. Ändern können wir sie ja doch nicht. Die einzige Person, an der ich wirklich etwas verändern kann, bin ich selbst. Über mich jedoch habe ich unbegrenzte Macht und sehe unendlich viele Möglichkeiten, mich selbst zu verbessern. Wenn sich jeder von uns auf seine individuelle Weise verbessert, können wir gemeinsam die Welt verändern.

Schritt 5

Versuchungen meiden

Nicht die Berge bezwingen wir, sondern uns selbst.

Sir Edmund Hillary

Nach Auskunft des *Merriam-Webster-Online-Dictionary* bedeutet das Wort „Versuchung": „den Wunsch, etwas zu haben oder zu tun, von dem man weiß, daß man es *vermeiden* sollte".[1] (Hervorhebung durch die Autorin) Die Bedeutung des Begriffs „Versuchung" mutet paradox an: Wir sehnen uns stark nach etwas, das schlecht für uns ist. Wie kann ein solches Phänomen überhaupt möglich sein?

Sehen wir uns einmal die Versuchung an, ungesunde Speisen zu essen. Die meisten Menschen wissen sehr wohl, daß eine mangelhafte Ernährung letztendlich zu Schmerzen, Krankheit und sogar einem vorzeitigen Tod führen kann. Diese Konsequenzen klingen schrecklich, oder nicht? Was aber bewegt dann so viele von uns dazu, ganz bewußt die verschiedensten ungesunden Speisen zu verzehren? Das Geheimnis findet sich in jenem kurzen, aber unmittelbaren Vergnügen, das aus dem Genuß bestimmter Gerichte resultiert, während sich die Folgen erst nach langer Zeit, oft erst nach vielen Jahren zeigen.

Versuchungen sind womöglich die größte Herausforderung im Leben der Menschen. Obwohl sie trügerisch sind, üben Versuchungen auf viele Menschen eine gewaltige Macht aus. Kein Wunder, daß zahlreiche Weltreligionen die Versuchung als Werk des Teufels betrachten. Ich habe unzählige Male erlebt, wie der Anblick auch nur eines Bissens altgewohnter Nahrung Menschen dazu bewog, die vielen mühevollen Monate, die sie einer gesunden Ernährung geopfert hatten, einfach aus ihrem Leben zu streichen.

Da die große Mehrheit der Menschen auf dieser Welt sich vorwiegend von Kochkost ernährt, stellt der Umstieg auf eine Rohkost-Lebensführung stets eine Herausforderung dar, die sich in einer Vielzahl von Versuchungen manifestiert. Diese Verlockungen können die Pläne für eine gesunde Ernährung, sofern man sie nicht richtig angeht, rasch zunichte machen. Aufgrund langjähriger persönlicher Beobachtungen und der Bemühung, anderen Menschen zu einer Rohkost-Lebensführung zu verhelfen, bin ich davon überzeugt, daß man Versuchungen nicht durch pure Willenskraft besiegen kann. Aus diesem Grund habe ich eine Strategie entwickelt, die sowohl mir als auch vielen anderen Menschen geholfen hat.

Viele Psychologen sind der Ansicht, der erste und wichtigste Schritt zur Überwindung von Versuchungen bestehe darin, das langfristige Hauptziel einer Unternehmung festzulegen. Deshalb müssen Sie herausfinden, welches hauptsächliche Ziel Sie bei Ihrem Umstieg auf Rohkost anstreben. Vielleicht haben Sie ja viele Vorsätze, wie etwa abzunehmen, mehr Energie zu gewinnen, eine bestimmte Krankheit zu heilen und so weiter. Forschungen zeigen deutlich: Wenn man sich ein langfristiges *Hauptziel* setzt, wird man all seine Aufmerksamkeit darauf richten, exakt jenes Ergebnis zu erzielen, und dadurch wird es leichter, kurzfristigen Vergnügungen zu widerstehen.[2]

Darüber hinaus empfehle ich Ihnen, Ihre Motive für eine gesunde Ernährung auf einer tieferen Ebene zu analysieren und ganz klar zu artikulieren, welche Zielsetzung für Sie der größte Ansporn für einen Umstieg auf Rohkost ist und Ihnen über Jahre hinweg zur notwendigen Motivation verhelfen und es Ihnen somit ermöglichen wird, allen Versuchungen, denen Sie begegnen werden, die Stirn zu bieten.

Das Problem mit Versuchungen ist, daß sie uns von einem bewußten Leben abhalten. Unser Dasein ist gespickt mit grausamen Verlockungen. Manche Versuchungen sind so machtvoll, daß wir sie oftmals mit unseren wichtigsten Zielen im Leben verwechseln. So kenne ich zum Beispiel viele Leute, die ernsthaft glauben, ihr Lebenszweck bestehe darin, einen schönen Fernsehapparat zu besitzen, auf so viele Partys wie möglich zu gehen und/oder über eine Menge Geld zu verfügen. Für mich sind all diese Dinge nichts als große Versuchungen, während der wahre Lebenszweck ein spiritueller Gedanke ist – etwas, das jeder auf eigene Faust entdecken sollte. Ich glaube, jeder Mensch hat eine bestimmte Aufgabe im Leben, und diese Aufgabe hat damit zu tun, anderen zu helfen. Aus meiner Sicht ist die Entdeckung des Lebenszwecks für jeden Menschen das kostbarste Geschenk. Wenn wir ein Ziel haben, wissen wir, welcher Richtung im Leben wir folgen müssen, und während wir dieses zentrale Ziel anstreben, fühlen wir uns glücklich und erfüllt. Solange wir aber unsere Mission im Leben noch nicht erkannt haben, treten wir auf der Stelle und fühlen uns nutzlos und deprimiert.

Ein gesunder Körper kann uns sowohl bei der Entdeckung als auch bei der Erfüllung unserer Lebensmission sehr behilflich sein. Andernfalls sind wir es, die Hilfe brauchen, statt anderen helfen zu können. Unser Körper, unsere Psyche und unser Geist sind die einzigen Instrumente, die wir im Leben haben. Ohne sie können wir keinerlei Tätigkeiten verrichten und keinerlei Ziele erreichen. Aus diesem Grund können wir unsere Mission im Leben viel besser erfüllen, wenn unsere Gesundheit möglichst guter Verfassung ist. Wer die Chance hat, sein Wohlbefinden durch eine gesunde Ernährung zu verbessern, entdeckt dabei vielleicht noch weitaus wertvollere Vorzüge als lediglich gute körperliche Gesundheit.

Angesichts all jener Überlegungen möchte ich Sie jetzt dazu ermuntern, über alle nur möglichen Missionen nachzudenken, die sie erfüllen können, wenn Sie sich für einen gesunden Lebensstil entscheiden und ein bestimmtes Ziel zu Ihrer wichtigsten Aufgabe machen. Dabei möchte ich klarstellen, daß „Rohköstler werden" kein *Ziel* an sich ist, sondern nur ein *Mittel*, um dieses Ziel zu erreichen. Schreiben Sie Ihr *Hauptziel* auf. Lesen Sie es sich laut vor. Klingt Ihr *Hauptziel* für Sie anregend? Ich rate Ihnen, Ihr *Hauptziel* auswendig zu lernen und es immer dann, wenn Sie Unterstützung brauchen, als Affirmation zu benutzen. Ich hoffe, dieses Ziel wird Ihnen Stärke, Unterstützung und Inspiration für viele Jahre bieten.

Ich möchte Sie noch mit einer weiteren Taktik vertraut machen, die es Ihnen ermöglicht, Versuchungen zu überwinden. Die folgende Übung soll Ihnen dabei helfen, Orte und Zeiten in Ihrem Leben zu erkennen, in denen Sie wachsam und auf eine Herausforderung gefaßt sein sollten. Erstellen Sie eine Liste mit allen möglichen Versuchungen, die Sie am Erreichen Ihres *Hauptziels* hindern könnten. Versuchen Sie, sich an sämtliche Orte zu erinnern, an denen Sie in den letzten Wochen in Versuchung gerieten, und listen Sie sie alle auf, selbst wenn Sie dazu mehrere

Seiten benötigen. Um Ihnen dabei zu helfen, die für Sie in Frage kommenden Versuchungen zu erkennen, hier ein paar Beispiele von Schülern aus meinen Workshops:

- Kaffeeduft im Buchladen
- Mittagspause im Büro
- Verkaufsautomaten im Foyer
- Werbung
- wenn meine Freunde Schokolade essen
- Mutters Küche
- nach fünf Uhr hungrig von der Arbeit kommen
- Gratis-Kostproben im Geschäft
- Gratis-Bonbons am Bankschalter
- auf dem Nachhauseweg am Drive-In vorbeikommen
- an einer Party teilnehmen
- Popcorn im Kino
- zu Hause der einzige Rohköstler sein

Wenn Sie sich die gewaltige Kraft vor Augen halten, die von jeder noch so kleinen Versuchung ausgeht, werden Sie den Wunsch verspüren, jederzeit auf jede „Attacke" vorbereitet zu sein. Versuchen Sie, Verlockungen stets mit allen Mitteln aus dem Weg zu gehen. Entfernen Sie sämtliche verlockenden Speisen aus Ihrer Wohnung, Ihrem Büro und Ihrem Auto. Bunkern Sie nicht insgeheim Ihre Lieblings-Kochspeise im Haus, da allein der Gedanke daran Sie so lange verfolgen wird, bis Sie davon essen, was es Ihnen schwer macht, sich zu entspannen oder auf die Arbeit zu konzentrieren. Wenn wir hungrig, wütend, einsam oder deprimiert sind, denken wir oft, der Verzehr unserer Lieblingsspeise könne dabei helfen, unsere Gefühle zu betäuben.

Versuchen Sie mindestens ein paar Monate lang, Werbeanzeigen zu ignorieren. Wenn in solchen Anzeigen für den Verzehr von ungesunder Nahrung geworben wird, sehen wir meist wohlgelaunte, lächelnde Menschen. Die negativen Folgen einer ungesunden Ernährung wie z.B. Krankheit, Übergewicht oder Depressionen blenden solche Anzeigen komplett aus. Meistens stellen sie eine Verbindung zwischen gekochter Nahrung und fröhlichen gesellschaftlichen Anlässen her. Es wird versucht, die Vorstellung zu erzeugen, der Verzehr des beworbenen Produkts könne dafür sorgen, daß wir uns ebenso glücklich und erfüllt fühlen wie die Akteure im Werbespot. Wir wissen zwar alle, daß diese Szene gestellt ist und daß es sich bei den dargestellten Personen um Schauspieler handelt, aber trotzdem verlangt es uns nach der Speise und dem *Feeling*, das die Anzeige vermitteln will.

Vermerken Sie jetzt hinter jeder Versuchung in Ihrer Liste die Strategie, mit der Sie dagegen vorgehen wollen. Seien Sie bemüht, Versuchungen durch angenehme Aktivitäten zu ersetzen, anstatt verlockende Situationen einfach nur aus Ihrem Leben zu streichen (was ohnehin nicht immer möglich ist). Arbeiten Sie spezielle Strategien für die Verlockungen aus, denen Sie nicht ausweichen können. Seien Sie realistisch und verlassen Sie sich nicht allzu sehr auf Ihre Willenskraft. Nachfolgend verschiedene Strategien, wie Sie von einigen meiner Schüler angewandt werden:

- Kaffeeduft im Buchladen: *Ich werde mir meine Bücher online bestellen.*
- Mittagspause im Büro: *Ich werde mir stets ein reichhaltiges und köstliches Rohkost-Mittagessen ins Büro mitnehmen.*
- Fernsehwerbung: *Ich leihe mir nur noch Videos aus.*
- Zeitschriftenwerbung: *Ich werde jemanden bitten, die Seiten mit den Werbeanzeigen für mich zu entfernen, ehe ich eine Zeitschrift lese, oder ich greife lieber zu einem Buch.*
- Wenn meine Freunde Schokolade essen: *Ich werde zur selben Zeit eine Frucht essen oder Affirmationen aufsagen.*
- Mutters Küche: *Ich werde meiner Mutter beibringen, Rohkostgerichte zuzubereiten und ihr einen Mixer kaufen.*
- Nach fünf Uhr hungrig von der Arbeit kommen: *Ich werde mir schöne Musik anhören.*
- Gratis-Kostproben im Geschäft: *Ich werde mir den Mund mit Rosinen vollstopfen.*
- Gratis-Bonbons am Bankschalter: *Ich werde auf Online-Banking umsteigen.*
- Auf dem Nachhauseweg an einem Drive-In vorbeikommen: *Ich werde einen anderen Weg nach Hause fahren.*
- An einer Party teilnehmen: *Ich werde mich jetzt verabschieden. Wenn ich mich stärker gefestigt fühle, bringe ich mein eigenes Essen zur Party mit.*

- Popcorn im Kino: *Ich nehme mir eine Tüte mit Frucht- und Gemüseschnitten mit.*
- Zu Hause der einzige Rohköstler sein: *Ich werde einen Teil unserer Küche zur versuchungsfreien Zone erklären.*

Wenn wir uns kleinen Freuden verweigern, kann dies frustrierend sein, vor allem zu Beginn. Versuchen Sie, sich auf die positiven Seiten Ihres Wandels zum Rohköstler zu konzentrieren. Vergegenwärtigen Sie sich immer wieder, daß Sie sich – wenn Sie z.B. beschließen, einer Party fernzubleiben – viel wertvollere Dinge schenken als nur das schnelle Eßvergnügen. Wenn Sie sich vernünftig ernähren, gelangen Sie auf dauerhafte Weise zu den vielfältigen und kostbaren Gaben einer guten Gesundheit: zu pulsierender Energie, einem klaren Verstand, reiner Haut, wohlriechendem Atem, besserer Sehkraft und vielem mehr. Am wichtigsten aber ist: Sie kommen Ihrem *Hauptziel* immer näher.

Forschungen zeigen: Wenn wir alltäglichen Verlockungen hartnäckig aus dem Weg gehen, verselbständigt sich diese Reaktion irgendwann (unterbewußt), so daß wir die Versuchungen bald gar nicht mehr bemerken.[3]

Wenn Sie ein gewisses Maß an Widerstandskraft gegenüber Verlockungen aufgebaut haben, können Sie vielleicht sogar allein oder noch besser zusammen mit einem Freund Restaurants aufsuchen. Sie können Ihre eigene Soße und ein paar Rohkost-Cracker oder kleine gekeimte Samen mitbringen und sie auf den Salat geben.

Um Ihnen das Ausgehen leichter und vergnüglicher zu machen, empfehle ich Ihnen die Benutzung einer „Restaurantkarte". Schon vor langer Zeit erfand mein Freund Jonathan Weber diese Karte, die seitdem Tausenden von Rohköstlern gute Dienste erwiesen hat. Diese „Restaurantkarte" machen Sie etwa so groß wie eine Visitenkarte. Zeigen Sie sie der Kellnerin, während sie Ihre Bestellung aufnimmt. Diese Karte erspart mir eine Menge unnötiger Probleme, wenn ich auswärts esse. Anstelle von langatmigen Erklärungen, was ich essen kann und was nicht, händige ich meine Karte einfach der Kellnerin aus. Meine Erfahrung zeigt, daß die meisten Restaurantköche diese Methode als hilfreich und als Chance betrachten, selbst kreativ werden zu dürfen. Aufgrund der Benutzung meiner „Restaurantkarte" kommen meine Gerichte stets ansprechend und köstlich an meinem Tisch an. Drucken Sie sich mehrere dieser

Karten aus und verteilen Sie sie an all ihre Freunde. Wenn Kellnerinnen ihren Vorgesetzten berichten, daß die Nachfrage nach Rohkostgerichten ständig steigt, werden solche Gerichte in viel mehr Restaurants auch auf der Speisekarte erscheinen.

Jonathans Karte

ICH ESSE NUR ROHE, UNGEKOCHTE SPEISEN
Ich hätte gerne einen Salatteller mit ausschließlich frischen, unge-
kochten Zutaten:

Kopfsalat	*Tomaten*	*Avocados*	*Karotten*
Zucchini	*Sprossen*	*Gurken*	*Sellerie*
Broccoli	*Schalotten*	*Rettich*	*Zwiebeln*
Blumenkohl	*Petersilie*	*Kohl*	*Grünkohl*
Spinat	*Koriander*	*Paprika*	*Rote Bete*
Pilze	*Chinakohl*	*Rucola*	*Mangold*

Vielen Dank für Ihre kreativen Bemühungen!

Nachdem Sie sich einige Monate lang von Rohkost ernährt haben und Ihre Versuchungen bewußt im Griff haben, wird Ihnen auffallen, daß Sie Restaurants und gekochter Nahrung ganz allgemein keine Beachtung mehr schenken. Auch werden Sie unter dem falschen Eindruck leiden, Ihre Neigung zu gekochter Nahrung sei verschwunden und die *Versuchung verspüren*, gelegentlich kleinere Menge gekochter Nahrung zu essen oder zu kosten. Dies ist wahrscheinlich die tückischste Verlockung von allen. Ich kenne viele Menschen, die Ihr Rohkost-Dasein mit einem solchen Bissen ungewollt beendeten. Ich empfehle Ihnen zu vergessen, daß es so etwas wie gekochte Spezialitäten überhaupt gibt und statt dessen weiterhin an Ihrem Hauptziel festzuhalten und darauf zuzuarbeiten.

Unterstützung bekommen

Der Mensch ist ein Kind seiner Umgebung.

Shinichi Suzuki

Schon seit Anbeginn der Zeiten oder sagen wir, seit er erstmals das Vergnügen kennenlernte, wird der Mensch von Verlockungen heimgesucht. Der antike griechische Dichter Homer erschuf eine hervorragende Metapher für die Verlockung – die Sirenen. In der griechischen Mythologie ist die Sirene ein Geschöpf mit dem Kopf einer Frau und dem Leib eines Vogels, das auf kleinen Felseninseln lebt. Mit dem unwiderstehlichen Zauber ihrer Gesänge gelang es den Sirenen, Seeleute an den Felsen rund um ihre Inseln ins Verderben zu locken. In seinem Epos *Die Odyssee* schildert Homer, wie sein Held Odysseus die Sirenen (Verlockungen) bezwang, indem er sich seiner Intelligenz und der Unterstützung seiner Mannschaft bediente. Da er über den Ruf der Sirenen als musikalische Verführerinnen vorgewarnt war, konnte Odysseus seine Schiffe vor den tödlichen Gesängen retten. Als sie an den Sireneninseln vorbeifuhren, befahl er seinen Matrosen, sich die Ohren mit Wachs zu verstopfen. Sich selbst ließ Odysseus an einem Mast festbinden, denn er wollte die wundervollen Gesänge hören. Als sich das Schiff den Inseln näherte, begannen die Sirenen zu singen, wobei die Worte ihrer Lieder sogar noch verführerischer waren als deren Melodien. Sie verhießen jedem Mann, der zu ihnen kam, Erkenntnis, umfassende Weisheit und eine schnellere Auffassungsgabe. Odysseus' Herz raste vor Begierde, doch die Taue hielten ihn gefangen, und sein Schiff segelte rasch in sichere Gewässer.[1]

Ich finde, in dieser Geschichte steckt viel Bedeutung. Ich bezweifle, daß Odysseus auf dem Schiff geblieben wäre, hätte man ihn nicht am Mast festgebunden. Ohne die starken Taue wäre er den Sirenen gefolgt und umgekommen wie alle anderen vor ihm. Es wäre ihm nicht gelungen, der Versuchung allein durch Willenskraft zu widerstehen. Ich vermute, daß Odysseus über einen ungewöhnlich starken Willen verfügte, denn er wurde ja zum Helden eines Epos. Dennoch befahl er seinen Matrosen, ihn festzubinden. Dies ist eine wichtige Botschaft an uns alle: Um der Versuchung zu widerstehen, reicht es nicht aus, ein Held zu sein. Man muß auch weise sein und darf keine Angst davor haben, um Hilfe zu bitten. Wenn wir zu gewissen Zeiten einer ungewöhnlich starken Versuchung begegnen, sollten wir nach Hilfe von außerhalb suchen, bei einer anderen Person oder einer Gruppe von Menschen. Wir müssen uns rechtzeitig „selbst an den Mast binden", ehe wir „an den Inseln der Sirenen vorbeifahren". Das heißt, wir müssen nach Unterstützung suchen, um besonders starken Verlockungen zu entrinnen.

Ich empfehle Ihnen allen, soviel Unterstützung wie nur möglich in Anspruch zu nehmen. Nachfolgend einige Vorschläge für jeden Anfänger, der nach Möglichkeiten für Unterstützung sucht:

Besuchen Sie Rohkost-Potlucks oder noch besser, organisieren Sie zu Hause bei sich selbst wöchentliche oder monatliche Rohkost-Potlucks. Sie werden ein wenig saubermachen und ein bißchen Zeit und Energie aufbringen müssen, doch die Unterstützung, die Sie sich damit verschaffen, ist unbezahlbar. Die beiden Hauptvorteile solcher Potlucks sind: Sie sind kostenlos, und jeder ist dazu angehalten, ein Gericht zuzubereiten, ansprechend zu gestalten und zu servieren. In Ashland, Oregon, wo ich wohne, veranstalten wir regelmäßig Potlucks in verschiedenen Wohnungen, und einmal im Monat auch einen großen Potluck, zu dem jeder kommen kann.

Eine weitere beliebte Methode, sich selbst zu unterstützen, besteht darin, „Suppen- und Salat-Diners für fünf Euro" zu organisieren. Kaufen Sie alles, was im Angebot ist, bereiten Sie eine große Schüssel Suppe zu, schneiden Sie etwas Gemüse klein und machen Sie einen Krug Salatdressing. Dann laden Sie Leute aus Ihrem Wohnort ein, bei Ihnen vorbeizukommen und dort zu Abend zu essen. Legen Sie im örtlichen Bioladen Flugblätter aus oder schalten Sie eine Annonce in der Zeitung. Sie könnten so etwas einmal pro Woche machen, z.B. immer donnerstags zwischen fünf und sieben Uhr abends. Stellen Sie eine Spendenbox auf den Tisch. Eine solche Veranstaltung hat einem Potluck vieles voraus:

Keiner braucht sich um die Zubereitung eines Essens zu kümmern, man ist in Gesellschaft, ohne einem Kellner Trinkgeld geben zu müssen, die Preise sind erschwinglich, so daß man es sich stets leisten kann, einen Freund oder eine Freundin mitzubringen, und die Gastgeberin verdient sich ein bißchen Geld. In Ashland veranstalten wir solche Abende schon seit langer Zeit mit großem Erfolg.

Geben Sie Kurse zum Thema Rohkost. Wenn Ihnen das Vermitteln von Theorie nicht so liegt, dann bringen Sie den Teilnehmern doch bei, wie man Gerichte zubereitet. Schon nach zwei Wochen als Rohköstler(in) sind Sie in der Lage, zumindest einige wenige Gerichte zuzubereiten, z.B. Mandelmilch, Biosuppe, Salatdressing usw. Vermitteln Sie anderen, wie man solche Grundgerichte herstellt. Sie können Kursgebühren verlangen oder auch gratis unterrichten – denn denken Sie daran, Sie tun es ja der gegenseitigen Hilfestellung wegen.

Abonnieren Sie Rohkost-Magazine[*]. Darin finden Sie stets die aktuellen Neuigkeiten und trendigsten Ideen zu zahlreichen Rohkost-Themen. Es gibt so viele verschiedene Autoren, die ihre Anregungen, persönlichen Erfahrungen und Standpunkte weitergeben möchten. Rohkost-Magazine bieten ein hohes Maß an Hilfestellung. Ich lese sie immer von der ersten bis zur letzten Seite.

Surfen Sie im Internet. Dort gibt es zahlreiche Webseiten, die sich mit lebendigen Nahrungsmitteln beschäftigen. In vielen davon finden sich private Anzeigen, Foren und Chatrooms, wo man einen Rohkost-Genossen kennenlernen oder sich über Rohkost-Vereinigungen in der näheren Umgebung informieren kann. Nachfolgend eine Liste bekannter Webseiten:

- www.allesroh.at
- www.dieter-weber.de/rohkost.htm
- www.dr-schnitzer.de
- www.erdbeerkinder.de
- www.foodlexx.de
- www.frohkost.de

---

[*] Z. B. *Die Wurzel. Fachzeitschrift für Vitalkost (Rohkost)*, Finkengasse 28, 90552 Röthenbach OT Haimendorf. Weitere Informationen unter: www.die-wurzel.de; *Wandmaker aktuell*, Hauptstraße 4, 25882 Tellingstedt; *Vita Sana – Magazin für Ernährung, Gesundheit und Lebensfreude*.

- www.heilkost.de
- www.members.yline/~naturpur
- www.rawfamily.com
- www.roh-essen.de
- www.rohfugium.com
- www.rohkostszene.de
- www.rohkostwiki.de
- www.rohspirit.de
- www.roh-vegan.de = www.rohkost.com

Ich empfehle Ihnen auch, eine Reihe von Newslettern zu abonnieren, z. B. bei:

- www.keimling.de
- www.lifefood24.de
- www.rohfugium.com

Besuchen Sie Vorträge über Rohkost, nicht nur um den Dozenten zu-zuhören, sondern auch, um sich mit anderen Besuchern auszutauschen – ich bin mir nicht sicher, was davon wichtiger ist! Aus diesem Grund gehe ich lieber zu Rohkost-Großveranstaltungen, wo man zu einem Pau-schalpreis vielen glänzenden Dozenten lauschen, wertvolle Gespräche mit Hunderten oder Tausenden anderer Teilnehmer führen, gemeinsam Feinschmeckergerichte probieren und neue Freunde mit denselben Inter-essen und oft sogar denselben gesundheitlichen Problemen finden kann. Besuchen Sie z.B. die Rohkostmesse *Rohvolution* oder ein Rohkosttref-fen, siehe www.rohkostwiki.de/wiki/Rohkost-Treffen.

Um sich ein hilfreicheres Umfeld zu erschaffen, sollten Sie sich stets in unmittelbarer Nähe von Menschen oder Gruppen aufhalten, die so-wohl etwas mit ihrem *Hauptziel* zu tun haben als auch mit dem Festhal-ten an einer gesunden Ernährung. Wenn Sie zum Beispiel Ihrem örtli-chen Jogging-Club beitreten, können Sie Kontakte zu Läufern knüpfen, die ebenfalls auf eine gesunde Lebensweise bedacht sind, weswegen sie Ihnen indirekte Hilfestellung bieten können. Sie können sich an Aktivi-täten von Gruppen beteiligen, deren Mitglieder an ähnlichen oder ver-wandten Themen interessiert sind. Solche Personen können Ihre Motiva-tion stärken und Ihnen zu einem Umfeld verhelfen, in dem es keine oder nur wenige Verlockungen gibt. Nachfolgend eine Liste mit verschiede-nen Ideen meiner Schüler:

- Treten Sie dem örtlichen CVJM bei.
- Gehen Sie jede Woche auf den Markt.
- Beteiligen Sie sich an örtlichen Umweltprojekten.
- Besuchen Sie einmal pro Jahr eine große Rohkost-Veranstaltung.
- Legen Sie auf Ihrem Grundstück einen Biogarten an.
- Kaufen Sie sich eine Dauerkarte fürs Schwimmbad.
- Treten Sie einem Fitness-Club bei.
- Besuchen Sie einen Workshop zum Thema Massage.
- Werden Sie Selbstpflücker in Obstgärten rund um Ihre Gemeinde.
- Nehmen Sie an Veganer-Potlucks teil.

Wenn Sie sich von Rohkost ernähren und von außen keinerlei Unterstützung bekommen, fühlen Sie sich vielleicht bald wie der einzige Rohköstler auf der Welt und kommen sich möglicherweise sogar wie ein Sonderling vor. Andererseits kann Ihnen schon die Unterstützung von einer einzigen Person das Gefühl geben, die halbe Welt würde sich bereits so ernähren. Und vergessen Sie nie, daß Sie als Rohköstler(in) ebenfalls Unterstützung für andere sind.

Dankbarkeit und Vergebung

Dankbarkeit ist nicht nur die größte aller Tugenden, sondern auch deren Ursprung.

Cicero

Wenn wir uns für eine Rohkost-Lebensführung entscheiden, fühlen wir uns vielleicht unserer gewohnten Freuden beraubt, vor allem, wenn wir sehen, wie andere sich an gekochten Delikatessen erfreuen, die einst unsere eigenen Leibgerichte waren. Fühlen wir uns in solchen Momenten hungrig, zornig, einsam oder deprimiert, so können dadurch unsere Gefühle des Elends mit noch mehr Frustration erfüllt werden. Ich möchte Ihnen eine Methode vorstellen, die Ihnen dabei hilft, das Gefühl von Entbehrung für immer aus Ihrem Leben zu verbannen.

Jeder von uns betrachtet das Leben aus seinem jeweils eigenen Blickwinkel. Manch einer hat das Gefühl, das Leben werde immer frustrierender, vor allem angesichts von weltweiten Naturkatastrophen und politischen Herausforderungen. Andere hingegen empfinden das Leben als durchweg schöne und erfreuliche Erfahrung. Früher dachte ich, unsere Auffassung von Gerechtigkeit im Leben hänge vom Ausmaß unseres materiellen Wohlstands ab. Dann begegnete ich armen Menschen, die mit ihrem Leben sehr zufrieden waren, aber auch reichen Leuten, die ihren Alltag als großes Ärgernis empfanden. Während ich viele Leute (auch mich selbst) dabei beobachtete, wie sie darin gefangen blieben, ein materielles Ziel zu verfolgen, entwickelte ich ein neugieriges Interesse an den wahren Ursachen für Zufriedenheit im Leben. Ich kam zu dem Schluß, daß es zwei verschiedene Sichtweisen vom Leben gibt: die materialistische und die dankbare.

Die materialistische Lebensanschauung ist ein Garant für Unzufriedenheit und Frustration, denn dem Erwerb persönlicher Besitztümer sind keine objektiven Grenzen gesetzt. Es gibt keine feste Größe, die man mit der Bezeichnung „genug" versehen könnte. Andererseits sind bereits die eigentlichen Grundgüter wie Nahrung, Kleidung und Obdach, die unsere lebensnotwendigen Bedürfnisse decken, dazu geeignet, uns ein angemessenes Gefühl von Zufriedenheit zu vermitteln. Die meisten Dinge, die über diese Grundbedürfnisse hinausgehen, verschaffen denen, die sie besitzen, nur ein sehr geringes Maß an Freude.

Demgegenüber wird ein Gefühl von Dankbarkeit uns zwangsläufig den unbegrenzten Reichtum ins Bewußtsein rufen, den das Leben für jeden von uns bereithält. Dankbare Menschen sind in der Regel glücklicher, optimistischer und mit ihrem Leben zufriedener als ihre weniger dankbaren Zeitgenossen. Michael E. McCullough, ein Professor aus Florida, liefert experimentelle Beweise dafür, daß Dankbarkeit zu einer Verbesserung des psychischen und sogar *körperlichen* Wohlbefindens führt.[1]

McCulloughs bahnbrechende Forschungen verdeutlichen, daß „Menschen, die zu viel Nachdruck auf materielle Dinge legen – Menschen, denen das Erlangen von Wohlstand und Besitz wichtiger ist als sinnvolle zwischenmenschliche Beziehungen, gemeinschaftliche Unternehmungen und Spiritualität –, in der Regel unglückliche Menschen sind. Häufig sind sie unzufrieden mit ihrem Leben und neigen dazu, ein hohes Maß an negativen Emotionen zu erleben. Sie gehören zur Risikogruppe für eine ganze Reihe seelischer Erkrankungen. Dankbare Menschen hingegen – Menschen, die problemlos erkennen, auf welch vielfältige Weise ihr Leben vom wohlwollenden Handeln anderer profitiert – sind in der Regel außergewöhnlich glücklich. Sie erfahren ein hohes Maß an positiven Emotionen und sind mit ihrem Leben normalerweise sehr zufrieden."[2]

Die Psychologie kennt drei Hauptgründe, aus denen Menschen sich auf hochgesteckte materielle Ziele ausrichten:

1. **Unsicherheit** – sie entsteht, wenn bei jemandem die psychischen Grundbedürfnisse wie z. B. Sicherheit, Kompetenz und Zusammengehörigkeitsgefühle unerfüllt sind.
2. **Mangel an Vertrauen** – er entsteht häufig bei Menschen, die in einer Familie aufwachsen, in der die Eltern in Scheidung oder getrennt leben.

3. Materielle Themen, die unsere Gesellschaft in Form von **Werbung** überfluten und die Menschen dazu verleiten, sich unbewußt auf geldorientierte Wertvorstellungen auszurichten. So präsentiert uns etwa das Fernsehen ständig unrealistische Medienbilder, die dafür sorgen, daß viele Zuschauer mit ihrem Leben immer weniger zufrieden sind.[3]

Da wir ständig einem hohen Maß an Werbung und finanziellen Herausforderungen ausgesetzt sind, wächst in uns die Neigung zu einer materiell ausgerichteten Wahrnehmung des Lebens. Dankbarkeit hingegen ist McCulloughs Forschungen zufolge eine Methode, mit dem Leben umzugehen, die derart kraftvoll wirkt, daß sie die materielle Ausrichtung von Menschen effektvoll eindämmen kann.[4]

Ich möchte an dieser Stelle dazu anregen, diese wertvollen Informationen über die Macht der Dankbarkeit auf sämtliche Lebensbereiche anzuwenden. Nachfolgend präsentiere ich Ihnen zwei verschiedene Einstellungen beim Beobachten von Menschen, die eine gekochte Köstlichkeit verzehren:

Die materialistische Einstellung:

Was duftet denn da so himmlisch? Oh, nein! Das ist ja Pizza! Schau an, wie sie denen schmeckt. Kann doch nicht wahr sein, daß mir dieser Genuß nicht vergönnt ist! Ich bin doch kein Mönch! Die sehen jedenfalls nicht aus, als würden sie daran sterben. Darf es denn wahr sein, daß ich mein ganzes Leben lang nicht mehr an einem solch leckeren Mahl teilnehmen darf? Mann, was haben diese Typen für ein Glück! Ich wünschte, ich könnte mich jetzt über eine Pizza hermachen – so wie die da! So eine Qual, ach, ich Ärmste. Wie verlockend das schon riecht ... da kriege ich echt nasse Augen. Da kommen mir so viele süße Erinnerungen an die besten Tage meines Lebens. Aber die sind jetzt vorbei. Oh Mann.

Die dankbare Einstellung:

Dieser Geruch ist mir seltsam vertraut. Wow, Pizza. Davon hab ich in meinem Leben schon viel gegessen. Mehr als man träumen kann. Aber jetzt ist es Zeit, auf meine Gesundheit zu achten. Ja, an erster Stelle steht jetzt meine Gesundheit. Und auch die Leute, die hier ihre Pizza essen, dürften froh sein, wenn sie noch rechtzeitig eine gesündere Ernährungs-

weise für sich entdecken können. Ich bin dankbar dafür, daß ich mich bereits gesund ernähre. Ich fühle mich seitdem viel wohler. Es freut mich so, daß mir davon nicht mehr schlecht werden muß. Ich bin ja schon in einer Viertelstunde zu Hause. Was habe ich alles im Kühlschrank? Diese mexikanischen Avocados, die ich gestern gekauft habe, dürften heute herrlich reif sein. Nur ein paar Minuten, und ich habe daraus mit Zitronen, Tomaten und Peperoni eine Guacamole zubereitet. Hmm, da läuft mir jetzt schon das Wasser im Munde zusammen. Ich habe frischen Romana-Salat, Tomaten und eine riesige Bio-Mango, die bestimmt total lecker und nahrhaft ist. Ich freue mich schon so richtig auf mein Rohkost-Essen, nach dem ich mich immer so leicht und beschwingt fühle. Ich weiß es wirklich zu schätzen, wie die Rohkosternährung sich auf meinen Körper und meinen Geist auswirkt. Hab' ich ein Glück! Das Leben kann sich doch richtig segensreich anfühlen.

Dankbarkeit zu zeigen ist die wirksamste Erfolgstechnik, die ich kenne. Um zu einer dankbaren Haltung zu gelangen, müssen wir lediglich einen einfachen Schritt tun – wir müssen die positiven Seiten der Ereignisse in unserem Leben erkennen. Die beste Methode besteht darin, ein Dankbarkeits-Tagesbuch zu führen. Besorgen Sie sich ein Notizbuch und tragen Sie jeden Tag drei bis fünf Gedanken der Dankbarkeit ein. Ich finde, wir sollten nicht nur für positive, sondern auch für negative Erlebnisse dankbar sein. Manchmal sind es gerade die schmerzlichen Ereignisse im Leben, die bei uns jene Eigenschaften zum Vorschein bringen, die wir am meisten schätzen. Ich kannte mal einen Mann, der zehn Jahre lang sein Dankbarkeits-Tagebuch führte. Er behauptete, dank dieses Tagebuchs habe sich in seinem Leben alles Elend in Glück verwandelt. Andere wiederum führen ihr Dankbarkeits-Tagebuch, bis sich ein dauerhaftes Muster von Dankbarkeit in ihrem Unterbewußtsein herausbildet.

Bei Teilnehmern eines Experimentes, bei dem es darum ging, eigene Gedanken der Wertschätzung auf Papier festzuhalten, führte dies zu erhöhter Veränderlichkeit beim hochfrequenten Anteil des Herzrhythmus. Das Hochfrequenzband innerhalb des Leistungsspektrums unseres Herzschlags leitet die an den parasympathischen Zweig des autonomen Nervensystems gerichteten Reize ans Herz weiter und steht in Verbindung mit einer Vielzahl positiver gesundheitlicher Wirkungen sowohl auf körperlicher als auch auf geistiger Ebene.[5]

Die folgende Übung hilft Ihnen dabei, die starken gefühlsmäßigen Veränderungen, die durch das Zeigen von Dankbarkeit entstehen, selbst zu verspüren:

Schreiben oder zählen Sie drei Dinge auf, für die Sie im Moment dankbar sind, und achten Sie genau auf Ihre Gefühle. Schildern Sie Ihre Gefühle oder schreiben Sie sie auf.

Dankbarkeit geht Hand in Hand mit Vergebung. Dankbare Menschen, die es gewohnt sind, die hellere Seite des Lebens zu sehen, verfügen mit großer Wahrscheinlichkeit auch über Einfühlunsgvermögen in jene Personen, von denen sie gekränkt wurden, und dadurch können sie den Schuldigen leichter vergeben.

Forschungen der Gallup Organization ergaben, daß 94 Prozent aller Amerikaner irgendwann einmal um Vergebung gebetet haben.[6] Somit scheint Vergebung fast jedem von uns wichtig zu sein. Genau wie Dankbarkeit ist auch eine Verbesserung unserer Fähigkeit zur Vergebung für ein gutes Leben unerläßlich. Vergebung setzt voraus, daß wir langgehegte Ressentiments und negative Urteile über Menschen revidieren, die sich an uns schuldig gemacht haben, und manchmal macht sie es sogar erforderlich, Dankbarkeit für die harte Lektion, die man uns erteilt hat, empfinden zu können. Durch Vergebung verwandelt sich Verbitterung in ein neutrales oder vielleicht sogar positives Gefühl, und das macht es uns leichter, uns glücklich zu fühlen.

Doch Vergebung hat nicht nur positive Auswirkungen auf unser Glücksgefühl, sie verhilft uns auch zu einer besseren körperlichen Gesundheit. Sie kann Depressionen und Angstgefühle beseitigen. Vor kurzem fanden Wissenschaftler heraus, daß es bei Menschen, die Groll über etwas empfinden, das andere ihnen angetan haben, vorübergehend zu einer Erhöhung des Kortisonspiegels kommt, was zu Stimmungsschwankungen, Motivationsmangel, einem Verlust an Muskelmasse und schwindendem Appetit führen kann.[7] Deshalb können Rachegefühle oder Groll unsere Fähigkeit, einer Rohkosternährung treu zu bleiben, auf schwerwiegende Weise untergraben und somit den Heilungsprozeß als solchen beeinträchtigen. Andererseits kann das Zeigen von Dankbarkeit und Vergebung Ihr Rohkost-Dasein erfreulicher gestalten und positive Auswirkungen auf Ihre Gesundheit, Ihre Stimmung und Ihr Leben ganz allgemein haben.

Schritt 8

Träume verwirklichen

Trau dich, das Leben zu leben, das du dir erträumt hast.

Ralph Waldo Emerson

Rohköstler sagen oft, Rohkost sei nicht nur eine Ernährungsweise, sondern ein Lebensstil, da sich durch sie die meisten Bereiche unseres Lebens verändern würden. Mit einer Rohkost-Ernährungsweise gelangen wir nicht nur zu besserer Gesundheit, sondern auch zu mehr Zeit, mehr Energie und mehr Wohlstand.

Zeit. Am meisten Zeit werden Sie vielleicht sparen, weil sie künftig nicht mehr krank werden und zum Arzt müssen. Außerdem gewinnen Sie zwei oder drei Stunden täglich, weil sie weniger Schlaf und kein Nickerchen mehr brauchen. Die dritte große Zeitersparnis rührt daher, daß Sie weniger kochen müssen.

Ironischerweise denken die meisten Leute, die Zubereitung von Rohkost nehme viel Zeit in Anspruch. Meiner Meinung nach besteht der einzige wirklich zeitaufwendige Vorgang darin, den richtigen Umgang mit den Geräten zu erlernen – mit dem Mixer, der Küchenmaschine, dem Entsafter und dem Dörrgerät. Die Zubereitung selbst ist in den meisten Fällen eine Sache von Minuten. Die Rohkostküche ist völlig frei von solch zeitraubenden Prozeduren wie etwa dem Vorheizen des Backofens, Backen, Garen, Dämpfen, Braten, Sautieren und natürlich auch dem Spülen und Auskratzen von fettigen Pfannen, Töpfen, Schüsseln sowie der Reinigung des Herdes. Ihr blitzsauberer Herd steht nur noch unbenutzt in seiner Küchenecke, stets kühl, fleckenlos und bedeckt mit Schüsseln voller Sprossen und einem großen Schneidebrett. Auch das Abspülen des Geschirrs nach einer Rohkostmahlzeit dauert nur wenige Minuten.

Manch einer mag befürchten, Vorgänge wie Dehydrieren oder das Keimen von Sprossen könnten zeitaufwendig sein. Das ist jedoch nicht der Fall. Auch wenn das Trocknen von Crackern an die 24 Stunden dauert, sitzen wir ja nicht wartend daneben. Die Zubereitung des Teigs und das Auslegen der Cracker dauert etwa eine halbe Stunde einschließlich Aufräumen. Während das Dörrgerät läuft, können wir tun, was wir wollen – zur Arbeit gehen oder uns vergnügen – die Cracker können nicht anbrennen. Bei der Herstellung von Keimen ist es dasselbe: Der Keimungsprozeß nimmt zwei oder drei Tage in Anspruch, doch Samen ins Wasser zu legen und sie zu entwässern ist in ein oder zwei Minuten erledigt.

Die Zubereitung der meisten Rohkostgerichte ist eine Sache von Minuten. Um zum Beispiel im Mixgerät eine Rohkostsuppe zuzubereiten, braucht man etwa sechzig Sekunden, zusätzlich zu der Zeit, die für das Putzen und Würfeln des Gemüses anfällt. Wenn Sie über einen leistungsstarken Mixer verfügen, ist es nicht ratsam, etwas länger als zwei Minuten ohne Unterbrechung zu mixen, da die Mischung im Gerät sonst zu heiß wird.

Natürlich dauert die Zubereitung von Rohkostgerichten anfangs länger, denn Sie erlernen sie ja noch. Vielleicht sind Sie im Schälen und Kleinschneiden nicht so gut, vielleicht klingen auch die Rezepte zu verwirrend oder zu kompliziert. Trotzdem kann ich Ihnen versichern, daß Sie sich bei stetiger Übung rasch die Fähigkeiten eines Rohkostkochs aneignen können. Die Rezepte werden einfacher, Sie beherrschen Ihre Gerätschaften (wie beim Autofahren) wie im Schlaf, und innerhalb weniger Wochen lernen Sie auch Gemüse zu würfeln und zu reiben wie ein Küchenmeister.

Es gibt noch weitere Aspekte Ihres „Rohkostlebens", die Ihnen ein Mehr an Zeit verschaffen können. Zum Beispiel brauchen Sie nicht mehr so lange zum Einkaufen, da alles aus derselben Abteilung stammt. Sie brauchen sich vielleicht auch nicht mehr so viel Kleidung zu kaufen, da Ihr gesunder Körper in nahezu jedem Kleidungsstück gut aussieht. Am Arbeitsplatz können Sie die Zeit für wertvollere Aktivitäten wie etwa Spazierengehen nutzen, wenn die anderen eine Eß- oder Rauchpause machen. Und das Beste ist: Sie werden Ihren gesamten Alterungsprozeß um ein paar Jahre aufschieben können. Das heißt, Sie haben vermutlich zehn oder fünfzehn Lebensjahre mehr zur Verfügung.

Schließlich werden Sie auch bemerken, daß sich Ihr Verstand schärft und daß Sie schneller Entscheidungen treffen können. Mir ist aufgefallen, daß ich nicht mehr so lange brauche, um Papierkram auszufüllen. Ich kann mich besser konzentrieren und somit jede Aufgabe schneller erledigen. Ob ich nun im Garten arbeite, einen Artikel schreibe, Hausputz mache oder im Büro arbeite – ich kann jetzt viele Stunden lang äußerst rationell arbeiten, ohne daß ich eine Pause brauche. Wenn ich jüngere Leute einstelle, die gekochte Nahrung essen, fällt mir immer wieder auf, daß sie rasch ermüden und Pausen benötigen. Mir ist klargeworden, daß ich – obwohl bereits über fünfzig – aufgrund meiner gesunden Ernährungsweise über mehr Energie verfüge als so mancher junge Mensch, der sich hauptsächlich von Kochkost ernährt.

Energie. Vor vielen Jahren, als ich noch gekochte Nahrung zu mir nahm, mußte ich meinen Wecker so einstellen, daß er zweimal hintereinander läutete, damit ich langsam aufwachen konnte, denn keine noch so große Menge Schlaf konnte mich wirklich erquicken. Jedesmal wenn der Wecker klingelte, hätte ich ihn am liebsten entzwei geschlagen. Anderthalb Stunden vor meinen morgendlichen Terminen kroch ich aus dem Bett, weil ich mir noch die Haare eindrehen, mein Gesicht herrichten, mich in Schale werfen, Parfüm auftragen, mich mit Deo einsprühen, Kaffee trinken und weiß der Kuckuck was noch alles tun mußte. Ich weiß nur, daß ich nie auch nur den kleinsten Spaziergang machte. Ich sah verschlafen aus und fühlte mich müde. Heute brauche ich buchstäblich erst fünfzehn Minuten, ehe ich das Haus verlassen muß, aufzustehen, sehe trotzdem frisch aus und fühle mich energiegeladen. Im übrigen brauche ich keinen Wecker mehr, ich habe ihn ganz abgeschafft! Die Sonne erfüllt den Morgen mit Licht, ich öffne die Augen und erwache sofort, normalerweise lange vor irgendwelchen Terminen, und ich habe stets Zeit zum Spazierengehen.

Unsere Gesellschaft ist so strukturiert, daß der Mensch die produktivste Zeit des Tages seinem Job widmet, der in der Regel von neun bis fünf Uhr dauert. Die meisten Menschen fühlen sich nach einem Achtstundentag zu müde, um noch etwas anderes zu tun als fernzusehen, zu essen und sich zu Hause zu entspannen. Dagegen beteuern sogar Menschen, die sich erst seit einigen Wochen von Rohkost ernähren, daß sie sich am

Ende ihres Arbeitstags noch ebenso frisch fühlen wie am Morgen. Einige von ihnen arbeiten noch etliche Stunden voller Tatkraft weiter.

Ehe meine Familie auf Rohkost umstieg, beschäftigte mein Mann Igor in seinem Heilbad drei Angestellte. Sie machten sauber, harkten Laub zusammen, mähten den Rasen, pflanzten Blumen, luden Holz vom Lastwagen und hackten es für die Sauna, staubsaugten die Räume, wuschen Wäsche und bereiteten Erfrischungen für die Kunden zu. Nach nur zwei Monaten Rohkosternährung übernahm Igor sämtliche Arbeiten selbst, da er nun über genügend Energie verfügte, um diese Tätigkeiten allein auszuführen.

Zu seinem 49. Geburtstag bekam Igor zwei Stangen geschenkt, auf denen er Liegestütz machen konnte. Zuerst war er nicht allzu begeistert. Er sagte, als Sechzehnjähriger habe er immer davon geträumt, hundert Liegestütze zu schaffen, weil er einem hübschen Mädchen imponieren wollte. Doch obwohl er fleißig trainierte und eine Menge Proteine schluckte, gelangen dem jungen Igor nicht mehr als siebzig Liegestütze hintereinander. Nach einer solch intensiven Belastung zitterten und schmerzten ihm stets die Arme. Deshalb gab Igor auf und versuchte sich über dreißig Jahre lang nicht mehr an Liegestützen. Nun fragte er sich, wie viele Liegestütze er wohl an diesen Stangen schaffen würde. Er schätzte, es würden wohl so zehn oder zwanzig sein. Am nächsten Morgen beschloß er, es auszuprobieren. Er schaffte auf Anhieb fünfzig, stand auf und lief um die Stangen herum. Dann machte er weitere fünfzig Liegestütze, und immer so weiter. Nach drei Stunden kam ich herein und sagte ihm, wir müßten jetzt gehen. Igor war noch immer nicht fertig und ärgerte sich über mich, weil er fast die Tausendermarke geschafft hatte!

Seit dieser Zeit nimmt Igor seine Liegestütz-Stangen überallhin mit. Er macht seine Liegestütze an der Tankstelle, während er das Auto volltankt, und auf dem Parkplatz, während er darauf wartet, daß ich mit den Einkäufen zurückkehre. Er versucht immer noch herauszufinden, wo seine Höchstmarke liegen könnte. Wenn er die Liegestütze satt hat, geht er zum Seilspringen über – wenigstens einige hundert Mal normalerweise. Ich bin mir sicher: Wenn irgendwann die Olympioniken Rohkost für sich entdecken, werden umgehend zahlreiche Weltrekorde auf eindrucksvolle Weise gebrochen werden.

Wohlstand. Bevor meine Familie auf Rohkost umstieg, gaben wir jeden Monat Hunderte und manchmal sogar Tausende Dollar für Arzt- und Zahnarztrechnungen, Medikamente und Medizinprodukte sowie für die Krankenversicherung aus. Auch das Geld, das uns an Krankheitstagen entging, muß dabei mit einberechnet werden. Wenn ich meine Schätzungen ganz niedrig ansetze und mit den Jahren multipliziere, die wir uns nun schon gesund ernähren, komme ich auf einen eingesparten Betrag von mehreren tausend Dollar. In all diesen Jahren war keiner von uns krankenversichert. Aus diesem Grund können wir uns Bio-Papayas und -Ananas leisten.

Abgesehen von diesen größeren Standardbeträgen lassen sich noch weitere Ausgaben dadurch einsparen, daß man seinen Lebensstil vereinfacht. Zum Beispiel kann es sein, daß man sich nach einigen Monaten Rohkost einfacher ernährt und weniger Geld für Lebensmittel ausgibt. Vielleicht schaltet man die Heizung ab und schläft bei offenem Fenster. Oder man beschließt, im Haushalt weniger Chemikalien einzusetzen, und verzichtet dazu auf die meisten Raumsprays, Deos und Kosmetika.

Wir haben bereits darüber gesprochen, wie man Zeit und Energie gewinnt, wenn man auf Rohkost umsteigt. Falls Sie wollen, können Sie diese Einsparungen durch zusätzliche Einnahmemöglichkeiten ergänzen.

Wie Sie vielleicht sehen, verschafft man sich als Rohköstler ein Mehr an Zeit, Energie und Geld als Extra-Bonus. Ich kann mich noch gut erinnern, wie ich damals, als ich mich noch von Kochkost ernährte, statt dessen permanent unter einem Defizit an Zeit, Energie und Geld litt. Ich war gefangen in einem Teufelskreis. Da es mir an Geld mangelte, mußte ich mehr arbeiten. Dadurch jedoch blieb mir nicht genug Zeit und Energie, um mich kreativen, spielerischen Tätigkeiten zu widmen. Da mich ein solch langweiliges Leben emotional auslaugte, war ich zu müde, um mich kreativ zu betätigen, also aß ich häufiger. Um die schmackhaften Speisen bezahlen zu können, mußte ich wiederum mehr arbeiten und so weiter. Ich fühlte mich erschöpft und unbefriedigt.

Der Umstieg auf Rohkost erwies sich für alle Mitglieder meiner Familie als multidimensionales Geschenk. Ich kenne viele Leute, deren Leben sich in vielfacher Hinsicht auf einschneidende Weise verbesserte, nachdem sie sich für eine Rohkosternährung entschieden hatten. Meine Freundin Rhonda zum Beispiel, vierfache Mutter, verdiente sich ihr

Geld als Grundstücksmaklerin. Nachdem sie Rohköstlerin geworden war, machte sie eine Ausbildung zur Hebamme, zunächst nur als Hobby, dann als Hauptberuf. Heute unterrichtet Rhonda schwangere Frauen über gesunde Ernährung und hilft Müttern dabei, gesunde Kinder zur Welt zu bringen. Sie beteuert, mit dem Umstieg auf Rohkost habe in ihrem Leben ein neues, bedeutungsvolleres Kapitel begonnen.

Ich glaube, ein Umstieg auf Rohkost bietet jedem Menschen die einzigartige Gelegenheit, sich seine innigsten Träume zu erfüllen. Dieser Schritt – Träume verwirklichen – handelt davon, wie man sich auf den großen Sprung in ein erfüllteres Leben vorbereiten kann. Ich halte es für wichtig, genau zu bestimmen, worin man sein Mehr an Zeit, Energie und Geld investieren will. So paradox es klingt, ein Mehr an Zeit kann auch ein Problem darstellen. Viele meiner Workshop-Teilnehmer berichten mir, daß sie nicht wissen, was sie mit ihrer Extrazeit anfangen sollen. Da sie sich langweilen, schauen sie immer wieder in den Kühlschrank, weil sie ständig ans Essen denken müssen. Allerdings ist es unmöglich, zwei Tüten Mandeln aufzuessen, so wie man früher Popcorn in sich reinstopfte, und man schafft auch nicht so viele Rosinen wie Schokolinsen. Rohkost ist so viel reicher an Nährstoffen, daß der Körper nicht so lange braucht, um sich voll zu fühlen. Daher kann man sich in diesem Fall nicht wie gewohnt mit Essen ablenken. Man stellt fest, daß einem der Spaß am Naschen verwehrt ist und kommt bald von der Rohkosternährung ab. Die einzige wirksame Alternative zu diesem Dilemma besteht darin, andere vergnügliche Aktivitäten für sich zu entdecken.

Hier eine weitere typische Geschichte: Als Jennifer auf einmal mehr Zeit hatte, fand sie es schwer, nicht ans Essen zu denken. Sie schilderte, wie sie frühmorgens voller Energie erwachte, den Hund ausführte, um das Haus herumging, um nachzusehen, wo es etwas zu tun gab, einen Strauch im Garten beschnitt, Wäsche wusch, auf ihrem Trampolin sprang, ein wenig vor dem Fernseher saß, dann auf die Uhr sah, um festzustellen, daß es erst halb neun war. An diesem Punkt war Jennifer frustriert und begann zu grübeln, weil ihr nichts Besseres einfiel.

Indes höre ich von vielen Menschen, sie würden schon so lange, wie sie zurückdenken können, einen bestimmten Traum hegen, hätten aber nie die Chance gehabt, ihre Vision zu verwirklichen, weil es ihnen an Zeit, Energie und Geld gefehlt habe.

Wenn Sie nicht wissen, welcher Tätigkeit Sie nachgehen sollen, schauen Sie vielleicht nur einmal, zu welchen Ideen sich andere Menschen inspirieren ließen. Entscheiden Sie sich bitte vornehmlich für Tätigkeiten, die der Umwelt dienen oder nützlich für die Gemeinschaft sind, in der Sie leben. Sammeln Sie Anregungen beim örtlichen CVJM, der Volkshochschule oder dem Freizeit-Center, und orientieren Sie sich daran, was Ihnen selbst am meisten am Herzen liegt. Nachfolgend einige Aktivitäten, die Teilnehmer meiner Workshops als ihre persönlichen Träume genannt haben:

• möglichst viele Obstbäume in der Stadt anpflanzen
• ein Buch schreiben
• Kindern aus der Nachbarschaft Lesen beibringen
• Rohkostlieferant(in) werden
• Tiere betreuen
• lernen, wie man Lehmhütten baut
• künstlerisch tätig werden
• Taubstummensprache erlernen
• bei einer örtlichen Theateraufführung mitwirken
• Rohkostcracker herstellen und verkaufen
• mit einem Freund/einer Freundin eine lange Wanderung machen
• einen Biogarten anlegen
• Puppendoktor(in) werden und die Puppen an Kinder in armen Ländern schicken
• ehrenamtlich in der Kirchengemeinde mitarbeiten
• als Spendensammler(in) für einen guten Zweck mit dem Rad durchs Land fahren
• seine Stimme ausbilden lassen, um bei örtlichen Veranstaltungen zu singen
• die Geologie der Heimatregion studieren
• in einem Chor mitsingen

Eine Ernährung mit Rohkost kann auf vielfältige Weise zur Bereicherung werden. Außer einer besseren Gesundheit können wir auch Zeit, Energie und Geld gewinnen. Sie können mit diesen Reichtümern ganz nach Belieben verfahren. Ihre Entscheidung kann Ihr Leben beeinflussen und eine Veränderung für die ganze Welt bedeuten. Mögen all Ihre Träume in Erfüllung gehen!

Schritt 9

Andere gesunde Gewohnheiten annehmen

Krankheit ist die Rache der Natur für die Übertretung ihrer Gesetze.

Charles Simmons

Auch wenn die Ernährung einer der Schlüsselfaktoren der menschlichen Gesundheit ist, gibt es dennoch eine Menge weiterer wichtiger Aspekte, die zu einer optimalen Gesundheit beitragen. Folgende Komponenten sind meiner Meinung nach für das menschliche Wohlbefinden am wenigsten verzichtbar:

- körperliche Betätigung
- Sonnenlicht
- guter Schlaf
- richtiges Atmen
- reines Wasser trinken
- Streßbewältigung
- Abhärtung des Körpers durch kaltes Wasser

Körperliche Betätigung. Nachdem Mediziner an den Universitäten von Harvard und Stanford die Gewohnheiten und die Gesundheit von 17.000 Personen vom mittleren Lebensalter an aufwärts untersucht hatten, lieferten sie den ersten wissenschaftlichen Beweis dafür, daß selbst maßvolle körperliche Betätigung von lebensverlängernder Wirkung ist.[1]

Setzt man für die Dauer einer Generation zwanzig Jahre an, dann sind seit dem Jahre 10.000 v. Chr. erst 500 Generationen vergangen. Das heißt, wir haben unseren jetzigen genetischen Bauplan von unseren Vorfahren geerbt, die vor Tausenden von Jahren lebten. Wenn wir keinen körperlich aktiven Lebensstil pflegen, kann es sein, daß unser Körper auf negative Weise reagiert. Wenn wir nur herumsitzen und uns nicht bewegen, schwächt dies unseren Körper, und wir können ernsthaft krank werden, auch wenn wir uns gesund ernähren. Wenn Sie daher wenigstens dreißig Minuten pro Tag dafür aufwenden können, sich sportlich zu betätigen oder irgendeine Form von intensiver körperlicher Arbeit auszuführen, werden Sie einige oder sogar alle der folgenden Vorzüge genießen können:

• mehr Energie
• verbesserter Stoffwechsel
• Muskelwachstum
• Streßreduzierung
• gesteigertes Selbstwertgefühl
• weniger Körperfett
• geringeres Risiko, an zahlreichen schweren Leiden zu erkranken, wie z. B. Krebs, Herzinfarkt, Arthritis, Diabetes und Osteoporose
• Anregung des Blutkreislaufs

Sonnenlicht. Jahrhundertelang verließen sich Ärzte und Naturheilkundige auf die medizinische Behandlung mit Sonnenlicht („Heliotherapie"), um zahlreiche verbreitete Erkrankungen zu heilen. Wissenschaftliche Forschungen zeigen, daß Sonnenlicht eine wirksame Behandlungsmethode gegen Rachitis, Knochenerweichung, Osteoporose, Akne, Ekzeme, Schuppenflechte, Neugeborenengelbsucht und Depressionen darstellt. Ohne die lebensspendende Energie der Sonne ist das Risiko, an Krebs zu erkranken, dreißigmal höher.[2]

In einer Medizinzeitschrift stieß ich auf einen Artikel, in dem es um die positiven Auswirkungen eines ausreichenden Maßes an Sonnenlicht ging. Bei einem Experiment mit 1.200 Kindern, die Sonnenlicht in unterschiedlicher Dauer und Intensität ausgesetzt wurden, sank die Gefahr, an Diabetes zu erkranken, bei Kindern, die ausreichend Sonnenlicht erhielten, im Vergleich zur Kontrollgruppe um 80 Prozent. In diesem Artikel wurde auch erklärt, das in Fisch enthaltene Vitamin D sei kein Ersatz für Sonnenlicht.[3]

Aus einem Artikel in der *Washington Post* geht hervor, daß „viele Amerikaner, vor allem Afro-Amerikaner, einen unerkannten Mangel an einem Grundbaustoff – nämlich Vitamin D – aufweisen können, was das

Risiko erhöht, an Knochenproblemen sowie einer Vielzahl anderer Leiden zu erkranken. Es gibt Anhaltspunkte dafür, daß ein Zusammenhang besteht zwischen einem Vitamin-D-Mangel und zahlreichen Krebsarten, Bluthochdruck, Depressionen und Störungen des Immunsystems wie multipler Sklerose, rheumatoider Arthritis oder Diabetes.[4]

Wir brauchen regelmäßig Sonnenlicht, da es von heilender Wirkung ist und dem Körper folgende Vorzüge verschafft:

- Senkung des Cholesterinspiegels
- Senkung des Blutdrucks
- Stärkung der Schilddrüsenfunktion
- Regulierung des Immunsystems
- verbesserte Insulinproduktion
- Stärkung der Kontraktilität des Herzmuskels

Ich empfehle jedem – vor allem Menschen, die in geschlossenen Räumen bei künstlicher Beleuchtung arbeiten – regelmäßige, am besten tägliche Sonnenbäder von mindestens dreißig bis sechzig Minuten Dauer. Allerdings möchte ich davor warnen, sich einer extremen Sonneneinstrahlung auszusetzen, wie z.B. mittags im Sommer, vor allem in Regionen nah am Äquator oder in großen Höhen.

Guter Schlaf. Als unser Schöpfer die Menschen erschuf, zeigte er sich sehr schlau und vorausschauend. Er prophezeite, daß wir Menschen uns verschiedenen Formen des Mißbrauchs hingeben und unserer Gesundheit während des aktiven Teils unserer Tage viel Schaden zufügen würden. Daher segnete unser Schöpfer uns auf magische Weise mit einem nächtlichen Schlafbedürfnis, so daß – egal, was wir tagsüber tun – der Schlaf uns in den dunklen Stunden davor bewahrt, unseren täglichen Wahnsinn fortzuführen. Jeder Mensch auf dieser Welt muß sich nachts für mehrere Stunden zur Ruhe legen und bewegungslos verharren. Wenn wir schlafen, können wir weder trinken, rauchen noch uns überfressen. Egal welchen Schaden wir uns tagsüber zufügen – nachts ist unser Körper damit beschäftigt, sich zu heilen.

Unser Körper versucht während der Nachtstunden, sich selbst zu regulieren, um gesund werden zu können. Uns Menschen jedoch gelingt es, sich am Tag derart destruktiv zu verhalten, daß dadurch sogar unser Nachtschlaf beeinträchtigt wird. Sehr oft bemerken wir gar nicht, mit welchen Geringfügigkeiten wir unserer Gesundheit bereits schaden können. Ich will Ihnen einige Empfehlungen mit auf den Weg geben.

1. Schlafen Sie so oft wie möglich an der frischen Luft, da die Luft im Freien reich an negativen Ionen ist. Einem hohen Anteil an negativen Ionen in der Luft wird nachgesagt, er wirke sich positiv auf den Menschen aus, mache entspannter und mindere das Ausmaß an Müdigkeit, Streß, Erregbarkeit, Depression und Verspanntheit.[5] Meine ganze Familie und ich versuchen, rund ums Jahr im Freien zu schlafen. Mein Mann hat in unserem Garten ein Gebäude errichtet – ein Zwischending aus Pavillon und Schuppen, mit großen, glaslosen Fenstern, einer riesigen offenen Tür und sogar einer Öffnung dicht unterhalb des Dachs. Dort schläft meine Familie, wenn wir zu Hause sind. Aber nur wenn es regnet – ansonsten schlafen wir draußen auf der Veranda, direkt unter den Sternen.

2. Bauen Sie Ihr Energiefeld wieder auf. Unser Energiefeld reicht in Form eines gigantischen Eies etwa einen Meter über unseren Körper hinaus. Dieses Energiefeld ist der Ursprungsort unserer Heilung. Während der Nacht wird jeder Schaden repariert, aber nicht, wenn sich in der Nähe unseres Kopfes ein Wecker befindet oder in unserem Schlafzimmer ein Computer läuft. Sämtliche Elektrogeräte sind von einem elektromagnetischen Feld umgeben, das mehrere Meter weit reichen kann. Wenn beide Felder sich überlagern, kann der Körper nicht richtig heilen. Ich persönlich schalte, wenn ich im Haus schlafen muß, sämtliche elektrischen Spannungsquellen aus. Ich bin auch vorsichtig mit Kühlschränken, Mikrowellenherden und sonstigen starken Geräten, die in einem angrenzenden Raum in Betrieb sind, da meine Sperrholzwand vor deren schädlichen Schwingungen nicht schützt.

3. Schlafen Sie auf einer harten Unterlage. Unser Körper muß sich nachts dehnen können. Sämtliche Knochen und Gelenke können sich nur dehnen, wenn wir auf einer harten Unterlage ruhen. Besonders wichtig ist das für die Wirbelsäule. Tagsüber, wenn wir Auto fahren, vor dem Computer sitzen oder fernsehen, befindet sich die Wirbelsäule häufig in einer so ungünstigen Position, daß einige Wirbelverbindungen nicht mit ausreichend Rückenmarksflüssigkeit und sauerstoffreichem Blut versorgt werden. Meine ganze Familie zieht

es vor, auf harten Betten oder in Schlafsäcken auf dem Fußboden zu schlafen. Sie sollten einmal sehen, wie wir, wenn wir auf Reisen sind, in unserem Hotelzimmer rings um das übergroße Bett auf dem Boden schlafen. Wenn die Umstände uns dazu zwingen, in weichen Betten zu schlafen, wachen wir mit Kopfschmerzen auf und fühlen uns verspannt und überhaupt nicht ausgeruht.

4. Gehen Sie nie mit vollem Magen zu Bett. Versuchen Sie, Ihre letzte Mahlzeit mindestens zwei oder drei Stunden vor dem Schlafengehen einzunehmen, und bevorzugen Sie leichte Kost, die beim Einschlafen schon verdaut ist.

5. Lernen Sie, nackt zu schlafen. Während des Schlafs beeinträchtigt jede noch so lockere Kleidung den Blutkreislauf. Synthetische Nachtwäsche ist besonders nachteilig, da sie statische Elektrizität erzeugt, die störend auf die Körperenergie einwirkt.

6. Schlafen Sie nachts. Kein Wunder, daß man die Nachtschicht in den USA auch als „Friedhofsschicht" bezeichnet. Es ist sehr wichtig, daß man nachts schläft und nicht am Tag. Der menschliche Körper ist auf die Rhythmen der Sterne und des Universums eingestimmt, und unsere verschiedenen Körperorgane ruhen jeweils zu bestimmten Tageszeiten. Zum Beispiel ruhen die Nebennieren zwischen elf Uhr abends und ein Uhr morgens. Das ist die Zeit, in der wir uns so schläfrig fühlen, daß wir auf Kaffee, laute Musik und helle Beleuchtung zurückgreifen, um wach bleiben zu können. Wenn wir für gewöhnlich bis nach 11 Uhr wach bleiben, verschleißen schließlich unsere Nebennieren, und es kann geschehen, daß wir uns am Tag schläfrig und müde fühlen. Bei Menschen, die es seit Jahren gewohnt sind, lange wachzubleiben, kann es zu Schlaflosigkeit und Depressionen kommen.

Mir ist bewußt, daß wir alle ein geschäftiges Leben führen, bei dem solche Kleinigkeiten belanglos erscheinen. Trotzdem empfehle ich Ihnen, Ihre Schlafbedingungen zu verbessern, damit Sie feststellen können, wie sich die Qualität Ihres Schlafes durch das Befolgen dieser simplen Grundsätze verbessert. Ich arbeite sehr viel, und an manchen Tagen fühle ich mich erschöpft, wenn ich zu Bett gehe. Da ich aber darauf achte, richtig zu schlafen, wache ich am Morgen erfrischt, voller Energie und gut gelaunt auf.

Richtiges Atmen. Sauerstoff spielt bei unserem Kreislauf- und Atmungssystem eine unverzichtbare Rolle. Wenn wir atmen, versorgt der einströmende Sauerstoff unseren Körper und reinigt das Blut von giftigen, in unserem Blutkreislauf zirkulierenden Abfallstoffen. Michael White, der Begründer des „Optimal Breathing Development System"[*] sagt: „Unser Atmungssystem ist verantwortlich für den Abtransport von 70 Prozent aller Stoffwechselausscheidungsprodukte." Unregelmäßiges Atmen kann diesen Reinigungsprozeß behindern und dafür sorgen, daß Abfallprodukte im Kreislauf zurückbleiben, was den Ausbruch vieler schwerer Krankheiten begünstigen kann.

Auf der Grundlage jahrelanger Forschungen stellt White fest: „Die meisten Leute sind es gewohnt, ungesund zu atmen. Sie halten den Atem an oder atmen hoch in den Brustbereich oder auf flache, unregelmäßige Weise. Diese Muster wurden entweder unbewußt übernommen, entstanden zufällig oder sind emotional bedingt. Gewisse „typische" Atemmuster können zu körperlichem und psychischem Streß sowie zu Angstreaktionen führen."[6]

Um Ihre eigene Atemtechnik zu überprüfen, setzen Sie sich an einen ruhigen Ort und entspannen Sie ein oder zwei Minuten lang. Legen Sie die Hand etwa zwei bis drei Zentimeter oberhalb des Nabels waagerecht auf Ihren Bauch. Schließen Sie die Augen. Atmen Sie ganz normal und versuchen Sie nicht, Ihren Atem auf die eine oder andere Weise zu beeinflussen. Achten Sie darauf, wie Ihre Bauchdecke sich bei jedem Ein- und Ausatmen hebt und senkt. Falls Sie richtig atmen, werden Sie feststellen, daß sich die Hand oberhalb des Bauchraums bei jedem Ein- und Ausatmen bewegt.

Bauchatmung ist die richtige Art zu atmen. Wenn sich beim Atmen Ihre Brust bewegt und es dafür keinen medizinischen Grund gibt, bedeutet dies, daß Sie flach und verkehrt atmen.

Achten Sie von nun an stets auf Ihre Atmung. Immer wenn Sie sich dabei ertappen, den Atem anzuhalten, unregelmäßig oder zu schnell zu atmen, kehren Sie zurück zu Ihrer Bauchatmung.

---

[*] (etwa: „System zur Ausbildung einer optimalen Atmungstechnik", d.Ü.) siehe auch: Michael Whites lehrreiche Website: www.breathing.com

Reines Wasser trinken. Das Vorhandensein von ausreichend Wasser im menschlichen Körper sorgt dafür, daß jedes der Körpersysteme normal funktioniert. Wasser macht mehr als zwei Drittel unseres Körpergewichts aus. Ohne Wasser stirbt der Mensch innerhalb weniger Tage. 95 Prozent unseres Gehirns, 82 Prozent unseres Blutes und 90 Prozent unserer Lungen bestehen aus Wasser. Aufgrund umfangreicher Untersuchungen der Rolle, die das Wasser im menschlichen Körper spielt, fand Dr. Fereydoon Batmanghelidj heraus, daß eine chronische Austrocknung des Körpers zu vielerlei Krankheiten führen kann, darunter Asthma, Allergien, Arthritis, Angina, Migräne, Bluthochdruck, erhöhter Cholesterinspiegel, chronisches Erschöpfungssyndrom, multiple Sklerose, Depressionen, falscher Hunger und Altersdiabetes.[7] Zu den wichtigsten positiven Auswirkungen von Wasser auf unsere Gesundheit gehören:

- mehr Energie
- verbesserter Stoffwechsel
- geringere Neigung zu Kopfschmerzen und Schwindelgefühlen
- Verlust von überflüssigem Gewicht
- Anregung der Verdauung sowie der Umwandlung von Speisen in Energie
- verbesserte Ausscheidung von Abfallstoffen
- Bildung von Gelenkschmiere
- bessere Regulierung der Körpertemperatur

Da bei Rohkosternährung der Wasseranteil in der Nahrung relativ hoch ist, brauchen Sie keine acht Gläser Wasser am Tag zu trinken, es sei denn, sie nehmen eine Menge Salz zu sich, leben in einem trockenen Klima oder sind über längere Zeiträume hinweg körperlich aktiv. Ich trinke normalerweise vier Gläser Wasser am Tag. An manchen Tagen, wenn ich zwei oder drei Liter grüner Smoothies konsumiert habe, trinke ich nur wenig oder gar kein Wasser. Natürlich sollten Sie nur bestes und reinstes Wasser zu sich nehmen.

Streßbewältigung. Wenn wir uns ärgern oder unter Streß stehen, spielen sich in unserem Körper die gleichen physiologischen Reaktionen ab wie bei Tieren, nur daß wir den Konflikt auf andere Weise lösen – also nicht, indem wir kämpfen oder flüchten. Im Laufe der Zeit macht die ständige Aktivierung von Streßreaktionen uns buchstäblich krank. In seinem

Bestseller *Why Zebras Don't Get Ulcers* (Warum Zebras keine Magengeschwüre bekommen) erklärt Dr. Robert Sapolsky, wie langfristiger Streß eine Reihe körperlicher und seelischer Störungen auslösen oder verstärken kann, darunter Depressionen, Magengeschwüre, Dickdarmentzündung und Herzinfarkt.[8]

Wie bereits erwähnt, halte ich Laufen für eine wirksame natürliche Methode der Streßbekämpfung. Falls Sie nicht gerne laufen, können Sie auch auf andere Formen körperlicher Betätigung ausweichen. Mir ist Laufen am liebsten, weil es für alle Menschen die natürlichste Fortbewegungsart darstellt und sowohl dem Geist als auch dem Körper dient. Laufen bedeutet Streßabbau, da es dem Körper die Möglichkeit bietet, Spannungen und aufgestaute Frustrationen durch einen erhöhten Ausstoß von Endorphinen zu lösen, die zu den „Wohlfühl"-Chemikalien in unserem Gehirn zählen.

Viele Formen von Streß lassen sich ändern, beseitigen oder mindern. Hier ein paar Dinge, die Sie tun können, um bei sich selbst Streß zu reduzieren:

*   Werden Sie sich Ihrer eigenen Reaktionen auf Streß bewußt.
*   Greifen Sie verstärkt auf positive Selbstbestätigungen zurück.
*   Konzentrieren Sie sich auf Ihre guten Eigenschaften und Leistungen.
*   Vermeiden Sie unnötige Konkurrenzkämpfe.
*   Erkennen und akzeptieren Sie Ihre Grenzen. Denken Sie daran: Jeder ist auf seine spezielle Weise einzigartig.
*   Sprechen Sie mit Freunden oder Menschen, denen Sie vertrauen können, über Ihre Sorgen und Probleme.
*   Lernen Sie, klug mit Ihrer Zeit umzugehen.
*   Wenden Sie Entspannungstechniken an. Immer, wenn Sie sich angespannt fühlen, atmen Sie z.B. für ein paar Minuten langsam ein und aus – das hilft Ihnen, zu entspannen.[9]

Abhärtung des Körpers mit kaltem Wasser. In allen Epochen badeten die Menschen ausschließlich in kaltem Wasser, außer in den seltenen Fällen, in denen ihnen die Nutzung heißer Quellen möglich war. Auch heute steht Menschen für den persönlichen Gebrauch vielerorts nur kaltes Wasser zur Verfügung.

Die alten Griechen wußten Bescheid über die heilsamen Eigenschaften von kaltem Wasser. Als sie 700 v. Chr. die ersten Thermen erfanden, griffen sie zur Behandlung gesundheitlicher Probleme dennoch weiterhin auf kaltes Wasser zurück. Die Spartaner, bei denen die Gesundheit einen hohen Stellenwert einnahm, betrachteten es als unmännlich, heißes Wasser zu benutzen. Sie tauchten regelmäßig in kaltes Wasser, um auf diese Weise zu Vitalität und einer besseren Gesundheit zu gelangen.[10]

Im ersten Jahrhundert n. Chr. war es in Finnland üblich, in einen kalten Fluß oder See zu springen, nachdem man in der Sauna geschwitzt hatte. Bei den alten russischen Ureinwohnern dienten im neunten Jahrhundert Tauchbäder in eisigen Gewässern als „Reinigungszeremonie". Die Abhärtung des Körpers mit kaltem Wasser war über die Jahrhunderte hinweg bis in die Gegenwart eine verbreitete russische Tradition.[11]

Das Schwimmen in Eiswasser bildet einen so beträchtlichen Teil der russischen Kultur und Tradition, daß es sogar eine große, von der Regierung finanzierte Organisation gibt, die sich „Vereinigung zur Abhärtung des Körpers durch Kälte und Winterschwimmen" nennt. Darüber hinaus lädt die Stadt Moskau jährlich zu einer Wissenschaftskonferenz, die sich der Erforschung des Einflusses von kaltem Wasser auf den menschlichen Organismus widmet. Es gibt in Rußland, vor allem in Sibirien, mehrere Forschungsinstitute, die seit vielen Jahrzehnten die Auswirkungen kalter Temperaturen auf die menschliche Gesundheit erforschen. Einige ihrer Ergebnisse möchte ich hier vorstellen.

Ein Höchstmaß an Heilung findet statt, wenn der Körper ein oder zwei Minuten lang in Wasser mit einer Temperatur von *unter* 12 Grad Celsius eintaucht.[12] Während dieser kurzen Kaltwasseranwendung ziehen sich die Blutgefäße in der Haut abrupt zusammen und pumpen eine Menge Blut in den Organismus. Dies führt zu einer Reaktivierung der inneren Kapillaren, von denen bis zum dreißigsten Lebensjahr viele aufgrund eines mangelhaften Kreislaufs und einer ungesunden Lebensweise verkümmert sind. Die Wiederherstellung eines großen Teils von Kapillaren sorgt dafür, daß unsere inneren Organe die für ihre optimale Funktionsweise und Verjüngung notwendigen Nährstoffe erhalten. Diese immense Verbesserung des Kapillarkreislaufs sorgt für das jugendliche Aussehen von Kaltwasserschwimmern.[13] Im alten Griechenland nannte man diesen Vorgang „die natürliche Gymnastik der Blutgefäße".

Mehrere wissenschaftliche Studien zeigen, daß innerhalb von fünfzig Sekunden nach der kurzen Einwirkung extrem niedriger Temperaturen aufgrund der Umwandlung von Neuronen eine gewaltige Menge an
Hitze erzeugt wird, was als das Phänomen der „sofortigen Freisetzung
von Wärme" bekannt ist. Aus diesem Grund verspüren Winterschwimmer (manchmal auch „Eisbären" genannt) trotz des anfänglichen Kälte-
schocks, der schmerzhaft sein kann, fast augenblicklich ein erstaunlich
angenehmes Wärmegefühl vom Kopf bis zu den Zehen, das zu einer
gründlichen Entspannung des gesamten Körpers führt,[14] die sich mit anderen Formen von Entspannung nicht vergleichen läßt.

Russische Wissenschaftler haben nachgewiesen, daß die Kombination aus einem raschen Kälteschock und der daraus resultierenden Hitze
den Körper dazu anregt, erkrankte Zellen ausfindig zu machen und zu
zerstören, wodurch viele degenerative Krankheiten der Leber, der Nieren
und des Herzens ebenso behoben werden können wie seelische Probleme.[15]

Taucht man in kaltes Wasser, lädt sich die Hautoberfläche mit negativen Ionen auf. Der russische Wissenschaftler Alexander Chizhevsky
geht davon aus, daß diese Aufladung mit negativen Ionen wichtig für
unseren Körper ist, der oftmals eine zu starke positive Ladung aufweist.[16]

Die Abhärtung des Körpers durch kaltes Wasser regt den Stoffwechsel an. Dies führt zu einer Säuberung des Körpers von freien Radika-
len, Schwermetallen, Nitraten und Pestiziden. Hinzu kommt, daß diese
Reinigung über die Haut und die Lungen stattfindet, so daß die Niere
entlastet wird.[17]

Zuguterletzt sorgt das Schwimmen in kaltem Wasser auch für eine
deutliche Stärkung des Immunsystems. Wenn wir uns ständig mit Hilfe
von Klimaanlagen, Heizkörpern und Kleidung vor natürlicher Kälte und
Hitze schützen, hat unser Körper stets die gleiche Temperatur, wodurch
unser natürliches Wärmeregelungssystem deaktiviert wird. Wir neigen
zu der Ansicht, dies würde unseren Körper in einen gesunden und angenehmen Zustand versetzen, doch genau das Gegenteil ist der Fall. Setzt
man einen menschlichen Organismus, der nicht darin geschult ist, seine innere Temperatur selbst zu regeln, kalten Temperaturen aus, büßt
er seine körpereigene Wärme etwa dreißigmal schneller ein als ein ab-
gehärteter Körper.[18] Dies führt dazu, daß man sogar durch geringfügige

Veränderungen der Außentemperatur krank werden kann – zum Beispiel, wenn man fünf Minuten länger als gewohnt dem Wind ausgesetzt war oder im Regen naß geworden ist.

Bis heute haben wir nicht einmal ansatzweise die gesamte Bandbreite menschlicher Fähigkeiten erforscht. Ich war völlig hin und weg, als ich einen Bericht über eine neue Sportart namens „Aquaice" las – das Schwimmen in eiskaltem Wasser, wie es in den vergangenen Jahren in Rußland, Japan, Tschechien, China und anderen Ländern populär geworden ist. Hunderte von Wettkämpfern nehmen an Schwimm-Marathons in eiskaltem Wasser teil, die für gewöhnlich mehrere Stunden lang dauern. Als zum Beispiel am 19. März 2006 das dicke Eis auf der Moskwa zu bersten begann, traten zwanzig Teams aus verschiedenen Teilen Rußlands zu einem 100-Kilometer-Schwimmen an. Jedes Team bestand aus vier Schwimmern (Männern und Frauen), die sich beim Zurücklegen dieser Strecke abwechselten. Die Rekordzeit lag bei 42 Stunden und 45 Minuten! Die längste Einzelstrecke betrug sieben Kilometer. Um einen solchen Abhärtungsgrad des Körpers zu erreichen, bedarf es mehrere Jahre beständigen Trainings.[19]

Kaltwasserschwimmen wird vielerorts immer beliebter, auch in Nordamerika. Es gibt im Staat New York eine Reihe alteingesessener Eisbärenclubs, in denen Hunderte von Menschen dieser gesunden Tätigkeit nachgehen.

Der größte Eisbärenclub auf dem amerikanischen Kontinent befindet sich in Vancouver (British Columbia) und hat Tausende von Mitgliedern. Am Neujahrstag 2000 zum Beispiel trafen sich 2.128 „Eisbären" zum Simultanschwimmen im eiskalten Meer – eine Rekordzahl.[20]

In den 80er Jahren war mein Ehemann Igor Präsident des regionalen Eisbärenclubs in Moskau. Jeden Morgen vor der Arbeit ging er mit der ganzen Familie zum Schwimmen in gefrorenen Flüssen und Seen, auch als ich schwanger war oder stillte. Ich weiß noch, daß wir uns so an unsere kalten Bäder gewöhnt hatten, daß wir nicht einen einzigen Tag Pause einlegen konnten. Wenn wir einen Tag lang auf das Tauchen im Eiswasser verzichteten, hatten wir eindeutig das Gefühl, etwas versäumt zu haben, und die Kinder schliefen nicht gut und benahmen sich unausstehlich. Ich persönlich hatte dann immer das Gefühl, der ganze Tag sei schiefgelaufen.

Winterschwimmen ist eine hervorragende Methode zur Abhärtung des Körpers, die zu einer energetischen Stärkung des Organismus führt. Statistiken verdeutlichen, daß Winterschwimmer *sechzig Mal* seltener an Erkältungskrankheiten leiden.[21] Als Therapiemethode kann das Winterschwimmen zahlreiche Krankheiten heilen, darunter Arthritis, Bluthochdruck, Tuberkulose, Typ-2-Diabetes, chronische Magen- und Darmleiden, verschiedene Entzündungen, Störungen des Menstruationszyklus, Dermatitis und viele andere. Natürlich sollte sich jeder im örtlichen Eisbärenclub oder anhand von Literatur gründlich informieren, ehe er in einen kalten Fluß springt.

Manche Forscher bezweifeln, daß es positive Auswirkungen habe, sich sehr kalten oder heißen Temperaturen auszusetzen, sie halten die Methode für zu extrem. Ich glaube jedoch, daß diese Praktiken für den Menschen so natürlich sind wie Sport treiben oder fasten. Wenn wir uns zum Beispiel nach dem Joggen müde fühlen, heißt das nicht, daß wir künftig aufs Laufen verzichten sollten. Sowohl Fakten als auch Forschungsergebnisse belegen, daß Menschen, die mit Hilfe von Heizungen, Klimaanlagen oder warmen Öfen stets die gleichen Temperaturverhältnisse zu wahren versuchen, letztlich weniger Energie und Vitalität sowie eine geringere Lebenserwartung haben.[22] Die meisten über Hundertjährigen leben in den Bergen, wo Temperaturschwankungen an der Tagesordnung sind.

Entgegen landläufiger Meinung macht Winterschwimmen erstaunlich viel Spaß. Nach einer Tauchpartie im kalten Wasser fühle ich mich so wohl und erfrischt, daß ich mir nichts vorstellen kann, das dieser Wohltat gleichkommt. Meine Familie geht aus alter Tradition an jedem Neujahrsmorgen schwimmen. Igor konnte Dutzende von Amerikanern für das Kaltwasserschwimmen begeistern. Viele Teilnehmer unserer Retreats in Ashland probierten das Springen in kaltes Wasser aus und sagten uns, sie hätten die gesamte Erfahrung als unglaublich energiespendend und wohltuend empfunden.

Schritt 10

Klarheit gewinnen

Klarheit des Geistes bedeutet auch Klarheit der Leidenschaft. Deshalb wird ein großer und klarer Geist stets auf feurige Weise lieben und deutlich erkennen, was er liebt.

Blaise Pascal

Ich halte Klarheit für das größte Geschenk, das uns zuteil werden kann. Wenn ich „Klarheit" sage, meine ich nicht „die Fähigkeit, die Bedeutung von Wörtern und wissenschaftlichen Definitionen zu verstehen", oder „über einen großen aktiven Wortschatz zu verfügen". Für mich ist Klarheit „die Fähigkeit, die Dinge so zu sehen, wie sie sind; auf eigenständige Weise Wahrheit und Täuschung voneinander unterscheiden zu können und zu wissen, was ich will und was ich brauche".

Meine Rohkosternährung hat mir dabei geholfen, Klarheit zu gewinnen. Sowie ich mit dem Verzehr von Rohkost begann, war ich kein typischer Vertreter der Gesellschaft mehr, denn die meisten Menschen auf dieser Welt halten das Essen von gekochter Nahrung für gesund. Meine Gewohnheiten und Verhaltensmuster veränderten sich fortwährend. Mein Lebensstil unterscheidet sich sehr von dem der meisten Menschen. Manchmal bin ich dazu gezwungen, auf eigene Faust folgenreiche Entscheidungen zu treffen. Am Anfang war diese ständige Notwendigkeit, selbst zu entscheiden, für mich neu und sogar erschreckend. Ich geriet regelmäßig in Panik und suchte nach vorgefertigten Antworten von „Experten". Doch in der „Rohkostwelt" gibt es keine wirklichen Experten. Wir alle sind Wegbereiter. Nach und nach fand ich heraus, daß das Treffen eigener Entscheidungen nicht so riskant und zum Scheitern verurteilt war, wie ich erwartet hatte. Im Gegenteil, selbst zu entscheiden erschien mir zuverlässiger und angenehmer, außerdem führte es zu fruchtbareren Ergebnissen.

Meine gesamte Sichtweise des Lebens begann sich zu verändern. Viele meiner bevorzugten Glaubenssätze erwiesen sich als falsch. Einige meiner Ansichten ergaben keinen Sinn mehr, und an die Stelle meines früheren Wissens trat *Klarheit*. Zum Beispiel war ich immer der Meinung gewesen, jeder müsse seinen Teller unbedingt leer essen, weil es in China und Afrika Kinder gibt, die Hunger leiden. Plötzlich wurde mir klar, daß es diesen armen Kindern gar nichts nützt, wenn ich mich dazu zwinge, mich zu überfressen. Eine weitere meiner scheinbar felsenfesten Ansichten bestand in dem Glauben, ich müsse erst allen anderen gefallen, ehe ich mir selbst gefallen könne. Eines Tages ging mir dann auf, daß eines der wichtigsten Anliegen in meinem Leben ist, glücklich zu sein.

Heute kann ich mir kaum noch vorstellen, wie ich es schaffen konnte, bis zu meinem 38. Lebensjahr ohne Klarheit zu leben. Ich war der Überzeugung, es sei mir unmöglich, eine eigene Idee hervorzubringen oder zu einer eigenen Schlußfolgerung zu gelangen. Ich war mir sicher, kluge Ideen könne ich allenfalls irgendwo nachlesen oder von anderen sehr schlauen Menschen zu hören bekommen. Ich versuchte, Wissen anzuhäufen, zahlreiche professionelle Standpunkte zu sammeln und mir die Fakten und Zitate einzuprägen. Meine Vorträge und Artikel stützten sich auf Vorträge und Artikel anderer Leute. Meine Vorstellung von „Weisheit" und „Intelligenz" lautete: „so viele Informationshäppchen wie möglich im Kopf haben". Ich glaubte an das Klischee „Wissen ist Macht". Andererseits verstand ich nicht, weshalb meine Vorträge so schlecht besucht waren – egal, wieviel Mühe ich mir auch gab – und meine Artikel sogar mich selbst langweilten. Ich war entmutigt, verlor das Interesse und verzichtete für viele Jahre darauf zu schreiben und zu unterrichten.

Als ich erstmals einen flüchtigen Eindruck von Klarheit erlangte und beschloß, einige meiner Entdeckungen öffentlich zu machen, verblüffte es mich, daß ich auf so viel Beachtung stieß wie nie zuvor. Mit leuchtenden Augen verlangte mein Publikum nach mehr. Manche meiner Zuhörer und ich gelangten zu einer tiefen Inspiration, und ich verliebte mich richtig darin, Vorträge zu halten. Ich bin dankbar dafür, deutlich erkannt zu haben, daß *Wissen nie ein Ersatz für Klarheit sein kann*. Wissen, das ist noch nicht einmal Information. Wissen ist eine bestimmte Meinung.

Klarheit ist die Fähigkeit, die Ereignisse des Lebens so zu sehen, wie sie sind, ohne daß sie von Wissen verfälscht wurden. Nicht selten hindert uns ein Übermaß an Wissen daran, zu echter Klarheit zu gelangen. Ich bin froh, heute über ein hohes Maß an Klarheit zu verfügen. Ich muß mich, um in meinem Leben Entscheidungen treffen zu können, nicht auf Experten oder Autoritäten berufen. Ich weiß, was ich essen und trinken, wie ich schlafen, was ich anziehen und was ich lesen muß. Und ich kenne die Antwort auf die wichtigste Frage von allen: „Was will ich mit meinem Leben anfangen?"

Ich glaube, es bringt uns gar nichts, wenn andere Leute für uns sehen und denken, doch manchmal können ihre Ideen uns als Inspiration dienen. Einstein zum Beispiel erklärte der Welt: „Alles ist relativ." Wenn ich über seinen Ansatz nachdenke, erkenne ich ganz klar, daß meine eigene Perspektive der einzige Blick auf die Realität ist, dem ich vertrauen kann.

Oftmals verwechseln wir *Klarheit* mit „hochtrabenden Worten". Das muß ich erklären. Wenn ich mir zum Beispiel ein ganzes Anatomie-Lehrbuch einpräge und alles aus diesem Buch auswendig aufsagen kann, heißt das noch lange nicht, daß ich hinsichtlich der Funktionsweise des menschlichen Körpers über *Klarheit* verfüge. Die meisten von uns verfügen über eine Menge Wissen und sehr wenig *Klarheit*. Solange wir den Unterschied zwischen beidem nicht verstehen, ist uns Wissen lieber als Klarheit. Klarheit beginnt dort, wo wir genau auf die komplizierte Flut unserer Gefühle und Eindrücke achten, während wir das Erleben auf objektive Weise wahrnehmen, ohne uns hinter angenehmen Illusionen zu verstecken. Klarheit verleiht uns die Fähigkeit, sich auf optimale Weise mit dem Ursprung jedweder Situation auseinanderzusetzen.

Klarheit hilft uns dabei, die spirituelle Natur des Menschen zu erkennen. Wenn wir über Klarheit verfügen, können wir fühlen, daß wir eins sind mit allem, was lebt. Klarheit verhilft uns dazu, wahres Glück zu verspüren. Wenn wir wirklich glücklich sind, suchen wir nicht nach Vergnügen. Nur unglückliche Menschen sind auf Vergnügen aus. Glücklichsein ist ein Teil der Naturgesetze.

Um Klarheit zu erlangen, müssen Sie sich vermutlich dekonditionieren. Im Laufe unseres Lebens sammelt jeder von uns Konditionierungen an, die die Klarheit verschleiern. „Konditioniert zu sein" bedeutet „festgefahrene Meinungen zu haben, die in der Vergangenheit entstanden sind". „Sich selbst zu dekonditionieren" bedeutet, „bestimmte Themen und Auffassungen jedes Mal, wenn wir ihnen begegnen, mit neuen Augen zu betrachten". Anders ausgedrückt: „Frei von Konditionierungen sein" heißt „in der Gegenwart leben". Zum Beispiel: Wenn wir ins Gebirge umziehen, werden wir das wunderschöne Panorama zunächst bei jedem Anblick neu bestaunen. Nach einiger Zeit jedoch sehen wir die Berge nicht mehr. Wir sind darauf konditioniert zu wissen: sie sind da. Besuchern hingegen fallen die Berge auf, weil sie völlig neu, ohne jegliche Konditionierungen damit konfrontiert werden. Sie sagen dann zu uns: „Ihr lebt ja in einer herrlichen Gegend!" Wenn wir die Berge wieder wahrnehmen wollen, müssen wir sie jeden Tag mit neuen Augen betrachten.

Um sich von Konditionierungen freizumachen, bedarf es der Fähigkeit, bei sich so viele Konditionierungen wie möglich zu erkennen. Nachfolgende Beiträge aus meinem Workshop liefern Ihnen vielleicht ein paar Anregungen zum Erkennen verschiedener Konditionierungen.

- Ich dachte immer, Tiere verspüren keinen Schmerz.
- Ich hielt Versagen immer für etwas Schlechtes.
- Ich schämte mich dafür, arm zu sein.
- Ich schämte mich dafür, daß meine Eltern so viel Geld hatten.
- Ich dachte immer, Männer seien klüger als Frauen.
- Ich dachte immer, um dem Körper genügend Kalzium zuzuführen, müsse man täglich Milch trinken.
- Ich meinte, stets ans Telefon gehen zu müssen, wenn es klingelte.
- Ich dachte immer, man müsse viel essen, um groß und stark zu werden.
- Ich glaubte, um erfolgreich zu sein, müsse man Karriere machen.
- Ich war immer der Meinung, eine Frau gehöre in die Küche.
- Ich dachte immer, es sei die Aufgabe meines Lehrers, mich klug zu machen.
- Ich war der Ansicht, mit Geld würde ich glücklich werden.
- Ich war der Meinung, Kinder dürfe man sehen, aber nicht hören.
- Ich dachte immer, gute Noten stünden bei meiner Ausbildung an erster Stelle.
- Ich dachte immer, man müsse trinken, um gesellig zu werden.
- Ich meinte immer, wenn andere Leute traurig seien, bräuchten sie meinen Rat.

Beginnen wir, unsere Glaubenssätze zu hinterfragen, so stoßen wir womöglich auf Tausende von Gedanken, die unsere gegenwärtige Sichtweise des Lebens längst nicht mehr widerspiegeln. Dann erkennen wir vielleicht deutlich, wie diese Konditionierungen unser Leben geprägt und für Hilflosigkeit und Frustration gesorgt haben. Das Gute ist, daß wir gegen unsere Konditionierungen nicht ankämpfen, sondern sie nur klar erkennen müssen. Sobald wir auf eine irrige Vorstellung stoßen, wird sie sich auflösen, um Platz zu machen für Klarheit. Klarheit ist unsere wertvolle Gabe, die Realität so zu sehen, wie sie ist, bar jeglicher Verzerrungen.

Schritt 11

Seine spirituelle Bestimmung suchen

*Auf dieser Welt gibt es mehr Hunger nach Liebe und Anerkennung
als nach Brot.*

Mutter Teresa

Wir alle sind spirituelle Wesen. Ich weiß das, weil ich immer, wenn ich einer anderen Person in die Augen blicke, eine spirituelle Verbindung spüre. Doch nicht nur von Menschen scheint diese unerklärliche und unermeßliche Energie auszugehen, auch bei Tieren und Pflanzen können wir diese tiefen Schwingungen spüren. Haben Sie zum Beispiel schon einmal gesehen, wie sich ein Grashalm seinen Weg durch eine dicke Erd-, Lehm- oder Felsenschicht bahnt? Es ist kaum zu glauben, daß eine so zarte Pflanze scheinbar festen Grund durchdringen kann. Die einzige Erklärung, die mir für dieses Phänomen einfällt, ist die unsichtbare, aber mächtige Energie, die aus dem Sproß entspringt und darum bemüht ist, allen Hindernissen trotzend zu überleben.

Alles, was lebt, ist miteinander verbunden, und wir verständigen uns mit Hilfe verschiedener Energien und Schwingungen. Denken Sie an die Kanada-Gans, die in der Lage ist, große Strecken zurückzulegen und auf unfehlbare Weise ganz bestimmte Seen zu finden. Mich fasziniert ihre beeindruckende Fähigkeit, ohne Kompaß oder sonstige Instrumente auf dem richtigen Weg zu bleiben, nur aufgrund ihres unerklärlichen Instinkts. Ein weiteres Beispiel stützt sich auf meine Begegnung mit Hunden. Hunde spüren stets instinktiv, ob ich Angst vor ihnen habe. Es gelingt ihnen, mir zu signalisieren, wie sie gelaunt sind, damit ich erkenne, daß sie all meine Emotionen wahrnehmen. Einige Male hatte ich auch eindrucksvolle Erlebnisse mit Katzen. Für mich sind Katzen kleine Tiere, denen man sich ziemlich gefahrlos nähern kann, aber es kommt auch vor, daß eine Katze, noch ehe ich beschlossen habe, die Hand auszustrecken und sie zu streicheln, mir einen Energiestrahl schickt, der mich dazu ermahnt, es lieber bleiben zu lassen – ohne daß die Katze einen Buckel macht oder faucht. Ich führe diese Beispiele an, um zu verdeutlichen, daß jeder von uns jederzeit mit Energien zu tun hat, die zwar nicht sichtbar, aber dennoch äußerst kraftvoll sind.

Warum verfügen wir über diese gewaltigen Energien? Ich glaube, uns wurden diese Kräfte verliehen, um damit einer größeren Sache dienen oder eine Mission erfüllen zu können. Ich denke, jeder Mensch hat seine spezielle Mission im Leben. Ich glaube auch, daß die Erfüllung dieser Mission für jede Person der wichtigste Lebenszweck ist, denn nur so kann sie dem Rest der Menschheit auf bestmögliche Weise dienen. Menschen, denen dies gelingt, gehen als die begabtesten Führer auf ihrem Gebiet in die Geschichte ein.

Wie können wir feststellen, worin unsere Mission besteht? Ich glaube, wir können es an unseren speziellen Begabungen und Talenten ablesen. Jeder Mensch hat ein ganz bestimmtes Talent. Seit mehr als zwanzig Jahren arbeite ich als Vorgesetzte oder Betriebsleiterin in verschiedenen Firmen und habe festgestellt, daß all meine Beschäftigten die eine oder andere Begabung vorweisen können. Ich habe mit Dutzenden von Menschen gearbeitet und bin nie einer Person begegnet, die überhaupt kein Talent gehabt hätte. Wenn ich die Leute näher kennenlerne, stelle ich normalerweise fest, daß sie über mehr Begabungen verfügen als vermutet. Wir haben definitiv verschiedene Begabungen und unterschiedliche Missionen im Leben.

Mein Ehemann zum Beispiel liebt es, Massagen zu verabreichen. Er hat in seinem Transporter immer mehrere Massagetische dabei. Igor ist es egal, ob man ihn bezahlt. Massage ist seine Leidenschaft. Jeden Tag hält er Ausschau nach jemandem, den er durchkneten kann. Wenn Igor und ich zusammen an einem Projekt arbeiten, bietet er mir mehrmals täglich eine Massage an. Bin ich einverstanden, massiert er mich so lange, bis ich ihn darum bitte aufzuhören, und dann bedauert er, daß es schon vorbei ist. Igor kann stundenlang davon erzählen, wieviel Spaß es ihm macht, Menschen zu berühren und ihre Energie zu spüren. Interessant ist auch, daß er nicht jeden massieren kann, sondern nur bestimmte Menschen, zu denen er eine Verbindung spürt. Deshalb macht er Massieren auch nicht zu seinem Beruf. Die Massagesitzungen, die er mit den Leuten abhält, sind derart unvorstellbar, daß mein Mann von Legenden begleitet wird, wohin auch immer er geht. Nachdem er mich massiert hat, versuche ich manchmal, ihm ebenfalls eine Massage zu verabreichen, doch bei mir klappt es normalerweise nicht. Einmal habe ich ernsthaft versucht, das Massieren zu erlernen – schließlich lebe ich mit einem großen Meister der Massage zusammen –, doch mir fehlt es an Kraft, und schon noch ein paar Minuten fühle ich mich müde und gelangweilt. So sehr ich seine Begabung auch schätze – mir selbst macht es überhaupt keinen Spaß, andere Leute zu massieren. Ich würde es nicht einmal für viel Geld tun.

Meine Leidenschaft ist es, aufrichtige Gespräche mit anderen Menschen zu führen. Wenn ich einer anderen Person zuhöre, vergesse ich sowohl die Zeit als auch Essen und Schlafen. Igor rühmt meine Geduld mit anderen Menschen, während sie mir selbst gar nicht auffällt. Nicht für alles Geld der Welt, sagt er, könnte er sich „stundenlang immer wieder die gleichen Geschichten anhören". Wir leben schon seit vielen Jahren zusammen, wir haben eine Menge gemeinsam, und trotzdem geht jeder mit seiner ganzen speziellen Passion durchs Leben.

Zum Glück haben sowohl mein Mann als auch ich eine Möglichkeit gefunden, unsere Leidenschaften für andere nutzbar zu machen. Es dauerte viele Jahre, bis wir begriffen, daß es uns wichtiger ist, das zu tun, was uns gefällt, als viel Geld zu verdienen. Wir mußten lernen, mit wenig Geld auszukommen, doch die Freude, die uns daraus erwächst zu tun, was uns Spaß macht, bedeutet uns weit mehr als Geld.

Manchmal lese ich in der Zeitung von Menschen, denen ihre Arbeit keinen Spaß macht. Sie leiden darunter, zählen die Stunden und Minuten bis zur Mittagspause, bis zur Brotzeit oder bis zum Ende des Arbeitstages. Ihr ganzes Leben lang warten sie nur, warten auf das *Ende*. Warum können wir nicht das tun, was uns gefällt? Warum sollten wir kein angenehmeres Leben führen? Zu diesen Fragen fallen mir zwei hauptsächliche Antworten ein:

1. Die Menschen wissen nicht, welche Tätigkeiten ihnen Spaß machen.
2. Die Menschen halten die Leidenschaften ihres Lebens für unwichtig.

In beiden Fällen üben Menschen oft Berufe aus, die ihnen keinen Spaß machen, und hoffen, sich wenigstens im Rentenalter ihren Passionen widmen zu können. Oder sie tun zwar etwas, das ihnen Spaß macht, setzen ihre Talente jedoch für destruktive statt für kreative Prozesse ein.

Zum Beispiel habe ich einen Freund, der ein sehr guter Verkäufer ist. Er behauptet, er könne sogar Eis an Eskimos verkaufen. Offenbar ist er sehr talentiert, wenn es darum geht, andere zum Kauf von Dingen zu bewegen, die sie gar nicht brauchen. Ich sagte ihm, er würde einen guten Lehrer oder Motivationstrainer abgeben, da er Leute zu schönen und kreativen Tätigkeiten inspirieren könne. Als er das hörte, begann er zu weinen und sagte mir, er träume heimlich davon, Lehrer zu sein, fürchte sich aber vor der Armut.

Eine Freundin von mir ist eine begabte Künstlerin. Ihre Gemälde sind einzigartig, wunderschön und zu Herzen gehend. Trotzdem hat sie seit vielen Jahren kein Bild mehr gemalt, da es für sie finanziell einträglicher ist, geschäftliche Werbeanzeigen zu gestalten.

Wenn ich Menschen sehe, die sich an destruktiven Unternehmungen und Aktivitäten beteiligen, z.B. Produkte herstellen, die der Umwelt schaden, Chemikalien auf Felder schütten, in Vergnügungsparks Zuckerwatte verteilen, zweitklassige Filme drehen und einer Vielzahl weiterer gewissenloser und schädlicher Tätigkeiten nachgehen, wird mir klar, daß diese Leute nicht begreifen, wie wichtig es ist, der eigenen Mission zu folgen. Wenn ein einziger Grashalm über die Kraft verfügt, den Erdboden zu durchbrechen, kann man sich dann nicht vorstellen, wie viel potentielle Kraft in menschlicher Energie steckt, wenn sie mit Leidenschaft umgesetzt wird?

Wie viele Menschen können Sie aufzählen, die die gesamte Welt auf nachhaltige Weise zum Positiven verändert haben? Zum Beispiel Martin Luther King jr., Mahatma Gandhi, Byron Katie, Jiddu Krishnamurti, Leo Tolstoi, Mutter Teresa, Eckhart Tolle, Paul McCartney usw. All diese Menschen sind mit Leidenschaft ihrer Lebensaufgabe gefolgt. Ich glaube, jeder von uns kann jederzeit mit seiner Lebensmission beginnen und dadurch die Welt auf wundervolle Weise verändern.

Da wir spirituelle Wesen sind, ist unsere spirituelle Mission für unsere Spiritualität wichtiger als für den Gelderwerb zu anderen als spirituellen Zwecken. Wenn wir nicht unsere wahren Ziele verfolgen, kommt es zu einer Art spirituellem Leiden, das wir als Langeweile und Leere wahrnehmen. Schon von Kind auf langweilen sich viele von uns gelegentlich. Das passiert oft dann, wenn wir dazu gezwungen sind, Dinge zu tun, die uns nicht gefallen, oder wenn wir nicht das tun können, wofür wir uns begeistern. Es gibt einen großen Unterschied zwischen angenehmen Tätigkeiten wie Fernsehen oder dem Besuch von Vergnügungsparks einerseits und Dingen, die uns dabei helfen, uns spirituell weiterzuentwickeln, wie z.B. die kreative Arbeit an Projekten, für die wir das geeignete Talent mitbringen. Wenn wir uns einen Film angesehen haben, fühlen wir uns anschließend oft ausgelaugt und noch gelangweilter als vorher, während wir uns nach einer kreativen Betätigung stets erfüllt, inspiriert und bereichert fühlen. Wir suchen nach Mitteln, die uns eine Auszeit vom Gefühl der Sinnlosigkeit und Leere geben können. Da wir jahrelang von unserer Lebensmission getrennt waren, hat sich reichlich spiritueller Schmerz angesammelt. Manchmal überkommt uns das Gefühl von Verlorensein, Einsamkeit, Lebensüberdruß oder Sinnlosigkeit. Oft suchen wir die Ursache für diesen Schmerz in Alltagsproblemen wie Vereinsamung, Beziehungsstreß, Schulden, Krankheiten und dergleichen. Spiritueller Schmerz kann schlimmer sein als körperlicher Schmerz und unerträglich werden. Die meisten Selbstmorde sind nicht die Folge körperlicher, sondern spiritueller Pein. Allein in Amerika greifen 28 Millionen Menschen zu Antidepressiva, nur um ihren Alltag bewältigen zu können.[1] Dennoch ist es das Geburtsrecht eines jeden, glücklich zu sein.

Ich schlage Ihnen vor, auf die Gefühle zu achten, die Sie beim Ausführen verschiedener Tätigkeiten haben, und sich im Leben von Ihren Leidenschaften führen zu lassen. Können Sie sich zum Beispiel an eine Situation erinnern, in der Sie eine Tätigkeit als so angenehm empfanden, daß Sie die Zeit vergaßen, nicht mehr ans Mittagessen dachten und es Ihnen egal war, was andere von Ihnen dachten? Vermutlich war dies eine Tätigkeit, die Ihnen einen Eindruck davon vermitteln kann, welcher Sache Sie in Ihrem Leben mehr Zeit widmen sollten. Das spirituelle Erwachen zieht sich wie ein roter Faden durch sämtliche existierenden 12-Schritte-Programme. Der Verzicht auf gekochte Nahrung bildet da keine Ausnahme. Wenn Sie keine Kochkost mehr zu sich nehmen, aber weiterhin unter Einsamkeit und Langeweile leiden, dann haben Sie nicht geschafft, den spirituellen Schmerz zu überwinden, und aus Ihrer Unfähigkeit heraus, der Leere ins Gesicht zu schauen, finden Sie vielleicht eine neue Abhängigkeit, die an die Stelle der bisherigen tritt, etwa Einkaufen, Glücksspiele, Fernsehen, Sich-Überarbeiten usw. Aus diesem Grund habe ich mehrere Schritte dieses Programms dem spirituellen Erwachen gewidmet.

Schritt 12

Andere unterstützen

Die beste Methode, Gott für sein Augenlicht zu danken, besteht darin,
denen die Hand zu reichen, die im Dunkeln sind.

Helen Keller

Nur selten erinnern wir uns an unsere erste Begegnung mit Rohkosternährung, etwa wie einer unserer Freunde uns über seine spezielle Lebensführung aufklärte. Vielleicht hat diese Person uns so sehr inspiriert, daß wir daraufhin den Vortrag eines bekannten Rohkostlehrers besucht oder uns ein Buch ausgeliehen haben, das aus der Feder eines renommierten Rohköstlers stammt. Später denken wir so gut wie nie mehr daran, wem wir an erster Stelle zu Dank verpflichtet sind. Nehmen Sie sich einen Moment Zeit und versuchen Sie sich daran zu erinnern, welche Person es war, die Ihnen zum ersten Mal im Leben etwas über Rohkost erzählte. Seien Sie dieser Person dankbar, denn wenn sie nicht gewesen wäre, hätten Sie nie einen Vortrag besucht oder Ihr erstes Buch zum Thema gelesen. Meine erste persönliche Begegnung mit Rohkost fand statt, als ich am Bankschalter in der Warteschlange stand – es war Elizabeth, von der ich nicht einmal den Nachnamen kenne. Ganz besonders danken möchte ich auch all den „Leuten der ersten Stunde", die überall auf der Welt Pionierarbeit leisten, ohne je erwähnt, belohnt oder bezahlt zu werden. Ich möchte diesen Menschen mein höchstes Lob für ihr Einfühlungsvermögen in andere zollen. Immer wieder beantworten sie geduldig dieselben Fragen: „Wie kommen Sie denn an Ihr Eiweiß?" Oder: „Sie essen also rohes Fleisch?" Oder „Haben Sie etwa nie Bock auf Pizza?" Ich verdiene mein Geld mit Büchern und Kursen zum Thema Rohkost, und ich weiß genau, daß ich ohne das herzerwärmende Netzwerk, das diese Enthusiasten aufgebaut haben, nicht einmal Zuhörer hätte.

Jetzt haben *Sie* die Chance, unterstützend tätig zu werden. Jetzt ist es an Ihnen, geduldig zu sein und einfühlsam auf andere Menschen einzugehen. Ich möchte klarstellen, daß ich Sie keineswegs nun dazu ermutigen will, jeden auf der Straße mit den Grundbegriffen der Rohkosternährung zu überfallen. Wenn ich sage, Sie sollten „unterstützend tätig" werden, meine ich nicht, Sie müßten großartig Reparaturarbeiten für andere leisten, sondern „Samen auf fruchtbares Land werfen", d.h. denen zu helfen, die bereits auf dem Weg zu einer natürlichen Lebensführung sind. Manchmal kommt es vor, daß Leute, nachdem sie einen Vortrag über die Vorzüge von Rohkost besucht haben, verzweifelt versuchen, kranke Menschen – vor allem Krebspatienten – zu dieser Ernährungsweise zu bekehren. Sie rufen mich an und bitten mich: „Sie müssen mit dieser Person sprechen. Sie hat Krebs!" Sie gehen davon aus, daß schwerkranke Menschen stets zu einer Veränderung bereit sein müßten. Meine persönlichen Beobachtungen zeigen mir jedoch, daß genau das Gegenteil der Fall ist. Menschen, die sich nicht schon vor ihrer schweren Erkrankung um eine gesündere Lebensweise bemüht haben, werden voraussichtlich keine Veränderung vornehmen, solange sie unter ärztlicher Beobachtung stehen. Ich empfehle Ihnen daher, lieber den Menschen Beistand zu leisten, die bereits gewillt sind, ihre Lebensweise zu ändern.

Es gibt keine bessere Methode, anderen Menschen den Gedanken an eine Rohkosternährung nahezubringen (Samen auszuwerfen), als ihnen leckere Rohkostspeisen anzubieten. Denken Sie zurück an das erste Rohkostgericht, von dem Sie begeistert waren. Wissen Sie noch, wie Sie überlegten, ob es sich nicht lohnen würde, sich grundsätzlich so zu ernähren? War diese Erfahrung wichtig für Sie? Schmackhafte Rohkost scheint im Leben vieler Menschen einen Wendepunkt zu markieren. Der Weg zum Herzen führt vielleicht ja doch über den Magen.

Andere unterstützen – dieser Schritt handelt davon, wie Sie sich selbst helfen können, indem Sie stützend für andere wirken. Dieser Schritt bringt Sie in mehrfacher Hinsicht voran. Zunächst einmal räumen Sie Ihrem Lebensstil einen höheren Stellenwert ein und können ihn mit gleichgesinnten Freunden immer aufs Neue stabilisieren. Zum anderen lernt man stets am besten, indem man andere unterrichtet. Wenn es auf unserem Planeten mehr Rohköstler gibt, könnte er vielleicht zu einer anderen Welt werden – nicht nur für die anderen, sondern auch für Sie selbst. Vielleicht würde es Ihnen ja gefallen, wenn Sie überall die Möglichkeit hätten, in ein Rohkostrestaurant zu gehen?

Sich im Flugzeug ein Rohkostgericht zu bestellen? Ihrem Kind einen Euro für ein Rohkost-Mittagessen in der Schule mitzugeben? Werbespots zu sehen, in denen es nicht heißt „Das ist vielleicht ‚ne Wurst!'", sondern „Was für ein Bananeneis!" Stellen Sie sich vor, Sie würden sich nie mehr komisch dabei vorkommen, anderen zu erklären, was Rohkost ist, egal wo. Wenn in jedem Büro statt einer Kaffeemaschine ein Entsafter stünde und es in jedem Mini-Markt abgepackte Sprossen zu kaufen gäbe ... klingt irgendwie phantastisch, doch wir selbst sind es, die daraus Wirklichkeit werden lassen können.

Eine weitere wichtige Methode, Rohkost-Neulinge zu supporten, wäre, schmackhafte Gerichte für Rohkost-Potlucks zuzubereiten. Mit Hilfe solcher Potlucks können Sie viele Menschen mit schmackhaften Rohkostspeisen vertraut machen und andere buchstäblich dahingehend beeinflussen, lebensverändernde Maßnahmen einzuleiten. Auch wenn Sie sich inzwischen sehr schlicht ernähren, sollten Sie zu einem Potluck nicht bloß eine Handvoll Kohlblätter mitbringen. Ich empfehle Ihnen, 10 bis 15 Euro mehr auszugeben, sich ein wenig Zeit zu nehmen und ein ansprechendes und leckeres Gericht zuzubereiten. Ich erinnere mich an einen der ersten Rohkost-Potlucks in meinem Leben, zu dem die Besucher nur einfache Salate und Schüsseln mit ganzen Früchten anschleppten. Noch mit das ausgefallenste Gericht waren Bananenscheibchen, in denen Zahnstocher steckten. Einige kamen zum ersten Mal, und sie waren natürlich neugierig auf Rohkost, aber als ich ihre enttäuschten Gesichter sah, konnte ich nur noch mit ihnen leiden. Seitdem versuche ich, zu jedem Potluck, den ich besuche, zwei oder drei weniger alltägliche Gerichte beizusteuern.

Denken Sie an den Rohkost-Lehrer, der Sie in ihrem Leben am meisten beeindruckt hat. Was war so Besonderes an ihm? War er oder sie ein mitreißender Redner? Hatten Sie das Gefühl, dieser Lehrer ist ein Freund, dem Sie vertrauen können? Denken Sie an diesen Lehrer oder diese Lehrerin – die Person, die Ihr Herz berührte – einen Moment lang in Dankbarkeit zurück.

Nun ist es vielleicht *Ihre* Aufgabe, Lehrer oder Lehrerin zu werden. Ich kenne viele Rohköstler, die sagen, sie würden gerne Unterricht geben. Ich glaube, daß in jedem Menschen auf dieser Welt ein Lehrer steckt, sofern er das, was er liebt, von Herzen gern tut. Dann braucht er nicht einmal für seine Sache zu werben – denn diejenigen, die bereit sind, folgen ihm sowieso auf seinem Pfad. Wenn Sie Unterricht geben, achten Sie stets darauf, Ihren Zuhörern nicht etwa Angst zu machen, sondern sie zu inspirieren, denn Angst ist eine zerstörerische Emotion. Aus eigener Beobachtung weiß ich, daß Menschen, die sich nur aus Angst auf eine Ernährungsweise einlassen, oft schon nach ein paar Tagen wieder damit aufhören.

Ich dachte immer, Lehren bedeute weitgehend, mit gutem Beispiel voranzugehen – heute weiß ich, es bedeutet *ausschließlich*, mit gutem Beispiel voranzugehen. Ich möchte Sie dazu ermuntern, zum lebenden Beispiel zu werden und es auch zu bleiben. Wie viele Menschen, glauben Sie, können Sie allein dadurch inspirieren, daß Sie sich selbst gesund ernähren? Denken Sie an all die Personen, mit denen Sie täglich in Kontakt kommen: Nachbarn, Verwandte, Arbeitskollegen und alle, die darauf aufmerksam werden, wenn Sie gesunde Nahrungsmittel kaufen und essen. Der Kassierer im Geschäft um die Ecke fragt Sie vielleicht: „Haben Sie etwa ein Pferd?", und Sie antworten: „Nein, einen Entsafter." Der Kassierer überlegt: „Vielleicht sollte ich mir auch einen zulegen." Selbst die anderen Einkäufer suchen vielleicht rasch noch mal die Obst- und Gemüseabteilung auf, um sich einen weiteren Kopf Romana-Salat zu holen, wenn ihr Blick auf Ihren grün-violett-rot-leuchtenden Einkaufswagen fällt. Wenn Ihre Kinder in der Schule dem Lehrer erzählen: „In unserer Familie essen wir täglich Salat" – wer weiß, ob sie den Lehrer damit nicht zu irgend etwas anregen? Wenn Ihre Nachbarn Sie ständig zum Grillen einladen und Sie jedesmal mit Tofu-Wurst und einer Rohkosttorte dort aufkreuzen, wäre es ja durchaus möglich, daß die ihren Speisezettel selbsttätig um einige Zeilen Frischkost erweitern.

Vielleicht essen Ihre Arbeitskollegen mittags Fast-Food. Der Anblick der appetitlich aussehenden Rohkost-Snacks, die Sie sich mitgebracht haben, wird ihnen trotzdem nicht verborgen bleiben, und vor allem wird ihnen auffallen, während sie sich selbst müde und schläfrig fühlen, wie frisch Sie nach jeder Mittagspause aussehen. Jeder stellt unterbewußt eine Verbindung zwischen gesunder Gesichtsfarbe und gesunder Ernährung her. Ihr Beispiel ermutigt die anderen dazu, ebenfalls eine gesündere Nahrungswahl zu treffen.

Am schwierigsten könnte es mit Ihren Angehörigen werden. Die zieren sich nicht, Ihnen ihre Meinung zu sagen. Lassen Sie sich bitte trotzdem nicht so leicht entmutigen. Es mag sein, daß Sie sich mit ihnen am längsten herumärgern müssen. Gleichzeitig aber wird man stolz auf Sie sein und Sie vielleicht sogar um Rat bitten, vor allem wenn deutlich wird, wie viel Ausdauer Sie aufbringen. Ich weiß noch, wie mein Vater jedesmal zornige Anklagen und Kritik gegen meine Ernährungsweise von sich gab, wenn ich irgend etwas zum Thema Rohkost sagte. Später war ich sehr überrascht, als meine Tante mir erzählte, mein Vater habe sie gleich nach unserer Diskussion angerufen und ihr anvertraut, er ernähre sich zu 50 Prozent von Rohkost und sei sehr stolz auf seine Tochter. Ein anderer meiner Verwandten verzieht jedesmal, wenn ich über die Vorzüge von Rohkost spreche, sein Gesicht auf so angewiderte Weise, daß ich mir irgendwie verhöhnt vorkomme. Etwas später berichtet mir dann seine Frau, er habe sich zum Mittagessen rohen Salat gewünscht. Die anfangs negativen Reaktionen Ihrer Angehörigen sind oft nichts weiter als der Versuch, sich selbst vor dem Unbekannten zu schützen. Wie Sie aus Schritt 4 wissen, sollten Sie lieber versuchen, ein positives Beispiel zu verkörpern, als andere bekehren zu wollen.

Wenn Sie zum lebendigen Beispiel für einen Rohkost-Lebensstil werden, können Sie buchstäblich Tausende von Menschen beeinflussen. Denken Sie nur an mich: Was wäre gewesen, wenn ich nicht Rohköstlerin geworden wäre? Was wäre mit all meinen späteren Schülern? Viele meiner Ex-Schüler verdienen heute ihr Geld mit Kursen zum Thema Rohkost. Man weiß nie, wann die Saat, die man ausgeworfen hat, zu keimen, zu sprießen und schließlich zu erblühen beginnt, um Inspiration für andere zu sein. Wie viele Menschen kann man in seinem Leben direkt oder indirekt beeinflussen? Ich glaube, letztendlich doch wohl alle auf der Welt. *Ist das nicht den Versuch wert?*

Teil 4

Rezepte

Grüne Smoothies der Rohkost-Familie

Hier folgen zunächst fünf Rezepte für Grüne Smoothies. Es sind lediglich Grundideen für Ihre grünen Kreationen. Fühlen Sie sich so frei, die Zutaten aus Grünem und Obst nach eigenen Vorlieben zu ersetzen. Viel Spaß!

Apfel-Grünkohl-Zitrone

4 Äpfel
½ Zitrone (nur Saft)
5 Grünkohlblätter (entfernen Sie die weißen Stile für besseren Geschmack)
2 Tassen Wasser

Pfirsich-Spinat

6 Pfirsiche
2 Handvoll Spinatblätter
2 Tassen Wasser

Mango-Wildkräuter

2 Mangos
1 Handvoll eßbarer Wildkräuter, z.B. Weißer Gänsefuß, Brennesseln, Portulak etc.
2 Tassen Wasser

Erdbeeren-Banane-Romana-Salat

1 Tasse Erdbeeren
2 Bananen
½ Bund Romana-Salat oder 6-7 große Blätter
2 Tassen Wasser

Birne-Mangold-Minze

4 reife Birnen
5 Blätter Mangold
½ Bund Minze
2 Tassen Wasser

Jedes dieser Rezepte ergibt 3 Tassen Grüne Smoothies.

Grüne Raw Family-Suppe*

1 große Handvoll Grünes (Grünkohl, Mangold oder anderes)
1 Paprika mit Samen (oder 2 Tomaten oder 1 Gurke)
Saft von 2 oder 3 Zitronen
½ große (oder eine ganze kleine) Avocado
Fügen Sie Wasser nach Bedarf hinzu und mixen Sie bis zur gewünschten Konsistenz. Wir mögen diese Suppe mit Rotalgen-Blättern, geriebener Möhre oder Sprossen.
Ergibt 3-4 Portionen.

Valyas erstaunliche, großartige, außergewöhnliche, hervorragende Grüne Spinat-Suppe

3 kleine Avocados (oder eine besonders große)
2 rote Paprika
½ Bund Koriander
½ Bund Spinat
2 kleine Zitronen (geschält, ohne Kerne)
2 Tassen reines Wasser
1 kleine Chilischote
½ Teelöffel Keltisches Meersalz (optional)
Geben Sie alle Zutaten in einen Mixer, und mixen Sie stark auf höchster Stufe. Sobald die Zutaten gut gemischt sind, geben Sie die Suppe in eine große Schüssel. Fügen Sie dünn geschnittenen Weiß- oder Rotkohl sowie die Rotalgen-Blätter oder -Flocken hinzu.
Ergibt 6 Portionen.

Echter Russischer Borschtsch

Mischen Sie diese Zutaten gut in einem Mixer:
2 Tassen Wasser
3 Rote Beete-Knollen
1 kleine Ingwerwurzel (zunächst kleinschneiden)
1-2 große Knoblauchzehen
5-6 Lorbeerblätter
Geben Sie die Mischung in eine große Schüssel.
Mixen Sie die folgenden Zutaten kurz (ca. 30 Sekunden):
2 Tassen Wasser

---

* Die Boutenkos sind in den USA als „Raw Family" (deutsch: Rohkost-Familie) bekannt.

2 Möhren
2 Stengel Staudensellerie
2 Teelöffel Apfelessig
3-4 Orangen, geschält und entkernt (die Kerne ergeben einen sehr
  bitteren Geschmack)
1 Teelöffel roher Agavennektar
½ Tasse Olivenöl
Keltisches Meersalz nach Geschmack (optional)

Fügen Sie ½ Tasse Walnüsse hinzu, und mixen Sie sehr schnell bei niedriger Geschwindigkeit, so daß die Nüsse in kleine Stücke zerkleinert werden, aber nicht zu Mus werden. Geben Sie die Mischung in dieselbe Schüssel und rühren Sie um.

Würfeln oder reiben Sie:

¼ Kopf Weißkohl
1-2 Möhren
1 Bund Petersilie

Fügen Sie die geriebenen Zutaten zu der gemixten Mischung. Rühren Sie gründlich um und servieren Sie.

Ergibt 7-10 Portionen

Grundrezept für Fischsuppe

Mixen Sie 1 Tasse Cashew-Kerne oder Walnüsse mit 1 Tasse Wasser, bis es sämig ist.

Fügen Sie Folgendes hinzu, und mixen Sie es gründlich:

1 Tasse Wasser
¼ Tasse Olivenöl
2-3 entsteinte Datteln
1 Tasse kleingeschnittenen Sellerie
Chilis je nach Geschmack
1-2 Knoblauchzehen
Keltisches Meersalz nach Geschmack (optional)

Nun haben Sie eine einfache Fischsuppe. Wählen Sie den Geschmack:

Für Muschelsuppengeschmack fügen Sie Rotalgen-Flocken hinzu

Für Broccoligeschmack: kleingeschnittenen Broccoli

Für Pilzgeschmack: Ihre Lieblingspilze, trocken oder frisch

Für Tomatengeschmack: kleingeschnittene Tomate

Für Möhrengeschmack: zerriebene Möhren

Für Maisgeschmack: schneiden Sie Mais aus dem Kolben oder verwenden Sie gefrorenen Mais
Für Erbsengeschmack: frische oder gefrorene Erbsen
Ihre eigene Kreation ... Streuen Sie vor dem Servieren getrocknete Petersilie über die Suppe
Ergibt 5 Portionen.

Chili

Mischen Sie die folgenden Zutaten in einem Mixer:
1 Tasse Wasser
2 Tassen frische, zerkleinerte Tomaten
½ Tasse Datteln oder Rosinen
1 Tasse sonnengetrocknete Tomaten
1 Tasse getrocknete Pilze (optional)
1 Tasse kleingeschnittenen Sellerie
2 Teelöffel Olivenöl
Keltisches Meersalz je nach Geschmack (optional)
1-2 Teelöffel Spaghetti-Gewürz
1-2 Teelöffel Zitronen- oder Limonensaft
Chilis je nach Geschmack (optional)
2 Knoblauchzehen
1 Bund Basilikum

Fügen Sie nach dem Mixen ein halbes Pfund Bohnen-, Erbsen- oder Linsensprossen hinzu, das nicht gemixt wird! Streuen Sie vor dem Servieren getrocknete Petersilie über das Gericht.
Ergibt 5-7 Portionen.

Gazpacho

Mischen Sie die folgenden Zutaten in einem Mixer, bis sie sämig sind:
½ Tasse Wasser
2 Teelöffel Olivenöl
5 große reife Tomaten
2 Knoblauchzehen oder scharfen Pfeffer je nach Geschmack
5-7 entsteinte Datteln (Rosinen gehen auch)
¼ Tasse Zitronensaft
½ Teelöffel Keltisches Meersalz (optional)
1 Bund frisches Basilikum
Nun haben Sie die Gazpacho-Flüssigkeit.

Würfeln Sie die folgenden Gemüse:

1 große Avocado
1 mittlere Paprika
5 Stengel Staudensellerie

1 kleine Zwiebel (optional)

Vermischen Sie alle Zutaten in einer Schüssel, und streuen Sie kleinge-schnittene Petersilie darüber.

Ergibt 4-5 Portionen.

Ich kann nicht glauben, daß es bloß Kohl ist

Mixen Sie:

1 Kopf Weißkohl
2 Teelöffel Olivenöl
1 Teelöffel Salz
1 ausgedrückte Zitrone (optional)
1 Teelöffel Nährhefe (optional)

Vermischen Sie alle Zutaten in einer Schüssel, und dekorieren Sie das Gericht mit Ihrem Lieblingskraut.

Ergibt 5 Portionen.

Igors Cracker

Mahlen Sie 2 Tassen Leinsamen im trockenen Vita-Mix-Behälter.

Mixen Sie:

1 Tasse Wasser
3 große kleingeschnittene Möhren
3 kleingeschnittene Stengel Staudensellerie
4 mittelgroße Knoblauchzehen
2 Tomaten (optional)
1 Teelöffel Kümmelkörner
1 Teelöffel Koriandersamen
1 Teelöffel Keltisches Meersalz (optional)

Vermengen Sie in einer großen Schüssel den gemahlenen Leinsamen von Hand mit der obigen Masse. Bedecken Sie den Teig mit einem Seih- oder Küchentuch, und lassen Sie die Schüssel über Nacht bei warmer Raum-temperatur leicht gären.

Bedecken Sie die Dehydrator-Einschübe mit Paraflexx-Einlegebögen und streichen Sie den Teig mit einem Küchenspatel auf. Unterteilen Sie ihn in Stücke beliebiger Größe.

So lange dehydrieren, bis der Teig trocken, aber nicht knusprig ist, wenn Sie möchten, daß es wie Brot schmeckt. Wenn Sie knusprige Cracker wünschen, trocknen Sie entsprechend länger. Die Cracker halten sich ein paar Monate lang.
Ergibt 25-32 Cracker oder Brote.

Lebendige Garten-Burger

Mahlen Sie 1 Pfund Ihrer Lieblingsnüsse oder -samen in einer Küchenmaschine. Geben Sie die gemahlenen Nüsse oder Samen in eine Schüssel. Vermengen Sie dann die folgenden Zutaten, und mahlen Sie sie in einer Küchenmaschine:

1 Pfund Möhren (oder Möhrenpulpe, die nach dem Entsaften von Möhren übriggeblieben ist)
1 mittlere Zwiebel
1 Teelöffel Süßmittel (roher Agavennektar, Datteln oder Rosinen)
1 Teelöffel Öl
1-2 Teelöffel Geflügelwürze (oder anderes Kräutergewürz)
Keltisches Meersalz je nach Geschmack (optional)

Wenn die Masse nicht fest genug ist, fügen Sie ein oder zwei der folgenden Verdickungsmittel hinzu: getrockneter Dill, getrockneter Knoblauch, getrocknete Zwiebel, getrocknete Petersilie, gemahlenen Leinsamen.
Formen Sie aus der Masse Kugeln, Frikadellen oder Filets, und bestreuen Sie sie vor dem Servieren mit Paprika.
Anmerkung: Um „Fisch-Burger" daraus zu machen, fügen Sie der Mischung Algen (Rotalge, Kelp oder andere) zu.
Ergibt 10 Portionen.

Lebendige Burger, fettarme Variante

Mahlen Sie 1 Pfund Sonnenblumenkerne in einer Küchenmaschine. Vermengen Sie die gemahlenen Sonnenblumenkerne in einer großen Schüssel von Hand mit den folgenden Zutaten:

2 Pfund Möhrenpulpe (vom Entsaften oder zerrieben und ausgepreßt)
2 Pfund Selleriepulpe (vom Entsaften oder zerrieben und ausgepreßt)
1 mittlere Zwiebel, zerrieben und ausgepreßt
2 Teelöffel Süßmittel (roher Agavennektar, sehr reife Bananen oder

Rosinen, mit ein bißchen Wasser zur Konsistenz von Marmelade
gemixt)
Saft von 3 Zitronen
3 Teelöffel Olivenöl
1-2 Chilis oder anderes Gewürz je nach Geschmack
1 Teelöffel Geflügelgewürz
½ Teelöffel Keltisches Meersalz (optional)

Vermischen Sie alles gut. Sie müssen experimentieren, um die gewünschte Konsistenz zu erhalten. Formen Sie aus der Masse Burger – verwenden Sie einen Eiskugelportionierer, um schöne, gleichmäßige Bällchen zu machen. Servieren Sie die Burger auf Salatblättern, Crackern oder als Salat-Beilage.

Diese Paté hält sich im Kühlschrank mindestens eine Woche.

Ergibt 24 Burger.

Lebendige Fritten

Schälen und schneiden Sie eine große Yamwurzel in Frittenform.

Vermengen Sie sie in einer Schüssel mit:
1 Teelöffel Zwiebelpulver
2 Teelöffel Olivenöl
1 Teelöffel Paprika
Meersalz je nach Geschmack

Wir empfehlen, Lebendige Fritten mit Tomaten-Basilikum-Soße zu servieren (siehe unten).

Ergibt 5 Portionen.

Tomaten-Basilikum-Soße

Mixen Sie 2 Tassen frische, kleingeschnittene Tomaten.

Fügen Sie der Tomatenmasse die folgenden Zutaten hinzu, und mixen Sie erneut:
1 Tasse sonnengetrocknete Tomaten
¾ Tasse kleingeschnittenes frisches Basilikum
Saft einer mittleren Zitrone
2 Teelöffel Olivenöl
4 Datteln (oder ein paar Rosinen)
1-2 Knoblauchzehen.

Ergibt 9 Portionen.

Lebendige Pizza

BODEN:

Mahlen Sie 2 Tassen Leinsamen in einem trockenen Vita-Mix-Gefäß oder in einer Kaffeemühle.

Mixen Sie:

3 Stangen Staudensellerie, geschnitten
2 mittlere Tomaten
1 Tasse Wasser
1 große Zwiebel, geschnitten
1 Teelöffel Keltisches Meersalz (optional)

Vermischen Sie von Hand den gemahlenen Leinsamen mit der pürierten Mischung. Verstreichen Sie den Teig mit einem Küchenspatel auf einem Dehydrator-Einschub. Schneiden Sie ihn in Quadrate der gewünschten Größe. Trocknen Sie, bis der Teig trocken, aber nicht knusprig ist.

BELAG:

Mixen Sie die folgenden Zutaten mit so wenig Wasser wie möglich:

2 Tassen Sonnenblumenkerne
½ Tasse sonnengetrocknete Tomaten
½ Tasse Rosinen
Saft einer mittleren Zitrone
2 Teelöffel Olivenöl
1 Teelöffel getrocknetes Basilikum
Geben Sie die Mischung in eine Schüssel. Fügen Sie hinzu:
1 Teelöffel getrocknete Zwiebel
1 Teelöffel getrockneter Knoblauch
2 Teelöffel Nährhefe
1 Teelöffel Miso
Alles gut mixen.

PIZZA ZUBEREITEN:

Verteilen Sie den Belag auf Teigquadraten. Dekorieren Sie sie mit geriebener Yamwurzel, halbierten Cherry-Tomaten, Champignonscheiben, halbierten Oliven und gehackter Petersilie.

Ergibt 12 Pizzastücke.

Nori-Röllchen (Sushis)

Für dieses Rezept brauchen Sie:
5 rohe Nori-Blätter

PATÉ-Mischung:

½ Tasse Walnüsse
2 Tassen Sonnenblumenkerne, über Nacht eingeweicht
3 Knoblauchzehen
1 Tasse kleingeschnittener Staudensellerie
1 Teelöffel Keltisches Meersalz (optional)
2 Teelöffel Olivenöl
½ Tasse Zitronensaft
1 Teelöffel Curry-Pulver (oder Ihr Lieblingsgewürz)
Schneiden Sie die folgenden Zutaten in lange, dünne Streifen:
½ Avocado
½ große Paprika
2 Frühlingszwiebeln

Mixen Sie alle Paté-Zutaten in einer Küchenmaschine, bis sie cremig sind. Verteilen Sie die Paté auf einem Nori-Blatt, und geben Sie die dünn geschnittenen Gemüse hinzu. Wickeln Sie alles fest in das Nori-Blatt ein. (Anmerkung: Damit die Nori-Blätter besser halten, können Sie sie ein bißchen mit Wasser, Zitronen-, Tomaten- oder Orangensaft befeuchten.) Lassen Sie die Nori-Rollen für 10 Minuten ruhen, und beginnen Sie dann, sie in etwa zweieinhalb Zentimeter dicke Scheiben zu schneiden. *Ergibt 15-20 Nori-Röllchen.*

Nuß- oder Samenkäse

2 Tassen beliebige Nüsse oder Samen, über Nacht eingeweicht.
1 ½ Tassen Wasser

Weichen Sie die Nüsse oder Samen über Nacht in Wasser ein. Gießen Sie dann das Wasser ab und spülen Sie die Nüsse oder Samen. Geben Sie sie mit einer Tasse Wasser in den Mixer und mixen Sie sie gut, um die Nüsse zu einer feinen Creme aufzubrechen. Geben Sie alles in einen Keimbeutel. Hängen Sie den Keimbeutel über die Spüle oder eine Schüssel (damit das Käsewasser abtropfen kann), und lassen Sie das ganze bei Raumtemperatur für ca. 8-12 Stunden fermentieren.

Geben Sie den Käse in eine Schüssel, fügen Sie Ihre Lieblingsgewürze hinzu und vermischen Sie gründlich. Als Würze eignen sich Kombinationen aus dem Folgenden: Knoblauch, Zitronensaft, kleingeschnittener frischer Koriander, Curry-Pulver, gehackte oder getrocknete Petersilie, gehackter oder getrockneter Dill, sonnengetrocknete Tomaten, gehackte Frühlingszwiebeln, Basilikum, Olivenöl und Keltisches Meersalz.

Ergibt 500 ml. Hält sich in einem verschlossenen Behälter mindestens 7 Tage im Kühlschrank.

Valyas würziger Mandelkäse

Mischen Sie in einer Schüssel die folgenden Zutaten:

2 Tassen Pulpe von Mandelmilch (die Pulpe sollte nicht gesüßt sein)
2 Teelöffel Olivenöl
½ Tasse Zitronensaft
½ Teelöffel Keltisches Meersalz (optional)
¼ Tasse frisches oder getrocknetes Dillkraut
½ Tasse kleingewürfelte Zwiebeln
½ Tasse kleingewürfelte rote Paprika

Dekorieren Sie den Käse mit Cherry-Tomaten.

Ergibt 6 Portionen.

Sonniger Aufstrich

2 Tassen Sonnenblumenkerne, über Nacht eingeweicht
½ Tasse Walnüsse
1 Tasse kleingeschnittener Staudensellerie
2 Teelöffel Olivenöl
½ Tasse Zitronensaft
1 Teelöffel getrocknetes Basilikum
2 Knoblauchzehen
1 ½ Teelöffel Keltisches Meersalz (optional)

Mixen Sie die Zutaten in einer Küchenmaschine, bis sie cremig sind. Seien Sie kreativ und servieren Sie den Aufstrich auf Crackern, rollen Sie ihn in ein Kohlblatt ein, oder füllen Sie eine Paprika damit.

Ergibt 12 Portionen.

Sergeis Hummus

Mischen Sie die folgenden Zutaten in einer Küchenmaschine:

2 Tassen Kichererbsen, einen Tag lang in Wasser angekeimt
1 Tasse Tomaten, kleingeschnitten
1 Tasse Staudensellerie, kleingeschnitten
2 Teelöffel Olivenöl
1-2 Teelöffel (getrockneten) oder 1 Tasse (frischen) Dill oder
    dieselbe Menge Basilikum
1-2 Teelöffel Limonen- oder Zitronensaft
Chilischoten, je nach Geschmack
Keltisches Meersalz nach Geschmack (optional)
2-3 Knoblauchzehen

Bestreuen Sie den Hummus vor dem Servieren mit getrockneten Petersilienflocken.

Ergibt 5-7 Portionen.

Kuchengrundrezept

BODEN:
Mixen Sie die folgenden Zutaten:
1 Tasse gemahlene Nüsse oder Samen
1 Teelöffel Öl
1 Teelöffel roher Agavennektar

OPTIONAL:
½ Tasse kleingeschnittene oder zerquetschte frische Früchte oder
    Beeren
oder ½ Tasse Trockenfrüchte, 1-2 Stunden eingeweicht, dann
    püriert
1 Teelöffel Vanille
½ Teelöffel Muskat
½ Tasse rohes Johannisbrotpulver
Schale von 4 Mandarinen, gut gemahlen

Wenn die Mischung nicht fest genug sein sollte, geben Sie Flohsamenspreu oder Kokosflocken hinzu. Verteilen Sie den Teig auf einem flachen Teller.

BELAG:
Mixen Sie die folgenden Zutaten gut. Fügen Sie, falls nötig, teelöffelweise Wasser hinzu:

½ Tasse frische oder gefrorene Früchte
½ Tasse Nüsse (am besten weiße Nüsse für die Optik)
2 Teelöffel Olivenöl
2-3 Teelöffel roher Agavennektar
Saft einer mittleren Zitrone
1 Teelöffel Vanille

Verteilen Sie den Belag gleichmäßig auf dem Boden. Dekorieren Sie mit Früchten, Beeren und Nüssen. Geben Sie Ihrem Kuchen einen Namen. Lassen Sie ihn eine Weile im Kühlschrank ruhen.

Ergibt 12 Stücke.

Sergeis junger Kokosnuß-Traumkuchen

Dieser Kuchen gewann einen Preis bei einem Rohkostfestival in Portland.

BODEN:

1 Tasse rohe, nicht eingeweichte Walnüsse
½ Tasse Ihrer Lieblingsdatteln ohne Kerne
¼ Tasse Wasser einer jungen Kokosnuß
4 Teelöffel rohes Johannisbrot
1 kleine Papaya

Mixen Sie die Walnüsse und Datteln in einer Küchenmaschine, bis die Mixtur sämig ist. Geben Sie das Johannisbrot und das Kokosnuß-Wasser hinzu und mixen Sie erneut. Verteilen Sie eine Teigschicht auf einem flachen Teller. Plazieren Sie geschnittene Papaya-Stücke auf der ersten Schicht. Schichten Sie die Masse auf die letzte Schicht.

GLASUR:

Fleisch einer jungen Kokosnuß
1 Teelöffel roher Agavennektar
etwas Wasser, um eine noch dicke Glasur zu bekommen

Mixen Sie alle Zutaten in einem Vita-Mix oder einem anderen Mixer. Geben Sie die Glasur über den Kuchen. Dekorieren Sie mit Fruchtstücken und Nüssen.

Ergibt 12 Stücke.

Falscher Schokoladenkuchen

BODEN:

Mischen Sie die folgenden Zutaten gründlich in einem Mixer:

1 Tasse gemahlene Nüsse
1 Tasse Rosinen
1 Tasse rohes Johannisbrotpulver
1 Tasse Pflaumen, 1-2 Stunden eingeweicht und sämig gemixt
1 Teelöffel Öl
1 Teelöffel Karamel-Aroma
1 Teelöffel Vanille
½ Teelöffel Muskat oder Nama Shoyu-Soja-Soße
Schale von 4 Mandarinen, gut gemixt

Formen Sie den Boden etwa zweieinhalb Zentimeter dick auf einem flachen Teller. Verteilen Sie Zwetschgen zwischen die Schichten (bilden Sie so viele Schichten, wie Sie wollen).

BELAG:

Mixen Sie die folgenden Zutaten gründlich. Fügen Sie, falls nötig, teelöffelweise Wasser hinzu:

1 Tasse reife Avocado (ohne Schale)
1 Teelöffel Olivenöl
3 Teelöffel roher Agavennektar
Saft einer mittleren Zitrone
1 Teelöffel Vanille
4-5 Teelöffel rohes Johannisbrotpulver

Verteilen Sie die Masse gleichmäßig auf dem Boden oder spritzen Sie sie mit einem Spritzbeutel. Garnieren Sie mit Früchten, Beeren und Nüssen. Lassen Sie den Kuchen im Kühlschrank ruhen.

Ergibt 12 Stücke.

Sergeis phantastische Trüffel

1 Tasse Walnüsse
½ Tasse Ihrer Lieblingsdatteln, entsteint
¼ Tasse Wasser einer jungen Kokosnuß
4 Teelöffel rohes Johannisbrot

Mixen Sie die Walnüsse und Datteln in einer Küchenmaschine, bis die Masse sämig ist.

Mixen Sie das Johannisbrot und das Kokoswasser. Formen Sie aus der Masse mit den Händen kleine Kugeln und rollen Sie sie im Kokos-Johannisbrot. Dekorieren Sie mit Ihren Lieblingsfrüchten oder Trockenobst. *Ergibt 8-12 Trüffel.*

Allas Cranberry-Küchlein

2 Tassen geriebene Äpfel
2 Tassen Möhrentrester, übrig geblieben vom Möhrenentsaften
2 Tassen Rosinen oder kleingeschnittene Datteln
1 Tasse Cranberries (frisch oder getrocknet)
2 Tassen Mandeln, gemahlen
1 Tasse Leinsamen, gemischt mit 1 Tasse Wasser
2 Teelöffel roher Agavennektar
3 Teelöffel Olivenöl

Vermischen Sie die Zutaten mit den Händen. Sie müssen experimentieren, um die gewünschte Konsistenz zu erhalten. Tropfen Sie die Masse teelöffelweise auf Paraflexx-Einlegebögen. Trocknen Sie bei 41 Grad mehrere Stunden: ca. 4 Stunden von einer Seite, dann umdrehen und weitere 3 Stunden trocknen.
Ergibt 24 Küchlein.

Sergeis Butternußkürbis-Plätzchen

4 Tassen geschälter Butternußkürbis, in mittelgroße Stücke geschnitten
1 Tasse Rosinen
Saft einer Orange
½ Teelöffel Muskat
1 Teelöffel Zimt
3 Teelöffel roher Agavennektar

Mixen Sie den geschnittenen Kürbis in einer Küchenmaschine, und geben Sie die Mischung in eine Schüssel. Mixen Sie dann die Rosinen mit dem Orangensaft in einer Küchenmaschine und geben Sie zu der Kürbismischung. Fügen Sie die restlichen Zutaten in die Schüssel und mischen Sie alles gründlich.

Formen Sie mit Hilfe eines Eiskugelportionierers kleine Kugeln und geben Sie sie auf einen Dehydrator-Einschub. Drücken Sie jeden Cookie dann platt, ca. zweieinhalb Zentimeter dick. Trocknen Sie bei 41 Grad 12-15 Stunden im Dehydrator.
Ergibt 7-11 Plätzchen.

Sesam-Plätzchen

Eine wunderbare Verwendung für die Pulpe, die von der Zubereitung von Sesam-Milch übrig geblieben ist.

5 Tassen Sesamsamenpulpe
2 Tassen Rosinen
Saft einer Orange
3 Teelöffel roher Agavennektar
Mohnsamen zum Verzieren

Mixen Sie die Rosinen mit dem Orangensaft in einer Küchenmaschine, bis die Masse fein püriert ist. Geben Sie sie zusammen mit der Sesamsamenpulpe in eine Schüssel. Fügen Sie rohen Agavennektar hinzu und mischen Sie alles gründlich.

Verteilen Sie die Mischung mit Hilfe eines Spatels auf Paraflexx-Einlegebögen und teilen Sie sie in Quadrate. Streuen Sie Mohnsamen darüber und trocknen Sie die Plätzchen 12-15 Stunden bei 41 Grad im Dehydrator, bis sie trocken sind.

Ergibt 15-20 Plätzchen.

Frühstücks-Müsli

1 Tasse Hafergrütze, über Nacht eingeweicht
Mischen Sie sie mit ¾ Tasse Wasser.

Fügen Sie ¼ Tasse entsteinte Datteln oder Rosinen hinzu und zerkleinern Sie alles im Mixer.

Fügen Sie 1 Teelöffel Ihres Lieblingsöls hinzu (optional).

Geben Sie Keltisches Meersalz je nach Geschmack dazu (optional).

Vor dem Servieren mit frischen Früchten und Beeren garnieren.

Ergibt 3 Portionen.

Nuß- oder Samenmilch

1 Tasse beliebige Nüsse oder Samen, über Nacht eingeweicht
2 Tassen Wasser
2-3 Datteln
¼ Teelöffel Keltisches Meersalz (optional)

Mischen Sie alle Zutaten in einem Mixer, bis sie sämig sind. Seihen Sie die Mischung durch einen Nußmilch- oder Sprossenbeutel und wringen Sie den Beutel gründlich aus. Gießen Sie die Nußmilch in ein Glas.

Ergibt 4 Gläser.

Anmerkungen

Teil 1: Warum Rohkost?

Kapitel 1
1. J. Whittaker, Reversing Diabetes (New York: Warner Books, 1990).

Kapitel 3
1. Weston A. Price, Nutrition and Physical Degeneration, 6. Auflage 8La Mesa, CA: The Price-Pottenger Nutrition Foundation, Inc., 2003).

Kapitel 4
1. Für weitere Informationen wenden Sie sich bitte an: Lars Christensen, Department of Food Center, Research Centre Aarslev, Dänemark, Tel.: +45 8999 3367; E-Mail: LarsP.Christensen@agrsci.dk.
2. A. Waladkhani und M. Clemens, „Effect of dietary phytochemicals on cancer development", *International Journal of Molecular Medicine,* Deutschland, 1998
3. R. Sinha u. a., „Development of a food frequency questionnaire module and databases for compounds in cooked and processed meats", *Acta Phisiol Scand* 130(3): 467-74 (Juli 1987). Nutrition Epidemiology Branch, Division of Cancer, Epidemiology and Genetics, National Cancer Institute, Bethesda, MD 20892-7273 USA. sinhar@nih.gov.
4. Summary – Acrylamide in Heat-Processed Foods. Livsmedelsverket, Swedish National Food Administration, Stockholm, April 2002.
5. L. Link und J. Potter, „Diseases associated with raw versus cooked vegetables and cancer risk", *Cancer Epidemiology Biomarkers Preview* 13(9): 1422-35 (September 2004)
6. J. Alexander, „Chemical and biological properties related to toxicity of heated fats", *Environ Health* 7(1): 125-38 (Januar 1981)
7. K. Wu. „Meat mutagenes and risk of distal colon adenoma in a cohort of U. S. men", *Cancer Epidemiology Biomarkers Preview* 15(6): 1120-25 (Juni 2006)
8. K. Steinmetz und J. Potter, *Vegetables, fruit and cancer prevention: a review.* World Cancer Research Fund, London, England
9. I. Romieu und C. Trenga, *Diet and obstructive lung disease.* Pan American Health Organizsation und National Institute of Public Health, Center for Population Studies, Cuernavaca, Morelos, Mexiko.
10. M. Morris u. a., „Associations of vegetable and fruit consumption with age-related cognitive change", N*eurology* 67*:* 1370-76 (2006).

11. T. Goldberg, Master of Science, Ernährungswissenschaftler, u. a., „Advanced Glycoxidation End Products in Commonly Consumed Foods", *American Diabetes Assoc. Journal* 105(4):647 (April 2005)
12. Ravichandran Ramasamy u. a., „Advanced glycation end products and RAGE: a common thread in ageing, diabetes, neurodegeneration, and inflammation." Department of Pathology, Columbia University Medical Center, New York, 7. März 2005.
13. Dr. phil. C. Borek, „AGE Breakers", *LE Magazine,* August 2001.
14. F. Tessier, „Structure and Mechanisms of Formation of Human Lens Fluorophore LM-1", *J Biol Chem* 274(30):20796-20804 (23. Juli 1999)
15. Glutathione (GSH) http://www.vitimmune.com/1-skin_antioxidants_letter.htm.
16. T. Goldberg u. a. Vgl. Fußnote 11.
17. J. Uribarri, M. Peppa, W. Cai, T. Goldberg, M. Lu, H. Vlassara, „Restriction of glycotoxins markedly reduces toxins in renal failure patients", *J Am Soc Nephrol* 14:728-31 (2003)
18. Dr. med. G. Cousens, Homöopath. EWellness Articles with Dr. Cousens. http://www.treeoflife.nu/articles.html
19. http://awi.vlaanderen.be/documenten/COST_927_MoU_TA_3

Kapitel 5

1. Wikipedia, die freie Enzyklopädie im Internet: http://en.wikipedia.org/ wiki/ Life.
2. Dr. Tom Lonsdale, "Optimum Animal Nutrition and Complementary and Alternative Therapies in Veterinary Medicine," *British Journal of Small Animal Practice* (December 1995). http://www.shirleys-wellness-cafe.com.
3. http://www.shirleys-wellness-cafe.com.

Kapitel 6

1. *The Dangers of Aspirin & NSAIDS.* American College of Gastroenterology. Bethesda, MD, 2006.
2. Leitendes Zentrum für Infektionskrankheiten, Abteilung für bakterielle und Pilzerkrankungen. Atlanta, GA, Veröffentlichung vom 24. Oktober 2005.

Kapitel 7

1. Human Prehistory. Anistoriton, ein elektronisches Magazin für Geschichte, 2005. http://users.hol.gr/~dilos/prehis.htm
2. N. Bouaz, *Quarry: Closing in on the Missing Link* (New York: The Free Press, 1993).
3. „Rainforest", Microsoft® Encarta® Online Encyclopedia 2006, http://encarta.msn,com © 1997-2006 Microsoft Corporation.
4. D. Johanson und B. Edgar, *Lucy und ihre Kinder.* Spektrum Akademischer Verlag, Heidelberg, 2006.
5. D. Moerman, *Native American Ethnobotany* (Portland, OR: Timber Press, 1998).

6. Tallyrand, *History of Cooking*. New Zealand: Tallyrand's Culinary Fare, 2005.
7. http://www.clover.okstate.edu/fourth/aitc/lessons/extras/facts/wheat.html#history
8. T. D. Price, *Europe's First Farmers* (Madison, WI: University of Wisconsin, 2000).
9. Kansas Foundation for Agriculture in Classroom, KSU, 2004.
10. Tallyrand, *History of Cooking*. Vgl. Endnote 6.
11. http://history.enotes.com/guides/history-topics.
12. Tolstoi, L., *Krieg und Frieden.* Aufbau-Verlag, Berlin, 2007
13. Goethe, J. W., *Italienische Reise.* Beck-Verlag, München, 2006.
14. nach: C. Hyatt, *Curye on Inglysch: Middle English Recipes: English Culinary, Manuscripts of the Fourteenth Century*. Oxford, UK: Early English Text Society, 1985.

Kapitel 8

1. P. Rincon, „Early human fire skills revealed." BBC News, 2006. http://news.bbc.co.uk/go/pr/fr/-/2//hi/science/nature/3670017.stm
2. http://www.hbci.com/~wenonah/new/howfindv.htm
3. Tallyrand, *History of Cooking*. Neuseeland: Tallyrand's Culinary Fare, 2005.
4. Wikipedia, the free encyclopedia on the Internet, http://en.wikipedia.org/wiki/Sugar
5. Wikipedia, the free encyclopedia on the Internet, http://en.wikipedia.org/wiki/Canning
6. *U.S. News and World Report*, 27. Dezember 1999
7. http://seer.cancer.gov
8. Benjamin Harrow, *Casimir Funk: Pioneer in Vitamins and Hormones* (New York: Dodd, Mead & Company, 1955).
9. K. Carpenter, *A Short History of Nutritional Science* (Bristol, UK: The British Journal of Nutrition, 2003).
10. H. Magee, „Application of Nutrition to Public Health: Some Lessons of the War 1946", *British Med. Journal*, Ausgabe # 475-481

Kapitel 10

1. Wikipedia, the free encyclopedia on the Internet,_http:////en.wikipedia.org/wiki/Soil_life
2. Vyapaka Dasa, Kontrolleur von Bio-Bauernhöfen, *It Ain't Just Dirt!* Kanada, 2005. Online unter: http://www.hkrl.com/soils.html
3. P. Tompkins und C. Bird, *Die Geheimnisse der guten Erde,* Omega-Verlag, Aachen, 2000.
4. D. Blume, „Food and Permaculture". Online unter:http://www.permaculture.com/permaculture/About_ Permaculture/food.shtml
5. ebenda
6. L. Kervran, *Biological Transmutations* (London: Crosby Lockwood, 1972).

Kapitel 11

1. Dr. med. dent. W. Price, *Nutrition and Physical Degeneration* (La Mesa, CA: The Price-Pottenger Nutrition Foundation, Inc., 2003).

2. T. Turpin, Insektenkundler. *Bug du jour.* „Down the Garden Path". Cooperative Extension Service, Purdue University, IN, 2004.

3. J. Allotey, „Utilization of Useful Insects as Food Source." Department of Biological Sciences, University of Botswana, Private Bag 0022, Gaborone, Botswana. Online unter: http://www.ajfand.net/Issue-V-files/Issue-V-Short%20 Communication%20-%20Allotey.htm

4. M. Gelfand, *Diet and Tradition in an African Culture* (Edinburgh. UK: E and S Livingstone, 1971).

5. Online unter: http://news.nationalgeographic.com/ news/2004/07/0715_040715_tvinsectfood.html

6. S. Guynup und N. Ruggia. *For Most People, Eating Bugs Is Only Natural.* National Geographic Channel, 15. Juli 2004. Online unter: http://news.nationalgeographic.com/news/2004/07/0715_040715_tvinsectfood.html.

7. R. Kumar, *Insect Pests of Agriculture in Papua New Guinea. Part 1: Principles and Practice. Pests of tree crops and stored products.* UPNG Printery, Waigani. 2001: 723. Online unter: http://www.ajfand.net/Issue-V-files/Issue-V-Short%20 Communication%20-%20Allotey.htm

8. W. Lyon, *Insects as Human Food (Microlivestock)*, Ohio State University Extension Fact Sheet, Entomology, HYG-2160-96. Columbus, OH, 1996.

9. ebenda.

10. Dr. Joseph Mercola, „Vitamin B-12: Are You Getting It?" Online unter: http://www.mercola.com/2002/jan/30/vitamin_B-12_a.htm

11. U.S. Department of Agriculture, Agricultural Research Service. 2003. USDA Nutrient Database for Standard Reference, Ausgabe 16. Nutrient Data Laboratory Home Page, http://www.nal.usda.gov/fnic/cgibin/nut_search.pl

12. „The Food Defect Action Levels: Current Levels for Natural or Unavoidable Defects for Human Use that Present No Health Hazard." U.S. Department of Health & Human Services, 1989.

13. S. Guynup und N. Ruggia, *For Most People, Eating Bugs Is Only Natural.* Vgl. Endnote 6.

14. ebenda.

15. ebenda.

Teil 2: Abhängigkeit von gekochter Nahrung

Kapitel 12

1. Weill Medical College an der Cornell University, New York, 2006. Ein ständig aktualisierter Forschungsbericht findet sich auf ihrer Website unter dem Titel „Addiction, Substance Dependence".

Kapitel 13

1. J. Hirschmann und C. Munter, *Schluß mit den Diät-Kuren*, Knaur-Verlag, München, 1996.
2. L. Eliot, *Was geht da drinnen vor? Die Gehirnentwicklung in den ersten fünf Lebensjahren*, Berlin-Verlag, Berlin, 2002.
3. E. Hess, Imprinting (New York: D. Van Nostrand Company, 1973).
4. ebenda.
5. Wellness International Network Ltd - http://web.winltd.com.
6. R. Holien, „Weight loss brings hope", *Argus Leader*, 8. Dezember 2002. Sioux Falls, North Dakota.
7. http://www.rawreform.com.

Kapitel 14

1. L. Eliot, *Was geht da drinnen vor? Die Gehirnentwicklung in den ersten fünf Lebensjahren.* Berlin-Verlag, Berlin, 2002.
2. H. C. Gore, „Formation of Maltose in Sweet Potatoes on Cooking", *Industrial and Engineering Chemistry*, Band 15, Nr. 9 (1923), Washington, DC.
3. J. Higdon, *Glycemic Index and Glycemic Load,* Oregon State University, 2005.
4. United States Department of Agriculture. http://www.usda.gov/factbook/chapter2.htm.
5. A. Kaplan, *Medical Issues and the Eating Disorders* (New York: Brunner/Mazel, 1993).
6. „Toasting the Toaster: The Original Comfort Food Remains a Breakfast Staple for Americans". Eine Studie der Grain Foods Foundation aus dem Jahre 2005. Rochester, NY. http://www.grainpower.org
7. S. Fukudome, „Gluten exorphin C: A novel opioid peptide derived from wheat gluten", *FEBS Letters* 316(1): 17-19 (1993).
8. F. Huebner, „Demonstration of high opioid-like activity in isolated peptides from wheat gluten hydrolysates", *Peptides* 5(6): 1139-47 (1984).
9. E. Usdin u. a., *Endorphins in Mental Health Research* (new York: Oxford University Press, 1979).
10. F. Huebner. Vgl. Endnote 8.
11. G. Fanciulli u. a., „Prolaction and growth hormone response to intracerebroventricular administration of the food opioid peptide gluten exorphin B5 in rats", *Life Sciences* 4(71):20 (2002), http://www.pubmed.gov
12. U.S. Department of Agriculture, Agricultural Research Service. 2006. USDA National Nutrient Database for Standard Reference, Ausgabe 19. Nutrient Data Laboratory Home Page, http://www.ars.usda.gov/ba/bhnrc/ndl
13. L. Cordain, *Cereal Grains: Humanity's Double-Edged Sword* (fort Collins, CO: Department of Exercise and Sport Science, Colorado State University, 1999.
14. M. Froetschel, *Bioactive Peptides in Digesta That Regulate Gastrointestinal Function and Intake* (Athens, GA: Department of Animal and Dairy Science, University of Georgia, Athens, 2006).

15. T. Matsumoto, „Determination of mutagens, amino-alpha-carbolines in grilled foods and cigarette smoke condensate", *Cancer Letters* 12(1-2):105-10 (März 1981).

16. M. Kampa u. a., „Identification of a novel opioid peptide (Tyr-Val-Pro-Phe-Pro) derived from human a_{s1} casein (a_{s1}-casomorphin), and a_{s1}-casomorphin amide", *Biochemical Journal* 319:903-08 (1996). Erschienen in Großbritannien.

17. Dr. med. R. Kennedy, *Addiction to Salt.* Online unter: http://www.medicallibrary.net.

Kapitel 15

1. http://wordnet.princeton.edu
2. http://www.bbc.co.uk/food/tv_and_radio/favouritefood_index.shtml

Kapitel 16

1. National Institute of Mental Health (NIMH), 2006, nimhinfo@nih.gov
2. Australian Institute of Health and Welfare, *National Health Priority Areas Mental Health: A Report Focusing on Depression,* 1998.
3. Eine Studie der Harvard University, veröffentlicht im *Harvard Mental Health Newsletter,* Februar 2002.
4. Ein Bericht der Weltgesundheitsorganisation (WHO), aus dem zitiert wird in: BBC-Online, 9. Januar 2001.
5. Agency for Healthcare Research and Quality, *National Healthcare Quality Report,* 2003.
6. K. Kochanek u. a., „Deaths: final data for 2002", *National Vital Statistics Reports* 12; 53 (5):1-115 (Oktober 2004).
7. T. Walsh u. a., „Placebo Response in Studies of Major Depression: Variable, Substantial, and Growing", *JAMA* 287:1840-47 (April 2002).
8. Dr. phil. I. Kirsch und Dr. phil. D. Antonuccio, „Antidepressants Versus Placebos: Meaningful Advantages Are Lacking", *Psychiatric Times* 19:9 (2004).
9. B. Murray, „Getting to the Essential 'We' in Wellness", *Monitor on Psychology* 33(10) (November 2002).
10. H. Koenig u. a., „Modeling the Cross-Section Relationships Between Religion, Physical Health, Social Support, and Depressive Symptoms", *American Journal of Geriatric Psychiatry* 5:131-43 (1997).
11. *Zwölf Schritte und zwölf Traditionen* (Gemeinsames Dienstbüro Anonyme Alkoholiker Interessengemeinschaft e. V., Dingolfing).
12. www.recoveringnurses.org
13. *Merriam-Webster's Dictionary,* http://www.m-w.com
14. C. Ringwald, *The Soul of Recovery: Uncovering the Spiritual Dimension in the Treatment of Addictions* (new York: Oxford University Press, USA, 2002).
15. A. Kohn, *The Brighter Side of Human Nature: Altruism and Empathy in Everyday Life* (New York: Basic Books, 1992).

Teil 3: Wie Sie Ihre Abhängigkeit von gekochter Nahrung aufgeben (Die 12 Schritte)

Schritt 1

1. Weill Medical College an der Cornell University, New York, 2006. Ein ständig aktualisierter Forschungsbericht findet sich auf ihrer Website unter dem Titel „Addiction, Substance Dependence".

Schritt 2

1. What's New in Health: February 2006 Archives. Online unter: http://www.foxnews.com/story/0,2933,185717,00.html

Schritt 3

1. CBS News, „Report: Restaurants Should Go On Diet", Washington, 2. Juni 2006. http://www.cbsnews.com
2. USDA, „Fruit and Tree Nuts Situation and Outlook Yearbook", 2000, sowie „Vegetables and Specialties Situation and Outlook Yearbook", 2000. www.ers.usda.gov
3. E. Sloan, „News release, Institute of Food Technologists", *Food Technology,* 6. Januar 2006.
4. National Restaurant Association, „Restaurant Industry Fact Sheet 2006." http://www.restaurant.org
5. S. Nelson, ABC News Homepage, „Good Morning America", 8. August 2005. http://abcnews.go.com
6. K. Kane, Market Leadership. Franchise International, Oktober 2006. http://www.franchise-international.net
7. National Restaurant Association. Vgl. Endnote 4.
8. http://www.wcndys-invcst.com/nc/wcn092104.php

Schritt 4

1. M. Rosenberg, *Gewaltfreie Kommunikation: Eine Sprache des Lebens;* Junfermann-Verlag, Paderborn, 2007

Schritt 5

1. *Merriam-Webster Online Dictionary,* http://www.m-w.com
2. Y. Zhang und A. Fishbach, „The Dilution Model: How Additional Goals Undermine the Perceived Instrumentality of a 3 Shared Path", *Journal of Personality and Social Psychology,* University of Chicago, 2006.
3. A. Fishbach und J. Shah, „Self Control in Action: Implicit Dispositions toward Goals and Away from Temptations", *Journal of Personality and Social Psychology*, University of Chicago, 2006.

Schritt 6

1. *Homer, Odyssee*. Reclam, Ditzingen, 1986.

Schritt 7

1. A. Emmons und M. McCullough, *The Psychology of Gratitude* (New York: Oxford University Press, 2004.
2. E. Polak und M. McCullough, „Is Gratitude an Alternative to Materialism?" *Journal of Happiness Studies,* 2006, DOI 10.1007/s10902-005-3649-5.
3. T. Kasser, *The High Price of Materialism* (Cambridge, MA: The MIT Press, 2002).
4. M. McCullough, S. Kilpatrick, R. Emmons und D. Larson, „Is gratitude a moral affect?" *Psychological Bulletin* 127 (2001).
5. J. Hughes und C. Stoney, „Depressed mood is related to high-frequency heart rate variability during stressors", *Psychosomatic Medicine* 62:796-803 (2000).
6. M. McCullough, S. Sandage und E. Worthington, *To Forgive Is Human: How to Put Your Past* (Westmont, IL: InterVarsity Press, 1997).
7. M. McCullough, P. Orsulak, A. Brandon und L. Akers, „Rumination, Fear and Cortisol: An In Vivo Study of Interpersonal Transgressions", *Health Psychology,* 2006.

Schritt 9

1. R. Lyons, „Scientists Find Even Mild Exercise Prolongs Life", *The New York Times,* 27. Juli 1984.
2. J. McDougall, „Sunny Days, Keeping Those Clouds Away". Im Internet unter: www.drmcdougall.com
3. A. Vasquez, G. Manso, J. Cannell, „The Clinical Importance of Vitamin D: A Paradigm Shift with Implications for All Healthcare Providers", *Alternative Therapies in Health and Medicine* 10(5):28-36; Quiz 37, 94 (September/Oktober 2004).
4. R. Stein, „Vitamin D Deficiency Called Major Health Risk", *Washington Post,* 21. Mai 2004.
5. E. Kellogg, „Air ions: Their possible biological significance and effects", *J Bioelectricity* 3 (1984).
6. M. White, *The Way You Breathe Can Make You Sick or Make You Well.* E-Book. Verfügbar unter: www.breathing.com
7. F. Batmanghelidj, *Your Body's Many Cries for Water* (Falls Church, VA: Global Health Solutions, 1997).
8. R. Sapolsky, *Why Zebras Don't Get Ulcers* (New York: Owl Books, 2004).
9. *How to Reduce Stress: Suggestions to College Students.* State University of New York in Buffalo. Im Internet unter: http://ub-counseling.buffalo.edu/stress-management.shtml.
10. http://www.victorianturkishbath.org/2HISTORY/3CLOSER.htm.
11. Grenader A.B. – „Der Einfluß von Kälteeinwirkung und Winterschwimmen auf

den menschlichen Körper", Zweite Wissenschaftliche und Methodologische Konferenz zum Thema Abhärtung durch Kälte und Winterschwimmen, Minsk, 1967 (in russischer Sprache).

12. Kondakova-Varlamova, *Methoden der Abhärtung,* 1980 (in russischer Sprache).

13. G. Malakhov, *Abhärtung und Heilung mit Wasser* (Moskau: Stalker-Verlag, 2006; in russischer Sprache).

14. E. Maistrakh, *Physiopathologie des Abkühlens des menschlichen Organismus* (Moskau: Medizinische Veröffentlichung, 1975; in russischer Sprache).

15. A. Kolgushkin, *Abhärtung* (Moskau: Ripol-Verlag, 1997; in russischer Sprache).

16. A. Chizhevsky, *Das irdische Echo der Sonnenstürme* (Moskau: Mysl-Verlag, 1976). Ins Englische übersetzt.

17. A. Baranov und V. Kidalov, *Heilung durch Kälte* (kemerovo, Rußland: Astrel-Verlag, 2000; in russischer Sprache).

18. M. Alexsandrov, *Menschliche Sicherheit auf dem Meer* (St. Petersburg, Rußland: Sudostroenie-Verlag, 1983; in russischer Sprache)

19. V. Grebyonkin, „Bericht des Präsidenten der Vereinigung zur Abhärtung durch Kälte und des Winterschwimmens". Im Internet unter: http://umcsa.narod. ru/rus/index.htm oder http://www.russianrecords.ru/index.php?option=com_ content&task=view&id=18.

20. Vancouver Polar Bear Swim Club, http://www.city.vancouver.bc.ca/parks/ events/polarbear.

21. R. Zhbankov, *Aufgaben und Perspektiven der Abhärtung des Körpers durch Kälte und Winterschwimmen.* Zweite Wissenschaftliche und Methodologische Konferenz zum Thema Abhärtung durch Kälte und Winterschwimmen, Minsk, 1967 (in russischer Sprache).

22. ebenda.

Schritt 11

1. D. Trebichavska, *Depression.* Phoenix, 2005. Im Internet unter: http://www. health-tranformations.net/depression.htm.

Bibliographie

Batmanghelidj, F.: *Wasser, die gesunde Lösung. Ein Umlernbuch.* Kirchzarten (VAK Verlags GmbH) 2009.

Boauz, N.: *Quarry: Closing in on the Missing Link.* New York (The Free Press) 1993.

Boutenko, V.: *Green for Life.* Emmendingen (Hans Nietsch Verlag) 2009.

Boutenko, V., Boutenko, I., Boutenko, S., and Boutenko, V.: *Raw Family: A True Story of Awakening.* Ashland, OR (Raw Family Publishing) 2005.

Eliot, L.: *What's Going On In There? How the Brain and Mind Develop in the First Five Years of Life.* New York (Bantam Books) 1999.

Emmons, A., and McCullough, M.: *The Psychology of Gratitude.* New York (Oxford University Press) 2004.

Fuller, R.: *Critical Path.* New York (St. Martin's Press) 1981.

Goethe, J. W. von: *Italienische Reise. 1786–1788.* Frankfurt (Insel Verlag) 2006.

Hess, E.: *Imprinting.* New York (D. Van Nostrand Company) 1973.

Homer: *Die Odyssee.* Reinbek (Rowohlt Verlag) 2008.

Johanson, D., and Edgar, B.: *Lucy und ihre Kinder.* Heidelberg (Spektrum Akademischer Verlag) 2006.

Kaplan, A.: *Medical Issues and the Eating Disorders.* New York (Brunner & Mazel) 1993.

Kervran, L.: *Biological Transmutations.* London (Crosby Lockwood) 1972.

Kohn, A.: *The Brighter Side of Human Nature: Altruism and Empathy in Everyday Life.* New York (Basic Books) 1992.

McCullough, M.: *Forgiveness: Theory, Research, and Practice.* New York (Guilford Press) 2000.

McCullough, M.: *To Forgive is Human: How to Put Your Past in the Past.* Downers Grove, IL (InterVarsity Press) 1997.

Moerman, D.: *Native American Ethnobotany.* Portland, OR (Timber Press) 1998.

Munter, C.: *Overcoming Overeating.* Robbinsdale, MN (Fawcett) 1998.

Murray, B.: *Creating Optimism.* New York (McGraw-Hill) 2004.

Post, S., et al.: *Altruism & Love.* Philadelphia (Templeton Foundation Press) 2003.

Price, W., DDS.: *Nutrition and Physical Degeneration.* La Mesa, CA (The Price-Pottenger Nutrition Foundation) Inc. 2003.

Ringwald, C.: *The Soul of Recovery: Uncovering the Spiritual Dimension in the Treatment of Addictions.* Oxford (Oxford University Press) 2002.

Rosenberg, M.: *Gewaltfreie Kommunikation. Eine Sprache des Lebens.* Paderborn (Junfermann Verlag) 2007.

Sapolsky, R.: *Warum Zebras keine Migräne kriegen. Wie Streß den Menschen krank macht.* München (Piper Verlag) 1998.

Stokes, A.: *Raw Reform. Revealing the Physical Changes.* www.rawreform.com, 2006.

Tolstoi, L.: *Krieg und Frieden.* Zürich (Diogenes Verlag) 2007.

Tompkins, P., und Bird, C.: *Die Geheimnisse der guten Erde.* Düsseldorf (Omega-Verlag) 1998.

Twelve Steps and Twelve Traditions. Alcoholics Anonymous World Services. New York 1990.

Whittaker, J.: *Reversing Diabetes.* New York (Warner Books) 1990.

Index

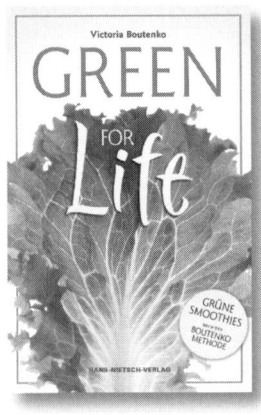

Victoria Boutenko

Green for Life
Grüne Smoothies nach der Boutenko-Methode

Paperback • 190 S.
8 Schwarzweißfotos, 4 Diagramme und zahlreiche Tabellen
21 x 14 cm • € 16,90 [D] • ca. sFr. 30,90
ISBN 978-3-939570-43-1

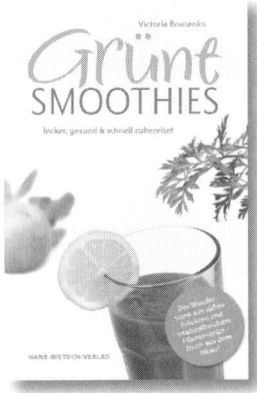

Victoria Boutenko

Grüne Smoothies
**Lecker, gesund und schnell zubereitet
mit 200 leckeren Rezepten**

Paperback • 190 S.
mit 20 Schwarzweißfotos und 4 Diagrammen
21,5 x 14,0 cm • € 16,90 [D] • ca. sFr. 30,90
ISBN 978-3-939570-70-7

Hans Nietsch Verlag OHG

Am Himmelreich 7
79312 Emmendingen
Mail info@nietsch.de

Andreas Ulmicher

Das Kaktusprinzip
Die Wissenschaft vom dicken Fell

328 S., gebunden,
€ 17,80 [D] • ISBN 978-3-930243-44-0

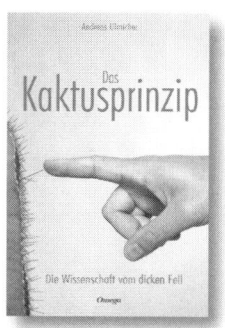

Das Buch wendet sich an Menschen, die übersensibel, nervös und ängstlich sind, sich alles sehr zu Herzen nehmen, ein schwaches Selbstwertgefühl haben, unter chronischer Müdigkeit, Stimmungsschwankungen, Depressionen und psychosomatischen Erkrankungen leiden oder gar die Symptome eines Burn-out aufweisen. Ihnen bietet der Heilpraktiker Andreas Ulmicher Hilfe, um emotional, mental und vor allem auch physisch robuster und ausgeglichener zu werden. „Dünnhäutigkeit" ist für ihn die Folge ungünstiger Wechselwirkungen zwischen Geist und Körper. Sie läßt sich sowohl mental als auch physisch über die Nahrung zum Positiven beeinflussen. Der Autor gibt dem Leser diverse „Schlüssel" an die Hand, mit denen dieser seinen Stoffwechsel, das vegetative Nervensystem und den Hormonhaushalt harmonisieren kann. Auf diese Weise lassen sich Stimmungen, Emotionen und Gedanken beeinflussen und eine körperliche Abhärtung erzielen.

Andreas Ulmicher / Armin Ginschel

Power Food für die Psyche
So essen Sie richtig bei Stress und Burnout

304 S., gebunden
€ 17,70 [D] • ISBN 978-3-930243-52-2

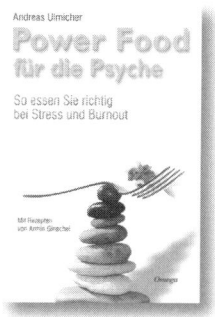

Power Food für die Psyche ist dazu konzipiert, sich bei chronischer Erschöpfung und/oder Depressionen das vermißte innere Gleichgewicht wieder „anzuessen" und dabei Lebensenergie und Streßresistenz zu gewinnen.

Dies ist ein Buch für Menschen, die unter Streß, Depressionen oder Burnout-Syndrom leiden oder von innerer Unruhe getrieben sind. Für sie hat der Heilpraktiker Andreas Ulmicher ein vom amerikanischen Metabolic Typing abgeleitetes Ernährungsprogramm entwickelt, das Ungleichgewichte im Stoffwechsel und dessen Auswirkungen auf die physische und psychische Verfassung abmildern oder ausgleichen kann. Es dient der Gewinnung von geistiger Klarheit, Konzentrationskraft, mentaler Ausdauer, Nervenstärke und Gelassenheit. Detaillierte Tests ermitteln den individuellen Streßtyp, für den der Autor ausgiebige Ernährungstips gibt, ergänzt durch den Rezeptteil, den der leidenschaftliche Hobby-Koch Armin Ginschel zusammengestellt hat. Vorgestellt werden auch Gerichte für Eilige, die sich schnell zubereiten lassen und dabei gesund sind.

Zu beziehen in jeder guten Buchhandlung

Omega®-Verlag G. Bongart & M. Meier (GbR)

Karlstraße 32
tel 0241–16 81 630
e-mail: info@omega-verlag.de

D-52080 Aachen
fax 0241–16 81 633
http://www.omega-verlag.de

Fordern Sie auch unser kostenloses Verlagsverzeichnis an!

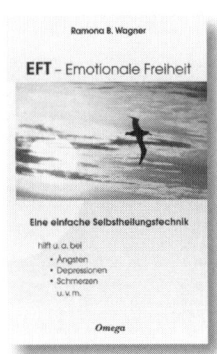

Ramona B. Wagner

EFT – Emotionale Freiheit
Eine einfache Selbsthilfetechnik

80 S., broschiert
€ 6,95 [D] • ISBN 978-3-930243-29-7

Die „Emotional Freedom Technique", kurz EFT, geht davon aus, daß psychische Störungen auf Blockaden im Energiesystem des Körpers beruhen. Um die blockierte Energie wieder in Fluß zu bringen, werden spezielle Akupunkturpunkte, die direkt unter der Haut liegen, mit zwei Fingern beklopft, während man an das zu kurierende Symptom denkt.

Auf diese Weise können EFT-Anwender häufig selbst bei schwerwiegenden seelischen Problemen oder bei psychisch bedingten körperlichen Beschwerden in kürzester Zeit Erleichterung finden. Dies gilt sowohl für akute Beschwerden (Schmerzen, Traurigkeit, Prüfungsangst) als auch für langwierige Probleme (Zwänge, Ängste, Phobien, geringes Selbstwertgefühl etc.).

Jan Geurtz

Suchtfrei
Den Selbstbetrug durchschauen
Eine neue Methode ohne Entzugserscheinungen

328 S., gebunden
€ 15,30 [D] • ISBN 978-3-930243-41-9

Jeder Mensch hat ins seiner Kindheit eine Zurückweisung durch die Eltern erfahren, die zu dem negativen Glauben führt, nicht gut zu sein, so wie man ist. Jeder hat seine eigene Methode gefunden, den daraus resultierenden grundlegenden Selbstzweifeln, dem Gefühl von Unzufriedenheit, Wertlosigkeit oder Leere zeitweilig zu entfliehen: mit harten oder weichen Drogen, Medikamenten, Alkohol, Rauchen, Spiel-, Eß-, Sex- oder Beziehungssucht, sonstigen Süchten wie z.B. der nach Fernsehen, Internet oder PC-Spielen oder starker Selbstkontrolle. Dabei ist manchen ihr zwanghaftes Verhalten nicht einmal bewußt.

Der Niederländer Jan Geurtz entlarvt den all diesen Phänomenen zugrunde liegenden Selbstbetrug und zeigt einen Ausweg aus diesem Teufelskreis. Der Erfolg seines ersten Buches De Opluchting (Aufatmen. In nur einem Tag endgültig zum Nichtraucher), das in seinem Heimatland allein durch Weitersagen zu einem Bestseller wurde, belegt die Stimmigkeit seines Konzeptes.

Zu beziehen in jeder guten Buchhandlung

Omega®-Verlag   G. Bongart & M. Meier (GbR)

Karlstraße 32
tel 0241–16 81 630
e-mail: info@omega-verlag.de

D-52080 Aachen
fax 0241–16 81 633
http://www.omega-verlag.de

Fordern Sie auch unser kostenloses Verlagsverzeichnis an!

Markus Mühlnickel

Minisport mit Maxiwirkung

Der clevere Weg zur Dauerfitness

160 S., gebunden
€ 11,50 [D] • ISBN 978-3-930243-48-8

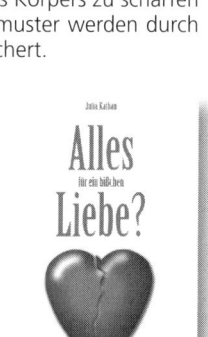

Eine motivierende Methode für einen bewußteren Umgang mit dem eigenen Körper. Der Autor zeigt, wie sich mit ebenso wenig Aufwand wie für das tägliche Zähneputzen eine dauerhafte gesundheitliche Verbesserung und mehr Leistungsfähigkeit erzielen läßt.

Der Physiotherapeut Markus Mühlnickel stellt in diesem Büchlein eine simple und leicht umzusetzende Methode vor, wie man mit kleinen täglichen Aktivitäten seine Gesundheit dauerhaft verbessern kann. Innere Widerstände und äußere Hindernisse werden durch praxisbezogenes, psychologisches Wissen abgebaut und überwunden. Der Leser wird zu einer bewußteren Lebensführung angeregt und dazu, mehr Eigenverantwortung und Initiative zu ergreifen. Viele praktische Beispiele motivieren, den Instinkt für die Botschaften des Körpers zu schärfen und die Selbstheilungskräfte zu aktivieren. Alteingefahrene Denkmuster werden durch ungewöhnliche, unorthodoxe Alternativen aufgelockert und bereichert.

Julia Kathan

Alles für ein bißchen Liebe?

Schluß mit Warten & Schmachten
Liebessucht erkennen und heilen

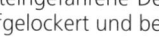

192 S., Softcover
€ 13,50 [D] • ISBN 978-3-930243-46-4

Ein Ratgeber für chronisch unglücklich Verliebte! Vor allem Frauen neigen dazu, sich auf Liebe und Beziehung als Lebenselixier zu fixieren, und sich ständig in die „Falschen" zu verlieben: in Verheiratete, Arbeits-, Drogen- oder Alkoholsüchtige, Beziehungsunfähige, in Traumprinzen, die weit weg wohnen, oder eine Kombination aus alledem – in Männer, die ihnen garantiert nicht geben können, was sie sich wünschen, und die weniger Interesse an ihnen zeigen als umgekehrt.

Dennoch tun Frauen, die sich solche „Partner" aussuchen, alles für ein bißchen Liebe von ihrem Auserkorenen, machen sich klein, oft genug wohlwissend, daß sie es tun. Doch sie können es nicht lassen! Ihre Sehnsucht führt oft zu verzweifelter Besessenheit, die die Macht hat, sie selbst in Depressionen und sogar vom Balkon zu stürzen.

Die Autorin beschreibt nicht nur eindringlich die Symptome der Liebessucht. Sie bietet auch klare Lösungsansätze an, deckt die Muster hinter den Wiederholungen auf, zeigt, wie sich süchtige in wahre Liebe verwandeln läßt, und macht Mut und Lust auf Veränderung.

Zu beziehen in jeder guten Buchhandlung

Omega®-Verlag G. Bongart & M. Meier (GbR)

Karlstraße 32
tel 0241–16 81 630
e-mail: info@omega-verlag.de

D-52080 Aachen
fax 0241–16 81 633
http://www.omega-verlag.de

Fordern Sie auch unser kostenloses Verlagsverzeichnis an!

Ω

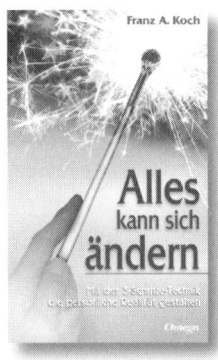

Franz A. Koch

Alles kann sich ändern

Mit der 3-Schritte-Technik die eigene Realität gestalten

264 S., gebunden
€ 11,50 [D] • ISBN 978-3-930243-33-4

Alles ändert sich, nichts bleibt, wie es ist. Wenn sich sowieso alles ändert, warum dann nicht gleich zu unseren Gunsten? Der Autor zeigt, wie dies jederzeit möglich ist.
Franz A. Koch erzählt Geschichten aus dem Leben, wie sie allen von uns täglich begegnen können. Dabei geht es um Schwierigkeiten, Nöte und Probleme, die mit Hilfe einer einfachen 3-Schritte-Technik zum Guten verändert werden können. Durch ein kleines, individuell gestaltbares Ritual wird diese Übung im Unterbewußtsein verankert, das die gewünschte Realitätsveränderung im Kontakt mit dem Universum bewirkt. Im zweiten Teil des Buches geht der Autor ausführlicher auf das magisch-schamanische Weltbild ein, das seiner Methode zur Realitätsveränderung zugrunde liegt.

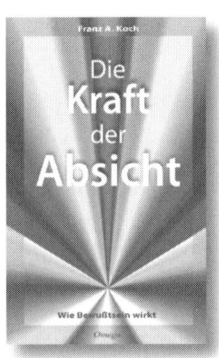

Franz A. Koch

Die Kraft der Absicht

Wie Bewußtsein wirkt

208 S., gebunden
€ 11,50 [D] • ISBN 978-3-930243-42-6

Die *Kraft der Absicht* beschreibt die Zusammenhänge von Geist, Bewußtsein und Absicht und hilft, die grenzenlosen Möglichkeiten des Geistes zu erkennen und zu nutzen. Absicht ist die Kraft, die wie ein Katalysator Geist in Bewegung setzt und ihn bündelt wie einen Laserstrahl. Sie ist die schöpferische Urkraft schlechthin, läßt Realität entstehen und Wünsche in Erfüllung gehen. Allerdings nur dann, wenn wir dies nicht durch negative selbsterfüllende Prophezeiungen oder nicht eindeutige Absichten verhindern. Denn es realisiert sich im Außen nur das, worauf wir den Laserstrahl der Absicht ausrichten, worauf wir uns hauptsächlich konzentrieren.
Wie schon in seinem ersten Buch *Alles kann sich ändern* demonstriert der Autor auch hier mit vielen praktischen Beispielen aus dem Alltag und aus seinen spannenden Reiseerlebnissen in Arabien, wie Absicht tatsächlich wirkt.

Zu beziehen in jeder guten Buchhandlung

Omega®-Verlag

G. Bongart & M. Meier (GbR)

Karlstraße 32
tel 0241–16 81 630
e-mail: info@omega-verlag.de

D-52080 Aachen
fax 0241–16 81 633
http://www.omega-verlag.de

Fordern Sie auch unser kostenloses Verlagsverzeichnis an!